Sabine Körber, Michael Bolz, Volker Briese
Praxisbuch Gestationsdiabetes mellitus

Sabine Körber, Michael Bolz, Volker Briese

# Praxisbuch Gestationsdiabetes mellitus

—

DE GRUYTER

*Autoren*

**Dr. med. Sabine Körber**
Universitätsfrauenklinik und Poliklinik
Klinikum Südstadt Rostock
Südring 81, 18059 Rostock
E-Mail: sabine.koerber@kliniksued-rostock.de

**Prof. Dr. med. Volker Briese**
Universitätsfrauenklinik und Poliklinik
Klinikum Südstadt Rostock
Südring 81, 18059 Rostock
E-Mail: volker.briese@kliniksued-rostock.de

**Dr. med. Michael Bolz**
Universitätsfrauenklinik und Poliklinik
Klinikum Südstadt Rostock
Südring 81, 18059 Rostock
E-Mail: michael.bolz@kliniksued-rostock.de

ISBN 978-3-11-043769-0
e-ISBN (PDF) 978-3-11-042808-7
e-ISBN (EPUB) 978-3-11-042819-3

**Library of Congress Cataloging-in-Publication Data**
A CIP catalog record for this book has been applied for at the Library of Congress.

**Bibliografische Information der Deutschen Nationalbibliothek**
Die Deutsche Nationalbibliothek verzeichnet diese Publikation in der Deutschen Nationalbibliografie; detaillierte bibliografische Daten sind im Internet über http://dnb.dnb.de abrufbar.

© 2016 Walter de Gruyter GmbH, Berlin/Boston
Umschlaggestaltung: DragonImages/iStock/thinkstock
Satz: PTP-Berlin, Protago-TEX-Production GmbH, Berlin
Druck und Bindung: CPI books GmbH, Leck
♾ Gedruckt auf säurefreiem Papier
Printed in Germany

www.degruyter.com

# Vorwort

In der Betreuung schwangerer Frauen werden die Anforderungen an alle begleitenden Berufsgruppen (Frauenärzte, Hebammen, Hausärzte, Kinderärzte) immer komplexer. Ursächlich dafür ist ein Zuwachs an Wissen, diagnostischen Möglichkeiten, Leitlinien, medialen Informationsmöglichkeiten aller Beteiligten, aber insbesondere die Zunahme von Schwangeren, die Begleiterkrankungen, Risikofaktoren oder einen ungesunden Lebensstil vor und während der Schwangerschaft aufweisen.

Wünschenswert sind präventive Ansätze vor der Konzeption, zum Beispiel bei adipösen Frauen eine Gewichtsreduktion und mögliche therapeutische Optimierungen eventueller Komorbiditäten, wie zum Beispiel bei Hypertonikerinnen die Auswahl der Antihypertensiva.

Die Vorsorge nach den Mutterschaftsrichtlinien fordert u. a. die individuelle Erkennung und Diagnostik von Risikoschwangerschaften. Dazu gehört bereits bei der Feststellung einer Schwangerschaft neben der gründlichen Anamnese auch die Erhebung basaler Angaben wie Alter, Körpergröße und Gewicht. Zur formalen Berechnung des Body-Mass-Index und der Erkennung von Übergewicht oder Adipositas fehlt damit nur ein kleiner, aber notwendiger und konsequenter Schritt. Der Verzicht auf Noxen, Informationen zu gesunder Ernährung und mutterschutzrechtliche Aspekte sind weitere wichtige Aspekte im Beratungsgespräch.

Neu seit März 2012 ist in Deutschland ein allgemeines Screening auf Gestationsdiabetes mellitus zwischen der 24. und 28. Schwangerschaftswoche bei allen Patientinnen, auch ohne Risikofaktoren. Sind jedoch Risikofaktoren (z. B. hoher BMI, Hypertonus, körperliche Inaktivität, vorbestehende Insulinresistenz, familiäre Diabetesbelastung) vorhanden, wird auch vor der 24. Schwangerschaftswoche eine Blutzuckertestung empfohlen.

Mit der Erfassung aller relevanten Daten und unter Berücksichtigung des fetalen Wachstums, der Fruchtwassermenge und sonomorphologischer Besonderheiten ergeben sich variable Befundmosaike als Grundlage für Therapieentscheidungen.

Die aktuell gültige S3-Leitlinie Gestationsdiabetes mellitus vom August 2011 zeigt einen Handlungskorridor auf, der einzelne Fragen in der Praxis offenlässt. Im Grenzgebiet zwischen Diabetologie, Frauenheilkunde und Pädiatrie sehen alle Beteiligten aus verschiedenen Blickwinkeln auf ein gemeinsames Problem. Gegenseitiges Verständnis und das grundsätzliche Verstehen der pathophysiologischen Zusammenhänge dieses Erkrankungsbildes müssen jedoch die Grundlage einer adäquaten Betreuung der ratsuchenden Patientin bilden.

Die vorliegende Monographie trägt Erfahrungen zusammen, die in der begleitenden Behandlung von Gestationsdiabetikerinnen gewonnen wurden, und hat das Ziel, anhand von real existierenden Fallbeispielen praxisrelevante Fragestellungen aufzuarbeiten. Sie schließt damit eine Lücke zwischen Leitlinie und Sprechstundenalltag

und sieht sich in einem traditionellen Schwerpunkt der Rostocker Universitätsfrauenklinik: Erkrankungen in der Schwangerschaft.

Rostock, Januar 2016                                         Sabine Körber, im Namen der Autoren

# Inhalt

# Verzeichnis der Abkürzungen

| | |
|---|---|
| AU | Abdomenumfang |
| BE | Broteinheiten |
| BEL | Beckenendlage |
| BZ | Blutzucker |
| BMI | Body Mass Index |
| BPD | biparietaler Durchmesser |
| CTG | Kardiotokographie |
| d | Tag |
| FA | Familienanamnese |
| Fet | Fetus |
| FHF | fetale Herzfrequenz |
| FW | Fruchtwasser |
| GDM | Gestationsdiabetes mellitus |
| h | Stunde |
| Hb | Hämoglobin |
| HW | Hinterwand |
| IE | internationale Einheiten |
| iv | intravenös |
| ISB | Intensivschwangerenberatung |
| IUGR | intrauterine growth restriction |
| KiBe | Kindsbewegungen |
| KU | Kopfumfang |
| LGA | large for gestational age |
| mmol/l | Millimol pro Liter |
| NapH | Nabelarterien-pH |
| NBZ | Nüchternblutzucker |
| NMH | niedermolekulares Heparin |
| oGTT | oraler Glukosetoleranztest |
| Pat | Patientin |
| Perz | Perzentile |
| PI | Plazentainsuffizienz |
| pp | post partum |
| QuL | Querlage |
| sc | subkutan |
| SGA | small for gestational age |
| SL | Schädellage |
| SpM | Schläge pro Minute |
| SSW | vollendete Schwangerschaftswoche |
| Tbl. | Tablette |
| TNP | Tages-Nacht-Profil |
| VW | Vorderwand |
| V. a. | Verdacht auf |
| WV | Wiedervorstellung |
| z. N. | zur Nacht |
| Z. n. | Zustand nach |

## Gender-Hinweis

Für alle Personen- und Funktionsbezeichnungen wird generell das generische (geschlechtsneutrale) Maskulinum verwendet, das die weibliche Form einschließt.

**Tipp:** Wichtige Hinweise sind gekennzeichnet durch einen hellgrau hinterlegten Kasten.

# 1 Einleitung

Schon wieder ein neues Buch? Ein Leitfaden zum Gestationsdiabetes für die Praxis? Wissen wir nicht schon alles darüber? Schließlich hat Deutschland ein Screening für Gestationsdiabetes!

Vor der Beantwortung dieser Fragen sind einige Überlegungen unabdingbar: In den letzten Jahrzehnten hat sich in der gesamten Medizin ein deutlicher Wandel vollzogen. Dieser umfasst sowohl enorme Fortschritte in der Analyse genetischer, molekulargenetischer und pathophysiologischer Zusammenhänge als Ursache von Krankheiten und trägt damit zum Verständnis der Erkrankung bei, als auch ein deutlich breiteres Spektrum an diagnostischen, apparativen und medikamentösen therapeutischen Optionen.

An dieser Stelle muss jedoch auch Beachtung finden, dass in einigen Bereichen neue Therapieansätze fehlen. Stellvertretend dafür sollen die schwangerschaftsbedingten hypertensiven Erkrankungen genannt werden. Weder wurden in der jüngeren Vergangenheit die Ursachen vollständig aufgeklärt noch gelang es, neue antihypertensive Medikamente für die Schwangerschaft zu entwickeln, so dass die Behandlung seit nahezu einem halben Jahrhundert in gleicher Weise erfolgen muss.

In den letzten Jahren des 20. Jahrhunderts und gegenwärtig vollzieht sich ein grundlegender Wandel der Bevölkerungssituation aus ökonomischer und soziokultureller Sicht in den Industrienationen, so auch in der Bundesrepublik Deutschland. Körperlich schwere Arbeit wird durch deutlich weniger schwere Tätigkeiten, z. B. am Computer, und den Einsatz von Maschinen ersetzt, Bewegung wird durch komfortable Transportmöglichkeiten (Kraftfahrzeuge) minimiert. Resultierend sinkt der Grundumsatz des Körpers.

Gleichzeitig steht industriell gefertigte, energiereiche und ballaststoffarme Nahrung zur Verfügung, die schnell konsumierbar zur positiven Energiebilanz des Körpers und damit zur Fettspeicherung beiträgt.

Beredtes Beispiel dafür ist die weltweite Adipositas-Pandemie, die leider auch vor Deutschlands Grenzen nicht zum Stillstand gekommen ist.

Die ökonomischen Folgen für das Gesundheits- und Sozialsystem sind immens und belasten die zur Verfügung stehenden Ressourcen nachhaltig. Den Kostenfaktor zu unterschätzen stellt eine erhebliche Unsicherheit für kommende Generationen dar. Vor diesem Hintergrund sind Diskussionen, so ethisch fragwürdig sie auch sein mögen, über eine Priorisierung medizinischer Leistungen oder zum Beispiel über Risikozuschläge für adipöse Versicherte zu erwarten.

Die Fokussierung auf die Adipositas beinhaltet auch die problematische Perspektive dieser Erkrankung. Erinnert sei in diesem Zusammenhang an Herz-Kreislauf-Erkrankungen, Erkrankungen des Stütz- und Bewegungsapparates, Stoffwechselerkrankungen, insbesondere Diabetes mellitus Typ II, sowie an den direkten Zusammenhang mit einem deutlich erhöhten Risiko beispielsweise für Mamma- und Endometriumkarzinom.

Deutschlandweit wurde und wird eine Zunahme hypertropher Neugeborener beobachtet, nach Angaben des Aqua-Institutes waren das 2014 in Deutschland 9,21 % der reifen Einlinge, 10 % aller 704 152 Neugeborenen wogen ≥ 4000 g.

Diese Tatsache nur mit besserer medizinischer Betreuung erklären zu wollen, greift zu kurz. Es stellt sich die Frage nach den Ursachen dieses Trends. Zentrale Bedeutung hat auch hier die Adipositas, 2014 wiesen laut Bundesstatistik 35 % der Wöchnerinnen vor Beginn der Schwangerschaft einen BMI > 25 kg/m² (Übergewicht) auf, 13,6 % waren adipös.

In den letzten zehn Jahren wurde auch an der Universitätsfrauenklinik Rostock eine stete Zunahme übergewichtiger und adipöser Schwangerer registriert. Die Zahlen sind identisch mit dem Bundesdurchschnitt. (Im Jahr 2014 waren 34,4 % der Schwangeren der Rostocker Region bereits bei Eintritt in die Schwangerschaft übergewichtig oder adipös nach WHO-Definition, davon wie bundesweit 13,6 % mit einem BMI > 30 kg/m²). Eine Trendwende ist hier derzeit leider nicht erkennbar.

Im Zusammenhang mit der Adipositas schwangerer Frauen muss – verglichen mit normalgewichtigen Schwangeren – das höhere Risiko u. a. für die Entwicklung eines Gestationsdiabetes, schwangerschaftsinduzierter Hypertonie/Präeklampsie, fetaler Makrosomie, Schulterdystokie und operativer Entbindungen explizit benannt werden.

Das makrosome Neugeborene von heute ist wahrscheinlich der adipöse und diabetische Patient von übermorgen! Unter diesem Aspekt ist die fetale Programmierung zu sehen, wonach der kindliche Stoffwechsel bereits intrauterin auch an maternal pathologische Verhältnisse fehlnormiert werden kann und eine lebenslange Neigung zu Übergewicht, Adipositas, Diabetes mellitus und Metabolischem Syndrom resultiert. Nach dem Kinder- und Jugendgesundheitsbericht der Landesregierung Mecklenburg-Vorpommern 2013 lag bei Einschulungsuntersuchungen im Jahr 2011 bei 12 % der Kinder der alters- und geschlechtsspezifische BMI über der 90. Perzentile (Übergewicht) und bei 5,3 % über der 97. Perzentile (Adipositas).

Durch die konsequente Suche nach einem Gestationsdiabetes mellitus, dessen adäquater Therapie und Überwachung kann zumindest versucht werden, teilweise zur Minimierung des Problems beizutragen.

Im Einklang mit dieser Überlegung und nach langer Diskussion wurde im August 2011 die gemeinsame AWMF-Leitlinie 057/008 der Deutschen Gesellschaft für Gynäkologie und Geburtshilfe (DGGG) und der Deutschen Diabetes Gesellschaft (DBG) veröffentlicht.

Dabei sind online sowohl eine Praxisleitlinie (24 Seiten) sowie eine Langfassung Gestationsdiabetes mellitus (GDM), Diagnostik, Therapie und Nachsorge (91 Seiten) verfügbar. Erstmalig als S3-Leitlinie aufgelegt, stellt sie einen Konsens dar zwischen den verantwortlichen zehn Autoren und weiteren zahlreich mitwirkenden Frauenärzten und Geburtsmedizinern, Diabetologen und Neonatologen und berücksichtigt

Daten aus 287 Literaturstellen. Bereits diese Eckdaten lassen erkennen, wie vielfältig die Herangehensweise an die Erkrankung und wie detailreich bereits das Wissen darum ist.

So präferieren die Autoren der Leitlinie eine risikoadaptierte Blutzuckerdiagnostik schon vor der 24. SSW und den 75 g-oGTT für alle Schwangeren zwischen der 24. und 28. SSW. Die Leitlinie besitzt dabei Empfehlungscharakter.

Seit dem 3. März 2012 ist auf Beschluss des Gemeinsamen Bundesausschusses über eine Änderung der Richtlinien hinsichtlich der ärztlichen Betreuung während der Schwangerschaft und nach der Entbindung (Mutterschaftsrichtlinien) das Screening auf Gestationsdiabetes mittels 50 g-oGTT (Vortest) als Leistung der gesetzlichen Krankenkassen für **alle** Schwangeren verbindlich. Die Empfehlungen der aktuell gültigen AWMF-Leitlinie werden jedoch damit nicht aufgehoben.

Vor der Einführung des GDM-Screenings erfolgte eine Suche nach GDM nur, wenn bei der Schwangeren ein besonderes anamnestisches oder aktuelles Risiko für eine solche Erkrankung bestand. Als problematisch erwies sich in Studien die Detektionsrate von nur 50 %, weshalb die Fachgesellschaften seit vielen Jahren bereits ein Screening aller Schwangeren forderten.

Es handelt sich dabei ganz eindeutig um einen präventiven Ansatz!

Das allgemeine GDM-Screening soll helfen, alle Schwangeren mit GDM zu erkennen und einer adäquaten Therapie zuzuführen. Der Beschluss des Gemeinsamen Bundesausschusses beruht auf dem Gutachten des IQWiQ (Institut für Qualität und Wirtschaftlichkeit im Gesundheitswesen), wonach durch die Handhabung des Screenings die Rate an Präeklampsien und Schulterdystokien signifikant gesenkt werden kann. Inwieweit dadurch weitere perinatale maternale und/oder fetale/neonatale Komplikationen vermieden bzw. vermindert werden können, müssen Langzeit-Follow-up-Daten zeigen.

Eine 2010 publizierte finnische Studie (NFBC, Northern Finland Birth Cohort; 1986; N = 4168, 16 Jahre Follow-up) konnte vorerst nachweisen, dass insbesondere Neugeborene von Müttern mit präkonzeptionellem BMI > 25 kg/m² (Übergewicht einschließlich Adipositas) und gleichzeitigem Auftreten eines GDM ein deutlich erhöhtes Risiko für Übergewicht (Prävalenz 40 %, OR 4,05) bzw. abdominale Adipositas (Prävalenz 25,7 %, OR 3,82) im 16. Lebensjahr aufweisen.

Naturgemäß vermögen Leitlinien weder eine individuelle Betreuung noch personalisierte Therapie zu vermitteln. Ohnehin lassen sich aus Leitlinien keine exakten Therapieschlussfolgerungen für jeden Einzelfall ableiten.

Die Autoren des vorliegenden Praxisleitfadens arbeiten langjährig an der Universitätsfrauenklinik und Poliklinik Rostock. An der Klinik ist seit mehr als 30 Jahren eine sogenannte Intensivschwangerenbetreuung (ISB) etabliert, in der auch Schwangere mit GDM aus der gesamten Region und dem Einzugsbereich weiterer Kliniken im Land betreut werden. Bei ca. 3000 Entbindungen pro Jahr lag die GDM-Inzidenz 2014 vor Ort bei 6,3 % (bundesweit 4,47 %), 2015 waren es 12,9 %. Damit werden jährlich ca. 300 Schwangere mit GDM durchschnittlich 3- bis 5-mal bis zur Entbindung gesehen.

Eine Analyse vor der Veröffentlichung stehender Daten (2013) zur Umsetzung des aktuell empfohlenen GDM-Screenings im Raum Rostock hat Stärken, aber auch einige Probleme aufgezeigt: Zu den positiven Aspekten gehört die hohe diagnostische Akzeptanz seitens der niedergelassenen Frauenärzte und der Schwangeren; Potenzial zur Verbesserung ergab sich in der Einhaltung der Diagnostikkriterien und der Diagnosestellung eines GDM nach pathologischem Befund im 50 g- oder 75 g-oGTT.

Hier zeigt sich deutlich, dass die Screeningstrategie nach Mutterschaftsrichtlinien und die Leitlinienempfehlung zwar einen Rahmen vorgeben, einzelne therapeutische Interventionen aber der individuellen Situation der Patientin Rechnung tragen sollten. Das kann und muss als durchaus erwartungsgemäße Schwäche einer jeden Leitlinie verstanden und interpretiert werden. Im Übrigen – welcher Frauenarzt hat die Zeit, schnell 24 oder 91 Seiten der Leitlinie zu lesen, um für seine schwangere (GDM-)Patientin ein individuelles Diagnose- und Therapiekonzept zu finden? Ein Expertenvortrag auf dem Kongress kann in der Regel zwangsläufig nur einen Überblick vermitteln, dem individuellen Fall trägt er meist wenig Rechnung. Infolgedessen wissen wir vieles aus und über die Leitlinie und deren Umsetzung, deutlich weniger aber über die Umsetzung und Therapie im konkreten individuellen Fall.

An dieser Stelle soll der vorliegende Praxisleitfaden ansetzen. Anhand von 52 Fällen aus der täglichen Praxis, welche Vielfalt und Individualität der Problematik GDM reflektieren, werden Konzepte zur Überwachung und Therapie dargestellt und erläutert, Positives und Negatives wird herausgestellt, ergänzend sollen Praxistipps helfen, eine verbesserte Betreuung von GDM-Patientinnen zu erreichen.

Um die eingangs gestellten Fragen zu beantworten: Ja – es bedarf nicht nur einer GDM- oder Screeningrichtlinie, sondern auch der praktikablen alltagstauglichen Handlungsempfehlung. Insofern ist das vorliegende Buch als Ergänzung zur Leitlinie zu verstehen. Es besteht kein Anspruch auf Vollständigkeit, und wie immer hätte dieses oder jenes anders vorgenommen werden können.

Der interdisziplinäre Diskurs im schwierigen Fall und das individuelle persönliche Gespräch mit der Schwangeren können und sollen durch diese Empfehlungen selbstverständlich nicht ersetzt werden.

Bevor in den folgenden Kapiteln eine Analyse typischer Fälle mit GDM aus der täglichen Praxis erfolgt, sollen zum besseren Verständnis und zum Vergleich nochmals die wesentlichen Eckpunkte der GDM-Leitlinie und der Screeningrichtlinie dargestellt werden.

## 1.1 Definition des GDM

Der Gestationsdiabetes mellitus ist definiert als eine Glukosetoleranzstörung, die erstmalig in der Schwangerschaft mit einem 75 g-oGTT unter standardisierten Bedingungen und qualitätsgesicherter Glukosemessung aus venösem Plasma diagnostiziert wird. Die Diagnose ist bereits mit einem erhöhten Glukosewert möglich (AWMF-Leitlinie 057/008, 2011).

## 1.2 Diagnostik des GDM

1. Vor der 24. SSW beim **Vorhandensein** von mindestens **einem** Risiko wie
   (a) Alter ≥ 45 Jahre,
   (b) BMI ≥ 30 kg/m² präkonzeptionell,
   (c) körperliche Inaktivität,
   (d) familiäre Diabetesneigung,
   (e) ethnische Risikopopulation (z. B. Asien, Lateinamerika),
   (f) Geburt eines Kindes ≥ 4500 g,
   (g) GDM anamnestisch,
   (h) RR > 140/90 mmHg oder Antihypertensiva,
   (i) Dyslipidämie,
   (j) PCO-Syndrom,
   (k) früherer Prädiabetes,
   (l) klinische Insulinresistenz,
   (m) KHK, pAVK, zerebral-arterielle Makroangiopathie,
   (n) kontrainsulinäre Medikation, z. B. Glukokortikoide
   wird aus dem venösen Plasma eine Gelegenheitsglukosemessung oder Nüchtern-
   blutzuckermessung (NBZ) empfohlen. Bei Gelegenheitsblutzucker ≥ 11,1 mmol/l
   (≥ 200 mg/dl) oder pathologischem NBZ ab 5,1 mmol/l (92 mg/dl) soll eine zweite
   NBZ-Messung erfolgen (Abb. 1.2.1).
   (a) NBZ dabei  ≥ 7 mmol/l       (126 mg/dl)      → Manifester Diabetes
   (b) NBZ dabei  5,1–6,9 mmol/l  (92–125 mg/dl)  → GDM
   (c) NBZ dabei  < 5,1 mmol/l     (92 mg/dl)       → Screening in 24.–28. SSW

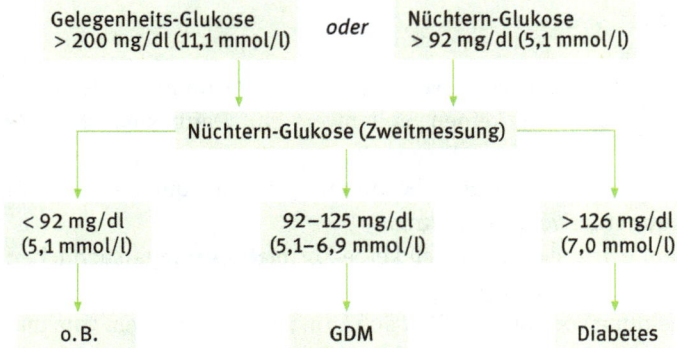

**Abb. 1.2.1:** Flussdiagramm der Beurteilung Nüchtern-Glukose (Zweitmessung) in der Schwanger-schaft (aus AWMF-Leitlinie 2011).

2.  Vor der 24. SSW **ohne** eines der oben genannten Risiken: Screening in 24.–28. SSW
3.  Nach der 24. SSW (gilt für alle Schwangeren): **50 g-oGTT-Screening-Vortest**
    Nicht nüchtern, beliebige Tageszeit, venöses Plasma
    (a)  < 7,5 mmol/l     (135 mg/dl)     → kein GDM
    (b)  7,5–11,1 mmol/l  (135–200 mg/dl)  → 75 g-oGTT zeitnah
    (c)  > 11,1 mmol/l    (200 mg/dl)     → GDM
4.  **75 g-oGTT-Diagnosetest** (nach pathologischem 50 g-oGTT oder jederzeit in der Schwangerschaft), mindestens 8 h nüchtern, morgens zwischen 6–9 Uhr, venöses Plasma
    Beim **Erreichen oder Überschreiten eines** Wertes = GDM
    nüchtern   < 5,1 mmol/l   (92 mg/dl)
    1 h        < 10,0 mmol/l  (180 mg/dl)
    2 h        < 8,5 mmol/l   (153 mg/dl)

Die Diagnostik des GDM erfolgt in Abwesenheit von Risikofaktoren im Wesentlichen durch eine Kombination aus einem 50 g-oGTT und – bei pathologischem Befund – einem dann notwendigen 75 g-oGTT. Während der 50 g-oGTT jederzeit, jedoch nicht nüchtern vorgenommen werden kann, setzt der 75 g-oGTT eine vorherige Nahrungskarenz von mindestens acht Stunden und die morgendliche Durchführung voraus. Als nachteilig ist beim 50 g-oGTT zu sehen, dass der Einfluss einer vorausgegangenen Nahrungsaufnahme auf den maternalen Blutglukosespiegel nicht eingeschätzt werden kann und die Ergebnisse in Studien wenig reproduzierbar waren. Insofern ist ein auffälliger 50 g-oGTT nicht immer mit der Diagnose GDM gleichzusetzen, sondern erfordert im Sinne eines Stufenscreenings dann die Veranlassung bzw. Durchführung eines 75 g-oGTT (Abb. 1.2.2).

5.  Weitere Testverfahren:
    (a)  Urinzucker
         An dieser Stelle soll unterstrichen werden, dass die Bestimmung des Urinzuckers zur GDM-Diagnostik keinen Stellenwert hat. Dafür sind folgende Gründe zu nennen:
         – Es handelt sich bei der Urinzuckerbestimmung um eine qualitative, nicht aber exakt quantitative Bestimmung.
         – Bei positivem Urinzucker lässt sich keine Korrelation zum tatsächlichen maternalen Blutzuckerspiegel herstellen.
         – Die Ausscheidung von Glucose über den Urin ist unter anderem vom maternalen diastolischen Blutdruck abhängig.

▸ **Abb.1.2.2:** Screening- und Diagnosealgorithmus auf manifesten Diabetes mellitus und Gestationsdiabetes in der Schwangerschaft (aus AWMF-Leitlinie 2011).

Schwangerschaft

Erstvorstellung
vor 24 SSW

Erstvorstellung
nach 24 SSW

Risiko[1]

alle

Gelegenheits-Blutglukose[2] (venöses Plasma)
≥ 200 mg/dl (11,1 mmol/l)

ja → nein

bestätigen durch
Nüchtern-Blutglukose (venöses Plasma)

≥ 126 mg/dl
(7,0 mmol/l)

92–125 mg/dl
(5,1–6,9 mmol/l)

< 92 mg/dl
(5,1 mmol/l)

24 + 0 – 27 + 6 SSW
75 g-oGTT[4] (venöses Plasma)

[4] 50 g-GCT
als Vortest möglich,
positives Screening
(venöses Plasma)
nach 1 h:
≥ 135 mg/dl
(7,5 mmol/l)

manifester Diabetes
HbA1c ≥ 6,5%?
Typ 1?/Typ 2?/sekundär?

nü: ≥ 126 mg/dl
(7,0 mmol/l)[3]
→ kein Test

2 h: ≥ 200 mg/dl
(11,1 mmol/l)

nü: ≥ 92 mg/dl
(5,1 mmol/l)
1 h: ≥ 180 mg/dl
(10,0 mmol/l)
2 h: ≥ 153 mg/dl
(8,5 mmol/l)

mindestens 1 Wert

Betreuung
wie präkonzeptionell
bekannter Diabetes

Gestationsdiabetes

---

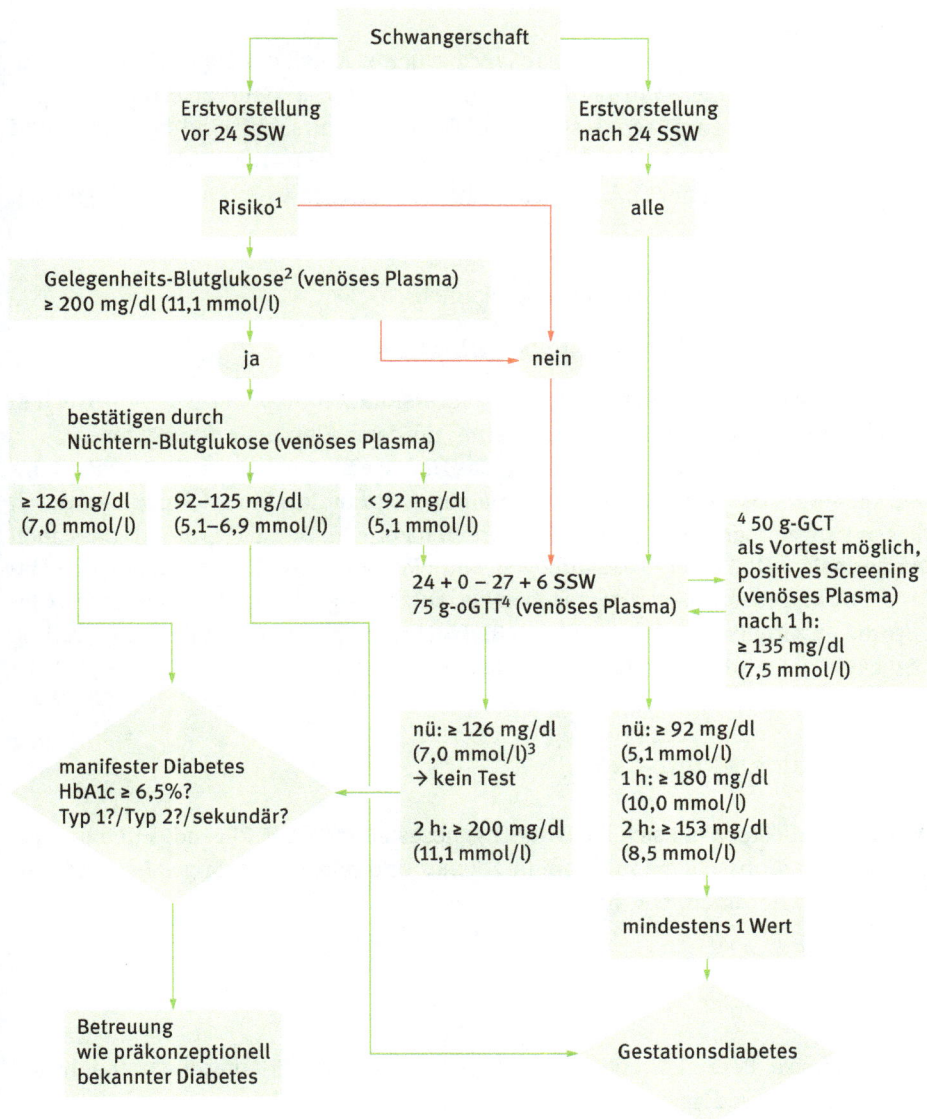

[1] Risiko (mindestens eins)
– Alter ≥ 45 Jahre
– BMI ≥ 30 kg/m² präkonzeptionell
– körperliche Inaktivität
– familiäre Diabetesbelastung
– ethnische Risikopopulation (z. B. Asien, Lateinamerika)
– Geburt eines Kindes ≥ 4500 g
– GDM anamnestisch

– RR ≥ 140/90 mmHg oder Antihypertensiva
– Dyslipidämie
– PCOS
– früherer Prä-Diabetes
– klinische Insulinresistenz
– KHK, pAVK, zerebral-arterielle Makroangiopathie
– kontrainsuläre Medikation (z. B. Glukokortikoide)

[2] alternativ als 1. Messung nüchtern möglich, Ergebnisse ≥ 92 mg/dl (5,1 mmol/l) müssen durch Zweitmessung bestätigt werden, Zweitmessung entscheidet

[3] bestätigen durch Zweitmessung

(b) HbA1c

Auch die Analyse von HbA1c (glykosylierter Anteil des Hämoglobins, Kopplung von Glucose an das N-terminale Valin der Beta-Kette von Hämoglobin A1) trägt nicht zur Diagnosestellung GDM bei. Im Normalfall sind zwischen 4 und 6 % des Hämoglobins an Glucose gebunden. Nach einer Richtlinie der Bundesärztekammer (1.4.2008) soll die Angabe aber in Promille erfolgen (sog. HbA1 cM).

HbA1 cM errechnet sich nach folgender Formel:

$$\text{HbA1c [mmol/mol Hb]} = (\text{HbA1c [\%]} - 2,15) \cdot 10,929$$

HbA1c erfasst die durchschnittliche Blutzuckersituation über vier bis zwölf Wochen (durchschnittlich acht Wochen = ungefähres mittleres Alter der Erythrozyten).

Hohe Blutzuckerwerte beeinflussen das HbA1c erst, wenn sie mehr als vier Stunden andauern. Das bedeutet, dass unmittelbar postprandiale Blutzuckerspitzen durch diesen Langzeitparameter nicht erfasst werden können. Daraus resultiert, dass auch bei normalem HbA1c ein GDM vorliegen kann. Mit der Entwicklung einer fetalen Makrosomie korrelieren wegen der raschen Plazentagängigkeit des Monosaccharids Glucose die unmittelbaren postprandialen Blutzuckerspiegel (eine Stunde postprandial), nicht aber die mittleren Blutzuckerdurchschnittswerte.

## 1.3 Therapieregime des GDM

An der UFK Rostock hat sich nach der Diagnosestellung GDM folgendes Betreuungs- und Konsultationsschema im Team (ärztliches und pflegerisch tätiges Personal, Ernährungsberaterinnen) bewährt.

### Generelle Maßnahmen

–   Anamnese, Befunderhebung Basis-Sonographie, CTG, Erläuterung pathophysiologischer Grundlagen des GDM und der Therapieziele,
–   zeitnahe Ernährungsberatung der Schwangeren durch spezialisierte Ernährungsberaterin/Diätassistentin, Ausgabe von Informationsmaterial, Bewegungsmotivation, Gewichtskontrolle und Besprechen der empfohlenen Gewichtszunahme in der weiteren Schwangerschaft,
–   Unterweisung der Schwangeren in Blutzucker-Selbstkontrollen und Dokumentation,
–   zunächst 14 Tage täglich vier Werte (Nüchtern-Blutzucker, 3 Werte 1 h pp),
–   bei wiederholtem NBZ > 6 mmol/l und postprandialem BZ > 10 mmol/l kurzfristige telefonische Kontaktaufnahmemöglichkeit anbieten.

## Zweite Konsultation (nach 14 Tagen)

– Gespräch, Sichtung der BZ-Selbstkontrollen, Sonographie (Biometrie mit serieller Abdomenumfangsmessung, Fruchtwassermenge, Plazentadicke), Dopplersonographie fetomaternales Gefäßsystem, Kontrolle der Kindsbewegungen, ggf. CTG,
– bei überwiegend erreichten Blutzuckerzielen und eutrophem fetalen Wachstum mit Abdomenumfang (AU) 10.–75. Perzentile: nur alle 2 d BZ-Messung und nächste Konsultation in zwei bis drei Wochen,
– bei makrosomem fetalen Wachstum (Abb. 1.3.1) und/oder suboptimalem BZ: Korrektur der Blutzuckerzielwerte und in Abhängigkeit der Ernährungs- und Bewegungsreserven sowie des Schwangerschaftsalters und anamnestischer Risikofaktoren (BMI) Prüfung der Notwendigkeit von Insulingaben, Kontrolle nach 1–2 Wochen.

**GDM: Therapieziele BZ nach fetalem AU**

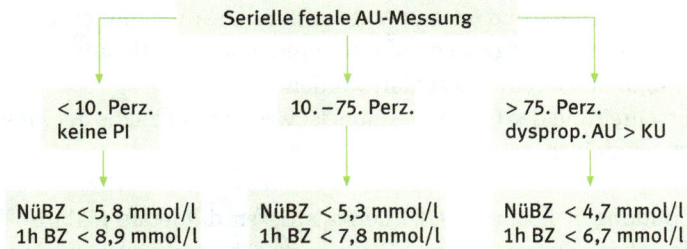

Serielle fetale AU-Messung

| < 10. Perz. keine PI | 10.–75. Perz. | > 75. Perz. dysprop. AU > KU |
|---|---|---|
| NüBZ < 5,8 mmol/l 1h BZ < 8,9 mmol/l | NüBZ < 5,3 mmol/l 1h BZ < 7,8 mmol/l | NüBZ < 4,7 mmol/l 1h BZ < 6,7 mmol/l |

**Abb. 1.3.1:** Blutzuckerzielwerte nach serieller (mindestens dreimaliger) fetaler Abdomenumfangsmessung.

– Bei SGA-Fet (AU < 10. Perzentile) ohne Plazentainsuffizienz (PI): Lockerung der BZ-Zielwerte (Abb. 1.3.1), weitere Konsultationen in der Regel alle zwei Wochen.

## Folgekonsultationen

– Erneute sonographische Beurteilung und eventuell Adaptation der BZ-Zielwerte oder der Therapie (Insulindosierungen),
– Kontrollintervalle ab 36. SSW individuell auch wöchentlich, insbesondere bei Insulinpflichtigkeit und suboptimaler BZ-Führung, Hinweisen für Makrosomie bzw. SGA/IUGR-Situation.

## CTG-Kontrollen

– Diätetisch geführter GDM: individuell z. B. einmal wöchentlich, spätestens aber in Geburtsterminnähe, keine Leitlinienfestlegung,
– bei Insulintherapie: ab 32. SSW 1–2× wöchentlich CTG, individuelle Festlegung – aber angelehnt an Überwachung Schwangerer mit vorbestehendem Diabetes mellitus Typ I und Typ II.

## Entbindung

– bei unkompliziertem Verlauf am errechneten Geburtstermin anstreben,
– bei dysproportioniert wachsenden Feten mit AU > 90. Perzentile oder schwieriger Stoffwechseleinstellung Einleitung der Geburt ab 38. vollendeter SSW überlegen,
– keine generelle primäre Sectioindikation,
– Ausnahme: V. a. fetale Makrosomie mit deutlicher Diskrepanz zwischen fetalem biparietalen Durchmesser (BPD) und fetalem Abdomenumfang (AU) zuungunsten des BPD – ab einem fetalen Schätzgewicht > 4500 g muss über die Primäre Sectio als Alternative zur vaginalen Geburt aufgeklärt werden,
– eine deutliche Überschreitung des Geburtstermins ist wegen des Risikos der Plazentainsuffizienz zu vermeiden.

Die nachfolgenden Abbildungen 1.3.2 und 1.3.3 demonstrieren die fetale Makrosomie sowohl anhand des akzelerierten fetalen AU als auch der geschätzten fetalen Gewichtsentwicklung.

## Gewichtsentwicklung während der Schwangerschaft

Während der Schwangerschaft ist auf die Körpergewichtsentwicklung der Schwangeren zu achten. Orientiert am Ausgangsgewicht wird empfohlen, folgende Gewichtszunahme möglichst nicht zu überschreiten (siehe Tab. 1.3.2).

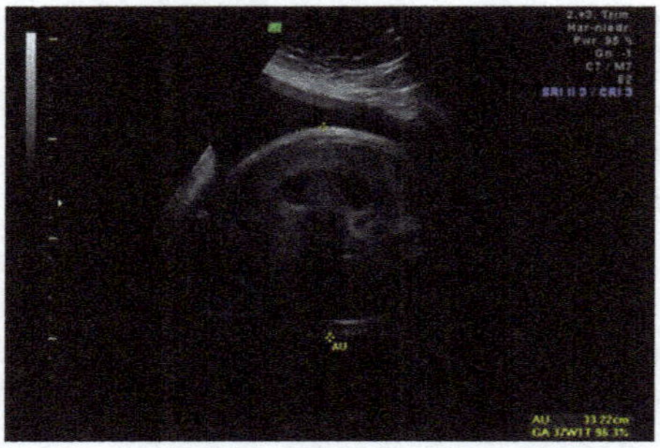

**Abb. 1.3.2:** Fetaler AU in der rechnerisch 35 + 0 SSW, sonographisch 37 + 1 SSW (96. Perzentile).

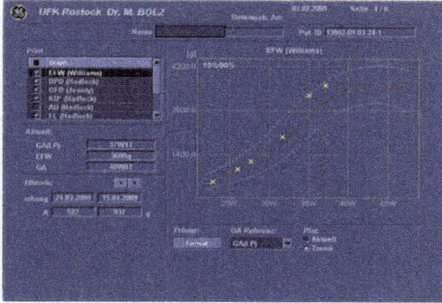

**Abb. 1.3.3:** Akzeleriertes fetales Wachstum bei GDM.

**Tab. 1.3.1:** Perzentilenwerte des fetalen Abdomenumfangs in mm, abhängig von der vollendeten Schwangerschaftswoche (SSW) nach Hadlock F, Deter R, Harrist R, Parl S. Estimated fetal age: Computer-assisted analysis of multiple fetal growth parameters. Radiology 1984; 152: 497–501.

| SSW | 10. Perzentile | 50. Perzentile | 75. Perzentile | 90. Perzentile |
| --- | --- | --- | --- | --- |
| 24 | 181 | 197 | 206 | 213 |
| 25 | 191 | 208 | 218 | 225 |
| 26 | 201 | 218 | 229 | 237 |
| 27 | 211 | 230 | 241 | 249 |
| 28 | 220 | 240 | 251 | 260 |
| 29 | 230 | 251 | 263 | 272 |
| 30 | 239 | 261 | 273 | 283 |
| 31 | 249 | 271 | 284 | 294 |
| 32 | 258 | 281 | 294 | 304 |
| 33 | 267 | 291 | 305 | 315 |
| 34 | 275 | 300 | 314 | 325 |
| 35 | 283 | 309 | 323 | 335 |
| 36 | 292 | 318 | 333 | 344 |
| 37 | 300 | 327 | 342 | 354 |
| 38 | 308 | 336 | 352 | 364 |
| 39 | 316 | 344 | 360 | 373 |
| 40 | 324 | 353 | 369 | 382 |

**Tab. 1.3.2:** Empfohlene Gewichtszunahme in der Schwangerschaft.

| Präkonzeptioneller BMI (kg/m²/WHO) | Gewichtszunahme insgesamt in der Schwangerschaft (kg) | Gewichtszunahme/Woche im 2. und 3. Trimenon* (kg) |
| --- | --- | --- |
| < 18,5 | 12,5–18 | 0,5–0,6 |
| 18,5–24,9 | 11,5–16 | 0,4–0,5 |
| 25,0–29,9 | 7–11,5 | 0,2–0,3 |
| ≥ 30 | 5–9 | 0,2–0,3 |

* In der Annahme einer Gewichtszunahme von 0,5–2,0 kg im 1. Trimenon

## Blutzuckerkontrollen sub partu

1. diätetisch geführter GDM: keine BZ-Messung unter der Geburt und im Wochenbett,
2. – insulinpflichtiger GDM: keine Routinegaben von Insulin,
   – BZ alle 2 h (oder individuelle Festlegung), Ziel: 4,4–7,2 mmol/l,
   – wenn BZ > 9 mmol/l ggf. 4 IE Novorapid (selten notwendig, < 10 %).

## Wochenbett

– zunächst kein Insulin (auch nicht bei hohem Bedarf in der Schwangerschaft),
– keine HbA1c-Messung,
– Blutzuckertagesprofil (TNP = Tages-Nacht-Profil) am 2. Tag post partum.

**Tab. 1.3.3:** Bewertung des Blutzuckers post partum.

| NBZ | 1 h postprandial | Bewertung |
|---|---|---|
| < 5,6 mmol/l | < 8,9 mmol/l | unauffällig |
| 5,6–6,9 mmol/l | 8,9–11,0 mmol/l | eine weitere Woche BZ-Selbstmessungen, wenn konstant: Hausarzt/Diabetologe |
| ≥ 7 mmol/l | ≥ 11,1 mmol/l | V. a. Diabetes mellitus Typ II Vorstellung beim Diabetologen, Insulin zunächst weiter notwendig |

## Stillen

Stillen (am besten mindestens sechs Monate) reduziert die Inzidenz eines manifesten Diabetes mellitus Typ II erheblich. Gesunde Ernährung und Bewegung sollen beibehalten werden.

Weitere Empfehlungen:
– nach Beendigung des Wochenbettes (acht bis zwölf Wochen post partum) Kontrolle des 75 g-oGTT,
– bei unauffälligem Befund – alle zwei Jahre weitere BZ-Kontrollen,
– bei pathologischem Befund – Vorstellung beim Hausarzt/Internisten/Diabetologen,
– in einer erneuten Schwangerschaft: frühzeitige BZ-Kontrollen bereits vor der 24. SSW. Diese sind möglich als 75 g-oGTT, Gelegenheitsblutzucker und NBZ.

## 1.4 Neugeborene

Die Einordnung zur postnatalen Anpassung jedes Neugeborenen wird grundsätzlich mittels APGAR-Schema vorgenommen, die Erhebung des Nabelarterien-pH vervollständigt die Beurteilung. Jedes Kind einer Wöchnerin mit GDM-Diagnose erhält nach festem Schema Blutzuckerkontrollen über 24 h, beginnend 1–2 h nach der Geburt, dann im Abstand von 3–6 h je nach Wert und klinischem Verlauf, auf Zeichen einer diabetischen Fetopathie ist zu achten.

Die Einteilung in eutrophe oder hypo-/hypertrophe Kinder wird mittels der Neugeborenenklassifikation nach Voigt et al. (2006) (Analyse des Neugeborenenkollektivs der Bundesrepublik Deutschland, auf der Grundlage der Perinataldaten 1995–2000, n = 2,3 Millionen) vorgenommen. Bestandteil der Klassifikation ist auch die Berücksichtigung mütterlicher Ausgangsdaten wie Körpergröße und Körpergewicht vor der Schwangerschaft, nach Ermittlung des maternalen Ausgangs-BMI erfolgt hierüber die endgültige Einteilung Neugeborener hausintern (siehe Beispiel Abb. 1.4.1).

**Neugeborenenklassifikation nach M. Voigt, C. Fusch, N. Rochow, D. Olbertz und K.T.M. Schneider**

Geburtsgewicht: 3930 g, Geburtslänge: 51 cm, Kopfumfang: 34,5 cm, längenbez. Geburtsgewicht: 77,06 g/cm

**Mutter** Körpergewicht zu Beginn der Schwangerschaft: 110 kg, Körperlänge: 180 cm, Schwangerschaftsdauer: 38 Wochen

Legende:
- xq + 2s
- 95. Perz.
- 90. Perz.
- 75. Perz.
- 50. Perz.
- 25. Perz.
- 10. Perz.
- 5. Perz.
- xq − 2s
- + Kind
- × Kind nach Korr. (Gew. u. Länge Mutter)

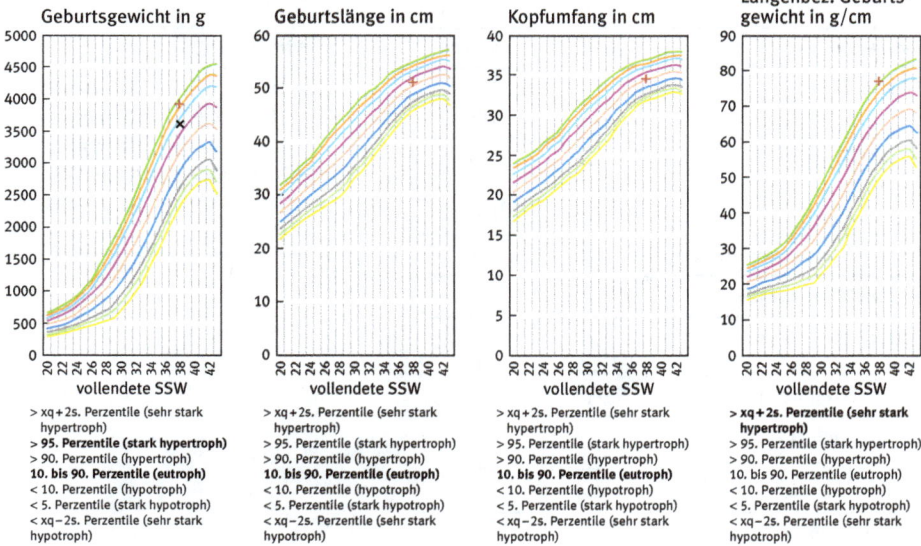

> xq + 2s. Perzentile (sehr stark hypertroph)
> **95. Perzentile (stark hypertroph)**
> 90. Perzentile (hypertroph)
**10. bis 90. Perzentile (eutroph)**
< 10. Perzentile (hypotroph)
< 5. Perzentile (stark hypotroph)
< xq − 2s. Perzentile (sehr stark hypotroph)

**Abb. 1.4.1:** Neugeborenenklassifikation nach Voigt et al. (2006) (Analyse des Neugeborenenkollektivs der Bundesrepublik Deutschland, auf der Grundlage der Perinataldaten 1995–2000, n = 2,3 Millionen).

Ein stark hypertrophes Kind nach längenbezogenem Geburtsgewicht kann nach Korrektur hinsichtlich der maternalen Ausgangswerte vor der Schwangerschaft als eutroph eingestuft sein. Bezüglich des Gestationsdiabetes mellitus ist diese Einstufung jedoch problematisch, das längenbezogene Geburtsgewicht steht der BMI-Einteilung näher und wird für die Fragestellung einer möglichen neonatalen Makrosomie favorisiert.

## 1.5 Blutzucker – Grenzwerte, Zielwerte, Umrechnung

### 1.5.1 Umrechnung Glukose mmol/l und mg/dl

Blutzuckerwerte von mg/dl in mmol/l beziehungsweise von mmol/l in mg/dl umrechnen:

$$mg/dl \times 0,05551 = mmol/l$$
$$mmol/l \div 0,05551 = mg/dl$$

**Tab. 1.5.1:** Umrechnung des Blutzuckers mmol/l und mg/dl.

| Diagnostik | mmol/l | mg/dl |
|---|---|---|
| 50 g-oGTT | 7,5 | 135 |
| | 11,1 | 200 |
| 75 g-oGTT | 5,1 | 92 |
| | 10,0 | 180 |
| | 8,5 | 153 |
| NBZ (Diabetes mellitus Typ II?) | 7,0 | 126 |
| **BZ-Einstellungsziele** | | |
| Eutropher Fet | | |
| NBZ | 5,3 | 95 |
| 1 h postprandial | 7,8 | 140 |
| Hypotropher Fet | | |
| NBZ | 5,8 | 105 |
| 1 h postprandial | 8,9 | 160 |
| Hypertropher Fet | | |
| NBZ | 4,7 | 85 |
| 1 h postprandial | 6,7 | 120 |
| BZ sub partu | 4,4–7,2 | 80–130 |

**Tab. 1.5.2:** Einteilung BMI nach WHO.

| BMI (kg/m²) | |
|---|---|
| < 18,5 | Untergewicht |
| 18,5–24,9 | Normalgewicht |
| 25,0–29,9 | Übergewicht |
| ≥ 30,0–34,9 | Adipositas I° |
| 35,0–39,9 | Adipositas II° |
| > 40 | Adipositas III° |

# 2 GDM bei Einlingsschwangerschaften – Fallbeschreibungen

## 2.1 Diätetisch geführter GDM – Polyhydramnion vor 30. SSW, serielle HbA1c-Messungen

### 2.1.1 Anamnese

- 34 Jahre, 2. Gravida/I. Para,
- Ausgangs-BMI: 22,3 kg/m² (Körpergröße 1,68 m; Gewicht 63 kg),
- kein Hypertonus, keine chronischen Erkrankungen, kein Nikotin.

Familienanamnese: Schwester der Patientin in der Schwangerschaft auch GDM

Schwangerschaften und Geburten bisher:
- 2012 Spontanpartus 38. SSW, Kind 3400 g (**Gravidität mit diätetisch geführtem GDM**).

#### Blutzuckerkontrollen vor 24. SSW

Gelegenheitsglukose/Nüchternblutzucker (NBZ): nein

50 g-oGTT: nein

75 g-oGTT: 16. SSW (5,3–6,9–6,8 mmol/l)

HbA1c: 5,1 % (16. SSW)

#### Fet

Sonographische Fehlbildungsdiagnostik: unauffällig

Gestationsaltersentsprechendes Wachstum: ja

### 2.1.2 Befunde bei Erstvorstellung in der Intensivschwangerenbetreuung 27. SSW

- Patientin beschwerdefrei, bisher plus 8 kg (aktuell Gewicht 71 kg),
- Kindsbewegungen mind. 10 ×/d, CTG unauffällig,
- keine Zervixinsuffizienz.

Ernährungsberatung: **bisher nicht**, nach Anamnese Ernährung noch zu verbessern, z. B. bisher Cornflakes mit Milch und Honigbrötchen zum Frühstück

Blutzucker (BZ): sorgfältig geführt, alle Kontrollen im Normbereich (nüchtern < 5,3 mmol/l, 1 h nach dem Essen < 7,8 mmol/l)

### Fetalsonographie

Lage: BEL

Fruchtwasser: **Polyhydramnion**

Plazentadicke und -lokalisation: 3,9 cm/HW

– Fetalentwicklung proportional mit einem geschätzten Gewicht von ca. 940 g und
sonographisch einer 26 + 1 SSW entsprechend,
– AU: 24. Perzentile,
– fetale und maternale Dopplersonographie: Normalbefund.

**Beurteilung:** kein Anhalt für fetale Makrosomie; bei Polyhydramnion Ernährungsberatung und Gespräch über Pathophysiologie des GDM

### 2.1.3 Befunde der folgenden Konsultationen

Tab. 2.1.1: HbA1c-Messungen nach 24. SSW (vom Diabetologen veranlasst).

| 25. SSW | 28. SSW | 31. SSW | 35. SSW |
|---------|---------|---------|---------|
| 5,3 %   | 5,5 %   | 5,1 %   | 5,1 %   |

**29. SSW:** BZ im Normbereich. Gewicht + 9 kg (72 kg). Fet in BEL, eutroph, ca. 1240 g,
AU 12. Perzentile. FW jetzt normal.

**32. SSW:** BZ weiter im Normbereich. Gewicht + 11 kg (74 kg). Fet in SL, eutroph, ca.
1820 g, AU 19. Perzentile. FW mit Depot 7 cm an oberer Norm. Pat. hat leichte Erkältung.

**35. SSW:** BZ weiter vorbildlich. Gewicht + 11 kg (74 kg). Fet in SL, eutroph, ca. 2340 g,
AU 29. Perzentile. FW mit Depot 6–7 cm normal.

**37. SSW:** BZ weiter im Normbereich. Gewicht + 13 kg (76 kg). Fet in SL, eutroph, ca.
2820 g, AU 24. Perzentile. FW mit Depot 7 cm an oberer Norm.

**Procedere:** Weitere Vorsorge nach Mutterschaftsrichtlinien. Kontrollen des CTG ohne
spezielle Festlegungen. Patientin achtet weiter auf Kindsbewegungen (mind. 10 ×/d).
Bei Überschreiten des errechneten Entbindungstermins übliches Überwachungsintervall der CTG-Kontrollen alle 2 d bis 41 + 0 SSW empfohlen.

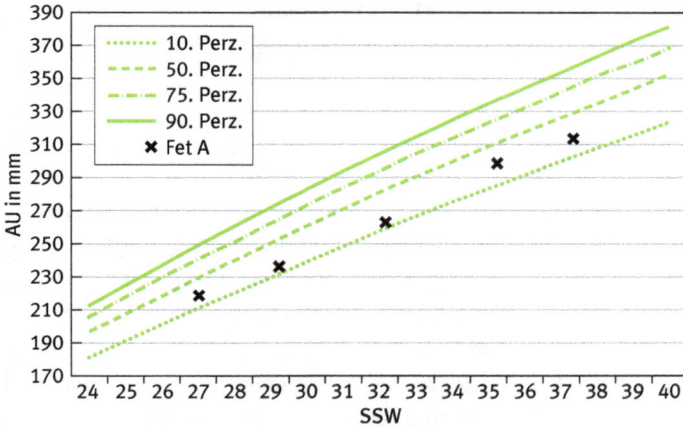

**Abb. 2.1.1:** Verlauf des fetalen Abdomenumfangs (AU) in Abhängigkeit vom Gestationsalter in SSW.

### 2.1.4 Partus

#### Geburt

- Gewicht: + 17 kg, aktuell 80 kg,
- nach spontanem Wehenbeginn Spontanpartus aus SL in 41 + 1 SSW, keine Komplikationen.

#### Wochenbett

- unauffällig, Wöchnerin voll stillend,
- Tages-Nacht-Profil (TNP) bei diätetisch geführtem GDM nicht erfolgt,
- Empfehlung: Fortführung der Ernährungs- und Bewegungsempfehlungen und in 6–8 Wochen Kontrolle des 75 g-oGTT ambulant, bei unauffälligem Befund alle 1–2 Jahre.

#### Kind

**Tab. 2.1.2:** Angaben zum Kind (weiblich).

| Gewicht | Länge | Kopfumfang | längen-bezogenes Gewicht | längenbezogenes Gewicht nach Korrektur mit den mütterlichen Maßen |
|---|---|---|---|---|
| 3700 g eutroph: 10.–90. Perz. | 49 cm hypotroph: 5.–10. Perz. | 36 cm eutroph: 10.–90. Perz. | 75,5 g/cm eutroph: 10.–90. Perz. | eutroph: 10.–90. Perz. |

- Postnatale Anpassung: unauffällig (APGAR 9/10/10, NapH 7,22),
- BZ postnatal: 2,8 mmol/l (1–3 h)/3,4 mmol/l (6 h)/3,6 mmol/l (12 h).

### 2.1.5 Besonderheiten dieses Falles

Bei Erstvorstellung fanden sich bereits sonographische Zeichen der Glukosebelastung für den Fetus. Der durch die BZ-Selbstkontrollen nicht miterfasste Glukosestrom führt beim Fetus insbesondere vor der 30. SSW zur FW-Vermehrung. Dabei stehen zur Quantifizierung des Fruchtwassers verschiedene Methoden zur Verfügung. Neben dem Fruchtwasserindex (Vierquadrantenmethode) wird häufig das tiefste freie Depot gemessen. Dies beträgt normal 2–8 cm ab der 30. SSW. Vor der 30. SSW gilt ein zweimal in das FW-Depot passender fetaler Abdomenumfang als Polyhydramnion.

Die Beurteilung der Fruchtwassermenge und des Abdomenumfangs hängt nicht allein von der ausreichenden Erfahrung des Untersuchers und den Gerätebedingungen ab, sondern auch von der aktuellen Lage des Fetus und den allgemeinen Untersuchungsbedingungen (BMI der Patientin, Vorderwandlage der Plazenta, Bauchwandnarben, eingeschränkte Sichtverhältnisse bei Meteorismus etc.).

Da in diesem Fall noch eine gute Interventionsmöglichkeit durch Ernährungsmodifikation und Bewegungsberatung bestand, wurde bei der motivierten und schlanken Patientin in der Erstkonsultation hierauf der Schwerpunkt gelegt. Der weitere Verlauf gestaltete sich unkompliziert seitens der Blutzuckermessungen und der Sonoanatomie des Fetus.

Die wiederholt kontrollierten HbA1c-Messungen ergeben im Gesamtkontext des Falles erwartungsgemäß keine zusätzlichen Informationen. Bei Ausschluss einer Plazentainsuffizienz und nicht vorbestehendem Diabetes mellitus kann der Langzeitwert HbA1c nach bisherigen pathophysiologischen Erkenntnissen nur im Normbereich liegen, da die Plazentahormone die Glukose zum Fetus hin regulieren und damit bei der Mutter nur ein kleinerer Teil der aufgenommenen Kohlenhydrate zur Erfassung verbleibt.

**Tipp:** Ein Polyhydramnion singulär kann einen Gestationsdiabetes anzeigen.

## 2.2 Insulinpflichtiger GDM mit Überkorrektur bei Therapiebeginn

### 2.2.1 Anamnese

- 34 Jahre, 3. Gravida/II. Para,
- Ausgangs-BMI: **30,7 kg/m²** (Körpergröße 1,76 m; Gewicht 95 kg), am Beginn der Schwangerschaft bei verlängerter Hyperemesis gravidarum minus 5 kg,
- kein Hypertonus, keine chronischen Erkrankungen, kein Nikotin.

Familienanamnese: beide Großeltern mütterlicherseits Diabetes mellitus Typ II

Schwangerschaften und Geburten bisher:
- 1999 Spontanpartus 40. SSW, Kind 3940 g,
- 2003 Spontanpartus 40. SSW, Kind 3730 g.

#### Blutzuckerkontrollen vor 24. SSW

Gelegenheitsglukose/Nüchternblutzucker (NBZ): nein

50 g-oGTT: nein

75 g-oGTT: nein

#### Blutzuckerkontrollen nach 24. SSW

50 g-oGTT: 26. SSW (**8,95 mmol/l**)

75 g-oGTT: 27. SSW (**5,39**–9,8–6,77 mmol/l)

#### Fet

Sonographische Fehlbildungsdiagnostik: unauffällig

Gestationsaltersentsprechendes Wachstum: ja

### 2.2.2 Befunde bei Erstvorstellung in der Intensivschwangerenbetreuung 30. SSW

- Patientin beschwerdefrei, bisher plus 1 kg (aktuell Gewicht 96 kg),
- Kindsbewegungen mind. 10 ×/d, CTG unauffällig,
- keine Zervixinsuffizienz.

Ernährungsberatung: erfolgt während des TNP durch Diätberaterinnen der Klinik, sehr engagiert umgesetzt

Blutzucker (BZ): sorgfältig geführt, **nüchtern 100 % hyperglykämisch 5,8–6,1 mmol/l**, postprandial 10 % > 7,8 mmol/l

**Fetalsonographie**

Lage: SL

Fruchtwasser: normal

Plazentadicke und -lokalisation: 2,8 cm/VW

– Fetalentwicklung proportional mit einem geschätzten Gewicht von ca. 1480 g und sonographisch einer 29 + 4 SSW entsprechend,
– AU: 17. Perzentile.

Fetale und maternale Dopplersonographie: Normalbefund

**Beurteilung:** Kein Anhalt für fetale Makrosomie; der Ausgangs-BMI und der durchgängig erhöhte NBZ stellen eine Indikation für Insulin dar. Einstellung auf Protaphane morgens 4 IE und z. N. auf 6 IE. Bei wiederholten BZ-Spitzen > 10 mmol/l postprandial sollte Protaphane morgens auf 6 IE erhöht werden.

### 2.2.3 Befunde der folgenden Konsultationen

**32. SSW:** BZ im Normbereich für eutrophen Fetus (nüchtern < 5,3 mmol/l postprandial < 7,8 mmol/l), **Patientin steigerte nach telefonischer Rücksprache mit den Diätassistentinnen die Protaphane-Dosierung auf 2 × 14 IE/d.** Gewicht + 2 kg (97 kg). Fet in SL, **SGA**, ca. 1510 g, **AU < 2. Perzentile ohne Wachstum im Vergleich zum Vorbefund.** FW normal.

Empfehlung: Protaphane wieder reduzieren auf 2 × 6 IE/d. Neue Zielwerte: nüchtern bis 5,8 mmol/l, postprandial bis 8,8 mmol/l.

**35. SSW:** BZ nüchtern von 17 Messungen 4 × 6,1 mmol/l, zu 75 % < 5,9 mmol/l, postprandial von 45 Messwerten 7 × > 8,8 mmol/l, Gewicht + 3 kg (98 kg). Fet in SL, noch SGA, aber mit gutem Wachstum, ca. 2210 g, **AU < 2. Perzentile**. FW normal.

Empfehlung: Insulin und Zielwerte des BZ so belassen.

**37. SSW:** BZ zu 90 % normoglykämisch, nur postprandial nach dem Frühstück BZ bis 9,8 mmol/l Gewicht + 3 kg (98 kg). Fet in SL, ca. 2750 g, AU 7. Perzentile. FW normal.

Empfehlung: Protaphane morgens auf 8 IE steigern.

**38. SSW:** BZ im Zielbereich für SGA-Feten. Gewicht + 4 kg (99 kg). Fet in SL, ca. 3060 g, AU 5. Perzentile. FW normal.

**Procedere:** Protaphane wieder 2 × 6 IE/d, 2 ×/Woche CTG-Kontrollen, Patientin achtet weiter auf Kindsbewegungen (mind. 10 ×/d). Bei Überschreiten des errechneten Entbindungstermins stationäre Aufnahme und Einleitung überlegen.

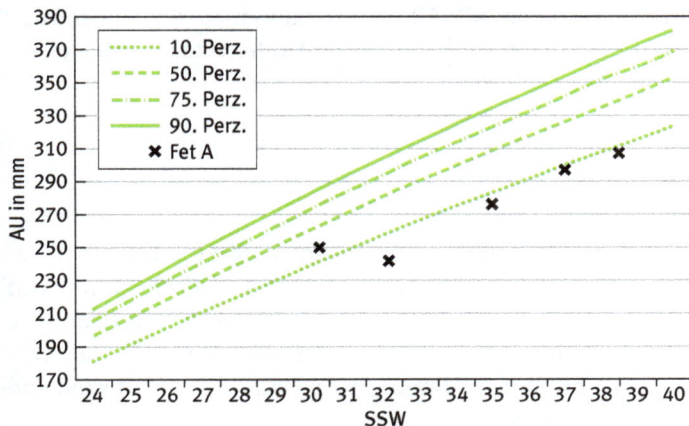

**Abb. 2.2.1:** Verlauf des fetalen Abdomenumfangs (AU) in Abhängigkeit vom Gestationsalter in SSW.

## 2.2.4 Partus

### Geburt im Geburtshaus

– Gewicht: + 5 kg, aktuell 100 kg,
– nach spontanem Wehenbeginn Spontanpartus aus SL in 39 + 3 SSW, keine Komplikationen, Insulin beendet.

### Wochenbett

– unauffällig, Wöchnerin voll stillend,
– Tages-Nacht-Profil (TNP) nicht erfolgt,
– Empfehlung: Fortführung der Ernährungs- und Bewegungsempfehlungen und in 6–8 Wochen Kontrolle des 75 g-oGTT ambulant, bei unauffälligem Befund alle 1–2 Jahre.

### Kind

**Tab. 2.2.1:** Angaben zum Kind (männlich).

| Gewicht | Länge | Kopfumfang | längen-bezogenes Gewicht | längenbezogenes Gewicht nach Korrektur mit den mütterlichen Maßen |
|---|---|---|---|---|
| 3400 g eutroph: 10.–90. Perz. | **49 cm hypotroph: 5.–10. Perz.** | 35 cm eutroph: 10.–90. Perz. | 69,4 g/cm eutroph: 10.–90. Perz. | eutroph: 10.–90. Perz. |

–  Postnatale Anpassung: unauffällig (APGAR 9/10/10, NapH nicht durchgeführt),
–  BZ postnatal: 3,4 mmol/l (1 h) mit dem Messgerät der Mutter, danach keine weiteren Messungen.

### 2.2.5 Besonderheiten dieses Falles

Die Schwangere bot neben der Adipositas I° durchgängig erhöhte Nüchternblutzuckerwerte trotz umfassender Ernährungsumstellung über drei Wochen. Daneben wurden auch postprandial zu unterschiedlichen Zeiten wiederholt hyperglykämische Werte erfasst. Die Mutter zweier Kinder und eines jüngeren Pflegekindes wünschte nach Aufklärung eine Insulineinstellung mit wenig organisatorischem Aufwand und nur zweimaligen Insulingaben pro Tag.

Es wurde zum Einstieg eine minimale Dosierung vereinbart (4 und 6 IE/d) und bei niedrignormalem AU (17. Perz.) die Steigerung nur um 2 IE auf morgens 6 IE Protaphane, wenn der BZ mehrfach > 10 mmol/l beträgt.

Mit dem Ziel, die Normwerte zu erreichen, wurde ohne ärztliche Rücksprache Protaphane auf 2 × 14 IE/d gesteigert. Darunter konnten zwar die gewünschten Blutzuckerwerte registriert werden, der Fet zeigte jedoch im Bauchumfang eine Abnahme von 25 auf 24 cm.

Wir reduzierten die Insulinmenge und passten die BZ-Zielwerte an (nüchtern bis 5,8 mmol/l und postprandial bis 8,8 mmol/l). Die Wachstumskurve normalisierte sich darunter bis zur Geburt eines eutrophen Kindes.

Vor einer Erhöhung der Insulinmenge muss die Gesamtheit der bisher erhobenen Befunde beachtet und gegebenenfalls eine kurzfristigere sonographische Kontrolle erwogen werden. Bei niedrignormalem AU sollte Insulin nur in kleinen Schritten gesteigert werden.

Überraschend für uns und die betreuende niedergelassene Gynäkologin entschied sich die Schwangere für eine außerklinische Geburt. Lediglich nach einer Stunde wurde ein Blutzuckerwert beim Neugeborenen erhoben.

Bei dieser Patientin bestand unter Beachtung der in der Schwangerschaft erhobenen und schriftlich im Mutterpass dokumentierten Befunde eine unkalkulierbare peripartale und neonatale Situation, die eine Entbindung in einer Klinik mit neonatologischer Überwachungsmöglichkeit erforderlich macht.

**Tipp:** Die isolierte Fokussierung auf den mütterlichen Blutzucker mit übermäßiger Insulindosierung kann eine deutliche fetale Wachstumsrestriktion bedingen.

## 2.3  Diätetisch geführter GDM – fetaler Wachstumsschub nach 36. SSW

### 2.3.1  Anamnese

- 25 Jahre, 2. Gravida/0. Para,
- Ausgangs-BMI: 25,9 kg/m² (Körpergröße 1,70 m; Gewicht 75 kg),
- kein Hypertonus, keine chronischen Erkrankungen, kein Nikotin.

Familienanamnese: kein Diabetes mellitus bekannt

Schwangerschaften und Geburten bisher:
- 2010 Abruptio grav.

#### Blutzuckerkontrollen vor 24. SSW

Gelegenheitsglukose/Nüchternblutzucker (NBZ): nein

50 g-oGTT: nein

75 g-oGTT: nein

#### Blutzuckerkontrollen nach 24. SSW

Gelegenheitsglukose/Nüchternblutzucker (NBZ): nein

50 g-oGTT: 25. SSW (**8,0 mmol/l**)

75 g-oGTT: 27. SSW (4,81–**10,6–9,9 mmol/l**)

#### Fet

Sonographische Fehlbildungsdiagnostik: unauffällig

Gestationsalter entsprechendes Wachstum: ja

### 2.3.2  Befunde bei Erstvorstellung in der Intensivschwangerenbetreuung 31. SSW

- Patientin beschwerdefrei, bisher **plus 19 kg** (aktuell Gewicht 94 kg),
- Kindsbewegungen mind. 10 ×/d, CTG unauffällig,
- keine Zervixinsuffizienz.

Ernährungsberatung: erfolgt, gut umgesetzt

Blutzucker (BZ): alle Kontrollen im Normbereich (nüchtern < 5,3 mmol/l, 1 h nach dem Essen < 7,8 mmol/l)

#### Fetalsonographie

Lage: **BEL**

Fruchtwasser: normal, Depot 5 cm

Plazentadicke und -lokalisation: 3,2 cm/VW

- Fetalentwicklung proportional mit einem geschätzten Gewicht von ca. 1860 g und sonographisch einer 31 + 4 SSW entsprechend,
- AU: 56. Perzentile.

Fetale und maternale Dopplersonographie: Normalbefund

**Beurteilung:** kein Anhalt für fetale Makrosomie; gute BZ-Werte. Vollwerternährung und Bewegung so belassen. Alle 2 d BZ-Kontrollen ausreichend.

### 2.3.3 Befunde der folgenden Konsultationen

**34. SSW:** BZ im Normbereich. **Gewicht 21 kg (96 kg).** Fet in **BEL**, eutroph, ca. 2610 g, AU 65. Perzentile. FW normal.

**36. SSW:** BZ weiter im Normbereich. **Gewicht + 21 kg (96 kg).** Fet in SL, eutroph, ca. 2940 g, AU 57. Perzentile. FW normal.

**Procedere:** Übliche weitere Vorsorge nach Mutterschaftsrichtlinien. Kontrollen des CTG ohne spezielle Festlegungen. Patientin achtet weiter auf Kindsbewegungen (mind. 10 ×/d). Bei abnehmenden Kindsbewegungen, suspektem CTG oder gehäuft hyperglykämischen Werten WV angeboten. Fetometrie am erwarteten Entbindungstermin planen. Beim Überschreiten des errechneten Entbindungstermins übliches Überwachungsintervall der CTG-Kontrollen alle 2 d bis 41 + 0 SSW empfohlen.

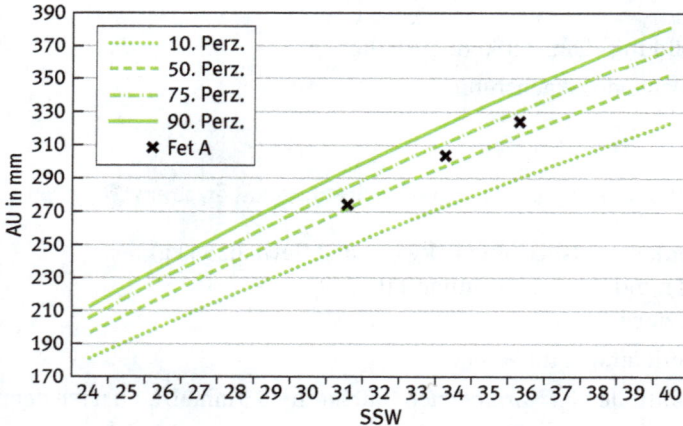

**Abb. 2.3.1:** Verlauf des fetalen Abdomenumfangs (AU) in Abhängigkeit vom Gestationsalter in SSW.

### 2.3.4 Partus

#### Geburt

- Gewicht: **plus 25 kg**, aktuell **100 kg**,
- nach Wehencocktail 41 + 1 SSW Beginn muttermundswirksamer Kontraktionen, bei prothrahiert verlaufender Austreibungsperiode **Vakuumextraktion** von Beckenboden in 41 + 2 SSW.

#### Wochenbett

- unauffällig, Wöchnerin voll stillend,
- Tages-Nacht-Profil (TNP) bei diätetisch geführtem GDM nicht erfolgt,
- Empfehlung: Fortführung der Ernährungs- und Bewegungsempfehlungen und in 6–8 Wochen Kontrolle des 75 g-oGTT ambulant, bei unauffälligem Befund alle 1–2 Jahre.

#### Kind

Tab. 2.3.1: Angaben zum Kind (weiblich).

| Gewicht | Länge | Kopfumfang | längen-bezogenes Gewicht | längenbezogenes Gewicht nach Korrektur mit den mütterlichen Maßen |
|---|---|---|---|---|
| 4110 g eutroph: 10.–90. Perz. | 52 cm eutroph: 10.–90. Perz. | 36 cm eutroph: 10.–90. Perz. | **79,04 g/cm hypertroph: 90.–95. Perz.** | eutroph: 10.–90. Perz. |

- Postnatale Anpassung: unauffällig (APGAR 9/10/10, NapH 7,39),
- BZ postnatal: keine Messung erfolgt.

### 2.3.5 Besonderheiten dieses Falles

Bis auf eine übermäßige Gewichtszunahme bot diese Schwangere keine anamnestischen Risikofaktoren. Nach pathologischen Werten im 50 g- und 75 g-oGTT erhielt sie eine Ernährungsberatung und Bewegungsanleitung. Bei der ersten und den folgenden Konsultationen waren ausnahmslos normoglykämische Blutzuckerwerte zu verzeichnen. Der Fet bot im Verlauf ein unauffälliges Wachstum im mittleren Normbereich bis zur letzten Konsultation in der 36. SSW. Im Überwachungsintervall von der Blutzuckerschulung (28. SSW) bis zur 36. SSW nahm die Patientin nur 3 kg zu. Das spricht neben der Normoglykämie für die Umsetzung der Empfehlungen.

Bis zur Vorstellung im Kreißsaal in der 41. SSW vergingen fünf Wochen ohne Fetometrie, in dieser Zeit nahm die Patientin nochmals 3 kg Gewicht zu und erlangte damit eine sehr hohe Gewichtszunahme von insgesamt plus 25 kg.

Aus kindlichen Wachstumskurven normalgewichtiger, stoffwechselgesunder Schwangerer ist mit einem verminderten fetalen Wachstum etwa ab der 38. SSW und mit einer plazentar bedingten Wachstumsstagnation ab der 40. SSW zu rechnen.

Bei unserer Patientin mit normoglykämischer Stoffwechselsituation und fetalem Wachstum nahe der 50. Perzentile wäre bei konsequenter Fortführung der Empfehlungen ein kindliches Geburtsgewicht zwischen 3500 und 3800 g zu erwarten gewesen.

Offensichtlich flachte hier die fetale Wachstumskurve ab der 38. SSW nicht ab.

Bei der Vorstellung im Kreißsaal wurde präpartal ein fetales Schätzgewicht von ca. 4000 g (± 500 g) ermittelt und ein Einleitungsversuch mit homöopathischem und am Folgetag mit klassischem Wehencocktail unternommen. Das vorab ermittelte kindliche Gewicht bestätigte sich nach der Geburt. Die Einordnung der kindlichen Maße ergab eutrophe Befunde in Gewicht, Länge und Kopfumfang. Das längenbezogene kindliche Gewicht lag jedoch über dem gestationsaltersbezogenen Normwert für neugeborene Mädchen, d. h., für die ermittelte Körperlänge war es zu hoch.

Wo aber genau liegt dieses zu schwere Gewicht? Die Gewichtsverteilung ist nur ungenau abzuschätzen, bei normalem Kopfumfang (der Kopf trägt maßgeblich zum Gewicht bei) muss beim GDM das Augenmerk auf den Bauchbereich gelenkt werden. Normwerte und postnatale Messbereiche fehlen dazu jedoch! Ein Kind mit normalem Kopfumfang, Gewicht etwas unterhalb der 90. Perzentile und einer mittleren Körperlänge kann durch vermehrtes viszerales Bauchfett ein höheres, also oberhalb der 90. Perzentile liegendes längenbezogenes Geburtsgewicht erreichen. Es ist dann hypertroph oder makrosom. Dieser dysproportionierte Wuchs ist typisch für den fetalen Hyperinsulinismus und seine zentrale Bedeutung ging ein in die Therapiesteuerung des GDM nach Abdomenumfang des Fetus in der Schwangerschaft.

Nach Korrektur mit den mütterlichen Körpermaßen (Größe und Gewicht) wird das Neugeborene im vorliegenden Beispiel in den eutrophen Bereich eingeordnet.

Eine indizierte Blutzuckermessung postnatal wurde versäumt. Die unmittelbare Adaptation des Neugeborenen verlief klinisch unauffällig.

**Tipp:** Der Beginn des makrosomen fetalen Wachstums kann auch nach 37 vollendeten SSW liegen.

# 2.4  Diätetisch geführter GDM – Notsectio bei terminaler Bradykardie

## 2.4.1  Anamnese

–   21 Jahre, 1. Gravida/0. Para,
–   Ausgangs-BMI: **34,7 kg/m²** (Körpergröße 1,68 m; Gewicht 99 kg),
–   kein Hypertonus, keine chronischen Erkrankungen, kein Nikotin.

Familienanamnese: **Mutter Diabetes mellitus Typ II**

Schwangerschaften und Geburten bisher: keine

### Blutzuckerkontrollen vor 24. SSW

Gelegenheitsglukose/Nüchternblutzucker (NBZ): nein

50 g-oGTT: nein

75 g-oGTT: nein

### Blutzuckerkontrollen nach 24. SSW

50 g-oGTT: 25. SSW (**9,23 mmol/l**)

75 g-oGTT: 29. SSW (4,48–**12,1**–6,7 mmol/l)

### Fet

Sonographische Fehlbildungsdiagnostik: Femurlänge < 2. Perzentile, sonst unauffällig

Gestationsaltersentsprechendes Wachstum: ja

## 2.4.2  Befunde bei Erstvorstellung in der Intensivschwangerenbetreuung 32. SSW

–   Patientin beschwerdefrei, bisher + **10 kg** (aktuell Gewicht 109 kg),
–   Kindsbewegungen mind. 10 ×/d, CTG unauffällig,
–   keine Zervixinsuffizienz.

Ernährungsberatung: erfolgt, recht gut umgesetzt

Blutzucker (BZ): sorgfältig geführt, alle Werte im Normbereich

### Fetalsonographie

Lage: QuL bis BEL

Fruchtwasser: normal

Plazentadicke und -lokalisation: 3,7 cm/HW

– Fetalentwicklung bis auf den bekannten kurzen Femur weitgehend proportional mit einem geschätzten Gewicht von ca. 1620 g und sonographisch einer 30 + 2 SSW entsprechend,
– AU: 24. Perzentile.

Fetale und maternale Dopplersonographie: Normalbefund

**Beurteilung:** kein Anhalt für fetale Makrosomie; der Ausgangs-BMI der Patientin und die positive FA stellen Risikofaktoren dar. Allerdings erst späte Diagnostik des GDM. Die bisherige Gewichtszunahme der Schwangeren liegt über dem empfohlenen Bereich von 5–8 kg bei vorbestehender Adipositas. Nach Ausschluss einer Zervixinsuffizienz und vorzeitiger Kontraktionen kann die Patientin leitliniengerecht weiter diätetisch geführt werden.

### 2.4.3 Befunde der folgenden Konsultationen

**34. SSW:** BZ im Normbereich für eutrophen Fetus (nüchtern < 5,3 mmol/l postprandial < 7,8 mmol/l), Gewicht **+ 12 kg (111 kg)**. Fet in SL, eutroph, ca. 2330 g, AU 26. Perzentile, Femur an der 10. Perzentile (Normalisierung des Befundes), FW normal.

**37. SSW:** BZ komplett im Normbereich. Gewicht **+ 16 kg (115 kg)**. Fet in SL, eutroph, ca. 3070 g, AU 51. Perzentile. FW obere Norm, Depot 7 cm.

**Procedere:** Regelmäßige CTG-Kontrollen empfohlen. Patientin achtet weiter auf Kindsbewegungen (mind. 10 ×/d). Beim Erreichen des errechneten Entbindungstermins stationäre Aufnahme und nach aktuell erhobenen Befunden (Fetometrie, BZ, Muttermundsreife) Einleitung überlegen.

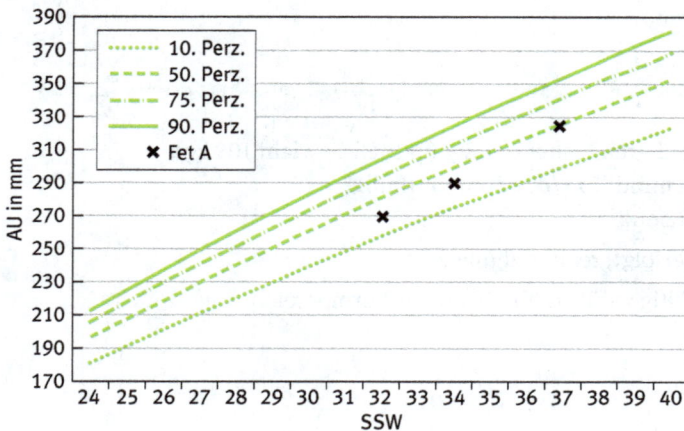

**Abb. 2.4.1:** Verlauf des fetalen Abdomenumfangs (AU) in Abhängigkeit vom Gestationsalter in SSW.

### 2.4.4 Partus

#### Geburt

- Gewicht: **+ 16 kg**, aktuell **115 kg**,
- nach Einleitung mit Prostaglandin-Zervikalgel Wehenbeginn, bei vollständigem Muttermund und Leitstelle Ü-0 plötzlich auftretende **terminale therapieresistente fetale Bradykardie und Sekundäre Notsectio** in 40 + 5 SSW, intraoperativ kein Anhalt für vorzeitige Plazentalösung, lockere Nabelschnurumschlingung (einmal Rumpf), Entschluss-Entwicklungszeit 5 min, Schnitt-Entwicklungszeit 1 min.

#### Wochenbett

- unauffällig, Wöchnerin voll stillend, zeitweise Milch abgepumpt,
- Tages-Nacht-Profil (TNP) bei diätetisch geführtem GDM nicht erfolgt,
- Empfehlung: Fortführung der Ernährungs- und Bewegungsempfehlungen und in 6–8 Wochen Kontrolle des 75 g-oGTT ambulant, bei unauffälligem Befund alle 1–2 Jahre.

#### Kind

Tab. 2.4.1: Angaben zum Kind (männlich).

| Gewicht | Länge | Kopfumfang | längen-bezogenes Gewicht | längenbezogenes Gewicht nach Korrektur mit den mütterlichen Maßen |
|---|---|---|---|---|
| 3630 g eutroph: 10.–90. Perz. | 52 cm eutroph: 10.–90. Perz. | 35 cm eutroph: 10.–90. Perz. | 69,81 g/cm eutroph: 10.–90. Perz. | eutroph: 10.–90. Perz. |

- Postnatale Anpassung: **schwere fetale Azidose (APGAR 2/5/6, NapH 6,83, BE –20)**,
- umgehende Verlegung auf die Neonatologische Intensivstation nach Intubation, Kreislaufstabilisierung, Pufferung. BZ postnatal: 6,2 mmol/l (1 h), transiente Glukoseverwertungsstörung in den ersten Lebensstunden bis max 18,6 mmol/l mit Insulinbedarf, ab dem 2. Lebenstag grenzwertige Hypoglykämien mit minimal 2,1 mmol/l, die durch Glukoseinfusionen therapiert wurden. Bei perinataler Asphyxie erfolgten die therapeutische Hypothermie über 72 h und Antibiotikagabe bei ansteigenden Entzündungsparametern. Im EEG altersentspechender Befund, MRT ohne Zeichen einer hypoxisch-ischämischen Hirnschädigung, keine intrakranielle Blutung. Nach der Aufwärmphase Kontroll-EEG unauffällig, im weiteren Verlauf Kostaufbau und Entlassung des Kindes in gutem Allgemeinzustand am

15. Lebenstag. Die anschließende Entwicklung verläuft bisher altersentsprechend unauffällig.

### 2.4.5 Besonderheiten dieses Falles

Eine Adipositas I° und die positive Familienanamnese für Diabetes mellitus führten im vorliegenden Fall nicht zu einer Blutzuckermessung vor der 24. SSW. Der Gestationsdiabetes mellitus wurde nach 29 SSW diagnostiziert, zu diesem Zeitpunkt war die empfohlene Gewichtszunahme von 5–8 kg im gesamten Schwangerschaftsverlauf bereits überschritten. Trotz dokumentierter normaler BZ-Werte und normalem fetalen Wachstum nahm die Patientin dann nochmal 6 kg in den nächsten zehn Wochen zu. Eine Präeklampsie mit Ödemen, Hypertonus oder signifikanter Proteinurie bestand nicht, die Laborparameter zeigten Normalbefunde, es muss von einer echten Gewichtszunahme von 16 kg im Verlauf ausgegangen werden, die hohe positive Energiebilanz muss in diesem Fall hinterfragt werden.

Peripartal trat nach unauffälligem CTG-Verlauf bis zur Austreibungsperiode plötzlich eine schwere, durch Akuttokolyse nicht reversible fetale Bradykardie mit FHF um 80 SpM auf, die zur Sekundären Notsectio führte. Eine Ursache für den fetalen Herztonabfall konnte intraoperativ nicht gefunden werden, eine möglicherweise akut einsetzende Plazentainsuffizienz auf dem Boden einer chronischen Plazentainsuffizienz bleibt zu diskutieren.

Die schwere fetale Asphyxie wurde neonatologisch intensivmedizinisch umfangreich therapiert und zeigte im überwachten Intervall ein gutes Ansprechen in allen messbaren Parametern.

**Tipp:** Unerwartete schwere intrapartale Komplikationen sind auch bei präpartal normoglykämischer Stoffwechselführung und eutrophem fetalen Wachstumsverlauf möglich. Eine kontinuierliche CTG-Überwachung sub partu ist angezeigt.

## 2.5 Polyhydramnion – Notsectio bei Handvorfall

### 2.5.1 Anamnese

- 36 Jahre, 3. Gravida/II. Para,
- Ausgangs-BMI: 19,1 kg/m² (Körpergröße 1,62 m; Gewicht 50 kg),
- kein Hypertonus, keine chronischen Erkrankungen, kein Nikotin.

Familienanamnese: kein Diabetes mellitus

Schwangerschaften und Geburten bisher:
- 2005 Spontanpartus nach vorzeitigem Blasensprung 36. SSW, Kind 2750 g,
- 2007 Spontanpartus 40. SSW, Kind 3500 g.

#### Blutzuckerkontrollen vor 24. SSW

Gelegenheitsglukose/Nüchternblutzucker (NBZ): nein

50 g-oGTT: nein

75 g-oGTT: nein

#### Blutzuckerkontrollen nach 24. SSW

50 g-oGTT: 25. SSW (**8,45 mmol/l**)

75 g-oGTT: 26. SSW (3,86–9,6–**8,82 mmol/l**)

#### Fet

Sonographische Fehlbildungsdiagnostik: unauffällig

Gestationsaltersentsprechendes Wachstum: ja

### 2.5.2 Befunde bei Erstvorstellung in der Intensivschwangerenbetreuung 28. SSW

- Patientin beschwerdefrei, bisher plus 7 kg (aktuell Gewicht 57 kg),
- Kindsbewegungen mind. 10 ×/d, CTG unauffällig,
- keine Zervixinsuffizienz.

Ernährungsberatung: erfolgt, schon sehr engagiert umgesetzt

Blutzucker (BZ): sorgfältig geführt, alle im Normbereich, Messung nüchtern und als postprandiale 1 h-Werte, kein 2 h-Wert

#### Fetalsonographie

Lage: BEL

Fruchtwasser: **Polyhydramnion**

Plazentadicke und -lokalisation: 3,6 cm/HW

- Fetalentwicklung proportional mit einem geschätzten Gewicht von ca. 1380 g und sonographisch einer 29 + 0 SSW entsprechend,
- AU: 45. Perzentile.

Fetale und maternale Dopplersonographie: Normalbefund

**Beurteilung:** Vermehrtes Fruchtwasser bei sehr schlanker Patientin mit unauffälligem BZ. Empfehlung besprochen, auch gelegentlich 2 h nach dem Essen BZ zu kontrollieren. Ernährungsempfehlungen weiter umsetzen, pathophysiologische Grundlagen der Stoffwechselsituation besprochen.

### 2.5.3 Befunde der folgenden Konsultationen

**30. SSW:** BZ im Normbereich für eutrophen Fetus (nüchtern < 5,3 mmol/l postprandial < 7,8 mmol/l, gelegentliche 2 h-Werte postprandial alle < 6,6 mmol/l). Gewicht stabil + 7 kg (57 kg). Fet in SL, eutroph, ca. 1920 g, AU 58. Perzentile. FW normal, Depot 5–6 cm.

Empfehlung: sehr gute BZ-Führung, Fet im Wachstum unauffällig, schlanke Patientin ohne weitere Risikosituation – alle 2 d BZ-Messung ausreichend (dann als Profil 4 ×/d).

**32. SSW:** BZ bis auf einmalig 9,0 mmol/l im Normbereich. Patientin **verzichtet jedoch fast komplett auf Kohlenhydrate** und möchte das nicht mehr so fortführen, **wird nicht mehr satt,** Bewegung auch ausgereizt. Keine Gewichtszunahme mehr, Gewicht + 7 kg (57 kg). Fet in SL mit etwas gesteigertem Wachstum, ca. 2280 g, **AU 81. Perzentile.** FW normal, Depot 5–6 cm.

Empfehlung: Einstellung auf Insulin Novorapid 6/4/4 IE und Zielwerte des BZ tendenziell reduzieren: nüchtern bis < 4,7 mmol/l, 1 h postprandial < 6,6 mmol/l; CTG-Kontrollen 2 ×/Woche planen.

**34. SSW:** BZ alle im angestrebten Zielbereich, Gewicht + 8 kg (58 kg). Fet in SL, **makrosom, ca. 2810 g, AU 95. Perzentile.** FW an der oberen Norm mit Depot 7,5 cm. Kindsbewegungen und CTG gut.

Empfehlung: Novorapid steigern auf 8/6/6 IE.

**36. SSW:** BZ komplett im Zielbereich für makrosome Feten. Gewicht + 10 kg (60 kg). Fet in SL, **makrosom, ca. 3450 g, AU 96. Perzentile.** FW obere Norm, Depot 7 cm, Kindsbewegungen und CTG gut.

**Procedere:** Novorapid weiter steigern auf 10/8/8 IE.

**38. SSW:** BZ vollständig im Idealbereich für makrosome Feten. Gewicht + 10 kg (60 kg). Fet in SL, **makrosom, ca. 3600 g, AU 85. Perzentile. FW Polyhydramnion, Depot > 10 cm, seit 1 d weniger Kindsbewegungen.**

**Procedere:** umgehende stationäre Aufnahme und Planung der Entbindung, Einleitungsversuch wird gewünscht.

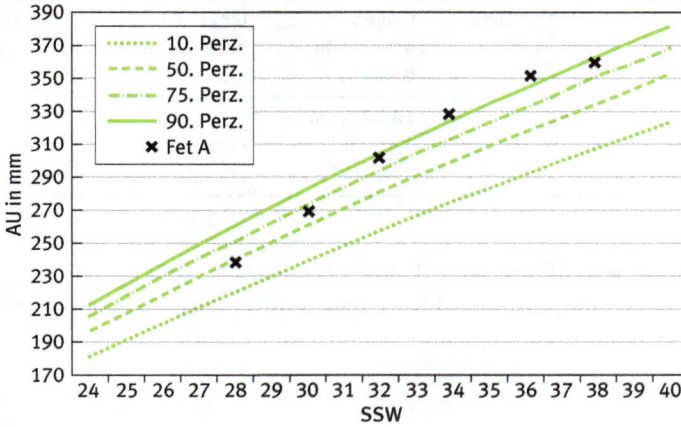

**Abb. 2.5.1:** Verlauf des fetalen Abdomenumfangs (AU) in Abhängigkeit vom Gestationsalter in SSW.

## 2.5.4 Partus

### Geburt

– Gewicht: + 10 kg, aktuell 60 kg,
– nach spontanem vorzeitigen Blasensprung am Abend des Aufnahmetages, **überregelstarke vaginale Blutung bei Handvorfall, Sekundäre Sectio 38 + 1 SSW.** Insulin beendet.

### Wochenbett

– Bis auf Anämie unauffällig, Hb 5,4 mmol/l, Fe oral empfohlen, Wöchnerin voll stillend,
– Tages-Nacht-Profil (TNP) 2. Tag pp unauffällig (07:00 h 4,9 mmol/l, 09:00 h 6,8 mmol/l, 13:00 h 6,6 mmol/l, 19:00 h 7,1 mmol/l und 02:00 h 5,4 mmol/l),
– Empfehlung: Fortführung der Ernährungs- und Bewegungsempfehlungen und in 6–8 Wochen Kontrolle des 75 g-oGTT ambulant, bei unauffälligem Befund alle 1–2 Jahre.

## Kind

**Tab. 2.5.1:** Angaben zum Kind (weiblich).

| Gewicht | Länge | Kopfumfang | längen- bezogenes Gewicht | längenbezogenes Gewicht nach Korrektur mit den mütterlichen Maßen |
|---|---|---|---|---|
| 3365 g eutroph: 10.–90. Perz. | 49 cm eutroph: 10.–90. Perz. | 35 cm eutroph: 10.–90. Perz. | 68,67 g/cm eutroph: 10.–90. Perz. | eutroph: 10.–90. Perz. |

- Postnatale Anpassung: unauffällig (APGAR 8/8/9, NapH 7,30),
- BZ postnatal: 3,7 mmol/l (1 h), 3,6 mmol/l (6 h), **1,8 mmol/l (11 h)**, 3,4 mmol/(12 h) im weiteren Verlauf normoglykämisch

### 2.5.5 Besonderheiten dieses Falles

Die sehr schlanke und motivierte Patientin wurde leitlinien- und zeitgerecht diagnostiziert. Zusätzliche Risikofaktoren lagen nicht vor, die Ernährungsempfehlungen setzte die Schwangere sehr streng um und verzichtete fast vollständig auf Kohlenhydrate, um den Blutzucker im Zielbereich zu halten. Empfohlen wird jedoch ausdrücklich eine Vollwertkost mit einem Kohlenhydratanteil von 40–50 %. Sechs Wochen strenge Diät gipfelten in einem dauernden Hungergefühl und zeigten anhand des fetalen Abdomenumfangs trotzdem keinen befriedigenden Erfolg. Nach Ausschöpfen der konservativen Therapie war die Einstellung auf Insulin ab der 32. SSW indiziert. Bei der grazilen Patientin wurde mit geringen Dosierungen zum Essen begonnen und sukzessive bei weiterbestehendem übermäßigen fetalen Wachstum in 14-tägigem Abstand die Insulinmenge gesteigert, obwohl alle Blutzuckerkontrollen im niedrigglykämischen Bereich lagen (nüchtern < 4,7 mmol/l, 1 h postprandial < 6,6 mmol/l).

Die Insulineinstellung konnte die im Schwangerschaftsverlauf zunehmende maternale Insulinresistenz nicht vollständig ausgleichen, trotz eutrophem Kind lag ein deutliches Polyhydramnion vor und das Mädchen bot 11 h nach der Geburt eine Hypoglykämie bis 1,8 mmol/l. Postnatale Hypoglykämien sind keine ausschließliche Domäne der makrosomen Kinder, sondern kommen genauso bei eutrophen und hypotrophen Neugeborenen vor.

Zur Aufnahme führte vor allem die subjektive Beobachtung der abnehmenden Kindsbewegungen, die durch das Polyhydramnion zwar erklärbar waren, zusammen mit der sonographisch vermuteten fetalen Makrosomie aber glücklicherweise den stationären Aufenthalt ergaben. Die erhebliche Fruchtwassermenge begünstigte beim vorzeitigen Blasensprung den kindlichen Handvorfall. Kombiniert mit der einsetzenden überregelstarken Blutung wurde ein Kaiserschnitt notwendig.

**Tipp:** Beim GDM nimmt die Insulinresistenz im Verlauf der Schwangerschaft zu und kann trotz Insulineinstellung, niedrignormalem Blutzucker und eutrophem Kind noch am Ende ein deutliches Polyhydramnion bewirken. Ein Polyhydramnion am Geburtstermin stellt einen Risikofaktor für geburtshilfliche Komplikationen dar.

## 2.6 Spät begonnene Therapie bei junger, adipöser GDM-Patientin mit fetaler Makrosomie

### 2.6.1 Anamnese

- 19 Jahre, 1. Gravida/0. Para,
- Ausgangs-BMI: **31,6 kg/m²** (Körpergröße 1,60 m; Gewicht 81 kg),
- kein Hypertonus, keine chronischen Erkrankungen, kein Nikotin.

Familienanamnese: kein Diabetes mellitus

Schwangerschaften und Geburten bisher: keine

#### Blutzuckerkontrollen vor 24. SSW

Gelegenheitsglukose/Nüchternblutzucker (NBZ): nein

50 g-oGTT: nein

75 g-oGTT: nein

#### Blutzuckerkontrollen nach 24. SSW

50 g-oGTT: lt. Patientin nicht angeboten

75 g-oGTT: 30. SSW (**5,7**–9,4–**11,1 mmol/l**), nachdem beim 3. Ultraschall (29.–32. SSW nach Mutterschutzrichtlinien)eine fetale Makrosomie festgestellt wurde, bekam die Patientin **erst in der 34. SSW** von den pathologischen Befunden des 75 g-oGTT Kenntnis.

#### Fet

Sonographische Fehlbildungsdiagnostik: unauffällig

Gestationsaltersentsprechendes Wachstum: **nein, fetale Makrosomie** seit 30. SSW dem niedergelassenen Gynäkologen bekannt

### 2.6.2 Befunde bei Erstvorstellung in der Intensivschwangerenbetreuung 35. SSW

- Patientin beschwerdefrei, bisher plus **13 kg** (aktuell Gewicht 94 kg),
- Kindsbewegungen mind. 10 ×/d, CTG unauffällig,
- keine Zervixinsuffizienz.

Ernährungsberatung: vor einigen Stunden in der Klinik erfolgt

Blutzucker (BZ): Messung am Vorstellungstag begonnen

### Fetalsonographie

Lage: SL

Fruchtwasser: **Polyhydramnion, Depot 9 cm**

Plazentadicke und -lokalisation: 4,4 cm/VW

– Fetalentwicklung **dysproportional** mit einem geschätzten Gewicht von **ca. 3330 g** und sonographisch einer **38 + 3 SSW** entsprechend,
– AU: > **98.** Perzentile, subkutaner Fettsaum 7,4 mm.

Fetale und maternale Dopplersonographie: Normalbefund

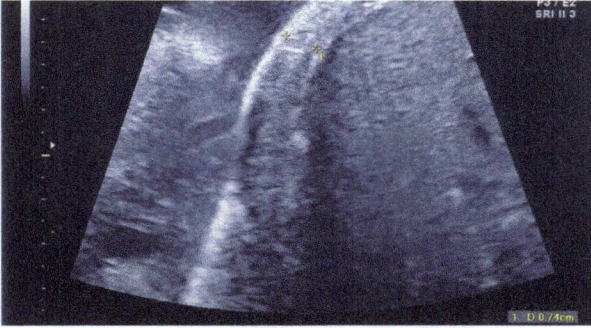

**Abb. 2.6.1:** Abdominal subkutaner fetaler Fettsaum bei fetaler Makrosomie.

**Beurteilung:** ausführliches Gespräch über pathophysiologische Grundlagen, Therapiemöglichkeiten und Folgen. Es handelt sich zu diesem Zeitpunkt um einen unbehandelten GDM mit fetaler Makrosomie und Polyhydramnion. Damit Indikation zur Einstellung auf Insulin: Novorapid 6/4/4 IE und Protaphane 6 IE z. N. und Anpassung der BZ-Zielwerte auf nüchtern < 4,7 mmol/l und 1 h postprandial bis 6,6 mmol/l. Die CTG-Kontrollen sollten 2×/Woche durchgeführt werden. Patientin achtet auf Kindsbewegungen.

### 2.6.3  Befunde der folgenden Konsultationen

**36. SSW:** BZ vollständig im Normbereich für makrosome Feten. Gewicht stabil + 13 kg (94 kg). Fet in SL, vermutlich ohne weiteren Gewichtszuwachs, ca. 3250 g, **AU 90. Perzentile**. FW normal, Depot 6 cm. Plazentadicke 4,5 cm.

Empfehlung: Insulin und BZ-Messungen so belassen.

**38. SSW:** BZ nüchtern bis auf die letzten 2 d im Normbereich (einmal 4,8 mmol/l und einmal 5,8 mmol/l), postprandial alle im niedrigen Zielbereich. Patientin setzt vollständig die Ernährungs- und Bewegungsempfehlungen um. Gewicht wurde um 2 kg reduziert, aktuell + 11 kg (92 kg). Fet in SL, **weiter mit dysproportioniertem Wachstum, ca. 3670 g, AU 95. Perzentile**, subcutaner Fettsaum bei 7 mm geblieben, FW normal, Depot 5 cm, Plazentadicke 3,3 cm.

Empfehlung: Novorapid mit 6/4/4 IE so belassen, Protaphane auf 8 IE z. N. steigern.

**39. SSW:** BZ alle im angestrebten Zielbereich Gewicht + 9 kg (90 kg). Fet in SL, **makrosom, ca. 4200 g, AU 98. Perzentile**. Subkutanes Fettgewebe 4 mm, FW an der oberen Norm mit Depot 7 cm. Plazentadicke 4,3 cm. Kindsbewegungen und CTG gut.

**Procedere:** Umgehende stationäre Aufnahme und Planung der Entbindung, Einleitungsversuch wird gewünscht.

### 2.6.4 Partus

#### Geburt

- Gewicht: + 9 kg, aktuell 90 kg,
- nach klassischem Wehencocktail am Folgetag Einsetzen muttermundswirksamer Kontraktionen. Spontaner Blasensprung und weitere Muttermundseröffnung, bei vorderer Scheitelbeineinstellung **Sekundäre Sectio 39 + 5 SSW**, Insulin beendet.

#### Wochenbett

- unauffällig, Wöchnerin voll stillend,
- Tages-Nacht-Profil (TNP) 2. Tag pp unauffällig (07:00 h 4,5 mmol/l, 09:30 h 6,4 mmol/l, 13:00 h 4,9 mmol/l, 19:30 h 6,6 mmol/l und 03:00 h 5,2 mmol/l),
- Empfehlung: Fortführung der Ernährungs- und Bewegungsempfehlungen und in 6–8 Wochen Kontrolle des 75 g-oGTT ambulant, bei unauffälligem Befund alle 1–2 Jahre.

#### Kind

**Tab. 2.6.1:** Angaben zum Kind (weiblich).

| Gewicht | Länge | Kopfumfang | längen-bezogenes Gewicht | längenbezogenes Gewicht nach Korrektur mit den mütterlichen Maßen |
|---------|-------|------------|--------------------------|-------------------------------------------------------------------|
| 3800 g eutroph: 10.–90. Perz. | 51 cm eutroph: 10.–90. Perz. | 35 cm eutroph: 10.–90. Perz. | **74,51 g/cm hypertroph: 90.–95. Perz.** | eutroph: 10.–90. Perz. |

– Postnatale Anpassung: unauffällig (APGAR 8/8/9, NapH 7,22),
– BZ postnatal: 3,1 mmol/l (1 h), **2,4 mmol/l** (6 h), 4,0 mmol/l (7 h), 3,9 mmol/l (12 h) im weiteren Verlauf normoglykämisch.

### 2.6.5 Besonderheiten dieses Falles

Der jungen Schwangeren wurde keine frühe Blutzuckertestung vor 24 SSW nach Risikoprofil (bei BMI > 30 kg/m² nach Leitlinienempfehlung) oder ab 24 SSW nach Mutterschaftsrichtlinien (50 g-oGTT Screening) angeboten. Die erstmalige Feststellung einer fetalen Makrosomie in der laufenden 30. SSW führte zur Überweisung an eine niedergelassene Diabetologin, die umgehend den 75 g-oGTT veranlasste. Eine zeitnahe Beratung nach Kenntnis der pathologischen Befunde (nüchtern und 2 h-Wert) kam nicht zustande, so dass die Patientin erst spät mit einer adäquaten Therapie beginnen konnte.

Ein ausführliches Gespräch konnte die Patientin motivieren, die Ernährungs- und Bewegungsschulung umzusetzen und bei fortgeschrittenem Schwangerschaftsalter gleich mit einer Insulintherapie zu beginnen. Wie bei vielen Schwangeren, die konsequent die empfohlenen Maßnahmen umsetzen, sahen wir zunächst eine maternale Gewichtsstagnation und danach eine Reduktion des Körpergewichts. Die Patientin in diesem Beispiel hatte schon bis zur Erstkonsultation in der 35. SSW 13 kg zugenommen und lag damit über dem Empfohlenen (von 5–8 kg) bei adipösen Schwangeren. Die (meist vorübergehende) Gewichtsabnahme kann damit toleriert werden, Ketonkörper im Urin wurden nie nachgewiesen.

Unter der sparsamen Insulindosierung zeigte die Patientin Blutzuckerwerte im niedrigen Zielbereich für makrosome Feten und bereits neun Tage nach Therapiebeginn konnte eine Normalisierung der Fruchtwassermenge als erstes Zeichen einer verminderten fetalen Glukoselast gesehen werden.

Im weiteren Verlauf blieben die Blutzuckerwerte optimal und es wurde eine Abflachung der fetalen Wachstumsgeschwindigkeit und eine Abnahme des subcutanen Fettsaumes dokumentiert. Engmaschige Kontakte steigerten das vorübergehend verlorene Sicherheitsgefühl der jungen Frau und förderten ihre Motivation. Die lobende Unterstützung ist ein zentraler Bestandteil der erfolgreichen Therapie. Gerade bei sehr jungen Schwangeren bringen Lebensstiländerungen schnell Verbesserungen in messbaren Parametern (Gewicht, BZ, Fruchtwassermenge).

Zum Zeitpunkt der letzten Konsultation bot die Schwangere ein fetales Schätzgewicht von 4200 g ± 600 g, die stationäre Aufnahme wurde angeboten und angenommen. Unabhängig von den gegebenen Schallbedingungen (in diesem Fall Adipositas und VW-Plazenta sowie FW-Vermehrung) sehen wir bei dysproportioniert gewachsenen Feten häufiger eine Überschätzung des tatsächlichen Gewichts. Im vorliegenden Beispiel in 39 + 3 SSW: Kopfumfang 34 cm (42. Perzentile), Abdomenumfang 38 cm (98. Perzentile) und Femur 7,3 cm (40. Perzentile). Bei Geburt fielen die Maße des

Fetus günstiger aus, obwohl das längenbezogene Gewicht im hypertrophen Bereich lag und in der 6. Lebensstunde ein grenzwertig hypoglykämischer BZ beim Säugling auffiel – insgesamt nicht unerwartet für den spät therapierten Gestationsdiabetes. Im Verlauf der vier Therapiewochen konnte die Patientin jedoch durch erhebliche eigene Maßnahmen eine grundlegende Besserung des Stoffwechsels erzielen und wurde auch hinsichtlich der Erziehung im Ernährungs- und Bewegungsverhalten des Kindes punktuell geschult.

**Tipp:** Auch ein später Therapiebeginn kann den Glukosestoffwechsel im fetomaternalen System noch grundlegend verbessern.

## 2.7 Diätetisch geführter GDM – postnatale Hypoglykämie bei eutrophem Kind

### 2.7.1 Anamnese

- 30 Jahre, 1. Gravida/0. Para,
- Ausgangs-BMI: 23,5 kg/m² (Körpergröße 1,57 m; Gewicht 58 kg),
- kein Hypertonus, keine chronischen Erkrankungen, kein Nikotin.

Familienanamnese: Diabetes mellitus bei Großeltern

Schwangerschaften und Geburten bisher: keine

#### Blutzuckerkontrollen vor 24. SSW

Gelegenheitsglukose/Nüchternblutzucker (NBZ): nein

50 g-oGTT: nein

75 g-oGTT: nein

#### Blutzuckerkontrollen nach 24. SSW

50 g-oGTT: 24. SSW grenzwertig (7,42 mmol/l)

75 g-oGTT: 30. SSW (4,6–**10,7**–8,03 mmol/l)

#### Fet

Sonographische Fehlbildungsdiagnostik: unauffällig

Gestationsaltersentsprechendes Wachstum: ja

### 2.7.2 Befunde bei Erstvorstellung in der Intensivschwangerenbetreuung 32. SSW

- Patientin beschwerdefrei, bisher plus 8 kg (aktuell Gewicht 66 kg),
- Kindsbewegungen mind. 10 ×/d, CTG unauffällig,
- keine Zervixinsuffizienz.

Ernährungsberatung: erfolgt

Blutzucker (BZ): sorgfältig geführt, nüchtern im Normbereich (< 5,3 mmol/l), 1 h nach dem Essen überwiegend < 7,8 mmol/l, nur 2 × 8,2 mmol/l)

#### Fetalsonographie

Lage: SL

Fruchtwasser: normal, Depot 5 cm

Plazentadicke und -lokalisation: 2,1 cm/HW

– Fetalentwicklung proportional mit einem geschätzten Gewicht von ca. 2050 g und sonographisch einer 32 + 6 SSW entsprechend,
– AU: 32. Perzentile.

Fetale und maternale Dopplersonographie: Normalbefund

**Beurteilung:** kein Anhalt für fetale Makrosomie; normale FW-Verhältnisse, BZ fast durchgängig optimal (Messungenauigkeiten berücksichtigen) und alle 2 d ausreichend.

### 2.7.3 Befunde der folgenden Konsultationen

**34. SSW:** BZ im Normbereich. Gewicht + 8 kg (66 kg). Fet in SL, eutroph, ca. 2550 g, AU 45. Perzentile. FW normal.

**37. SSW:** BZ weiter im Normbereich (nur 3 × > 8 mmol/l, nie über 9 mmol/l). Gewicht + 8 kg (66 kg). Fet in SL, eutroph, ca. 2970 g, AU 18. Perzentile. FW normal.

**39. SSW:** BZ weiter vorbildlich. Gewicht + 10 kg (68 kg). Fet in SL, grenzwertig eutroph, ca. 3330 g, **AU 8. Perzentile**. FW **Oligohydramnion, Depot 1 cm.**

**Procedere:** Bei tendenziell kleinem AU und deutlicher Fruchtwasserverminderung werden bei Verdacht auf beginnende Plazentainsuffizienz am Folgetag (dann 40 + 0 SSW) die stationäre Aufnahme und Überwachung geplant.

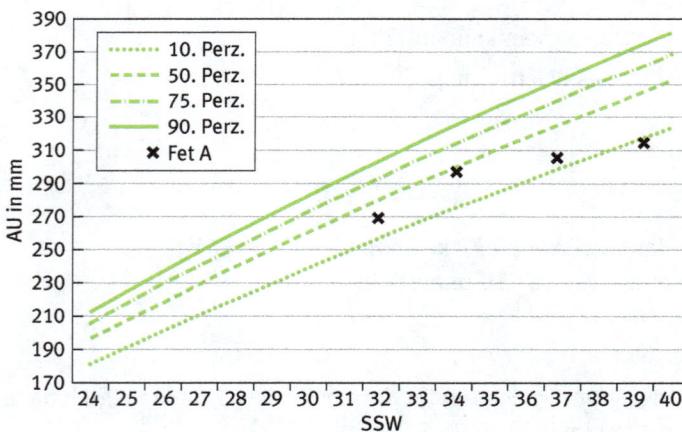

**Abb. 2.7.1:** Verlauf des fetalen Abdomenumfangs (AU) in Abhängigkeit vom Gestationsalter in SSW.

## 2.7.4 Partus

### Geburt

– Gewicht: + 12 kg, aktuell 70 kg,
– nach spontanem Wehenbeginn protrahiert verlaufende Eröffnungsperiode mit rezidivierend suspektem CTG, zusätzlich vordere Scheitelbeineinstellung und Entschluss zur Sekundären Sectio nach 15 h Wehen, Geburt aus SL in 40 + 3 SSW.

### Wochenbett

– unauffällig, Wöchnerin voll stillend,
– Tages-Nacht-Profil (TNP) bei diätetisch geführtem GDM nicht erfolgt,
– Empfehlung: Fortführung der Ernährungs- und Bewegungsempfehlungen und in 6–8 Wochen Kontrolle des 75 g-oGTT ambulant, bei unauffälligem Befund alle 1–2 Jahre.

### Kind

Tab. 2.7.1: Angaben zum Kind (männlich).

| Gewicht | Länge | Kopfumfang | längen-bezogenes Gewicht | längenbezogenes Gewicht nach Korrektur mit den mütterlichen Maßen |
|---|---|---|---|---|
| 3300 g eutroph: 10.–90. Perz. | **49 cm hypotroph: 5.–10. Perz.** | 34 cm eutroph: 10.–90. Perz. | 67,35 g/cm eutroph: 10.–90. Perz. | eutroph: 10.–90. Perz. |

– Postnatale Anpassung: unauffällig (APGAR 8/9/9, NapH 7,27),
– BZ postnatal: 2,9 mmol/l (1–3 h)/**1,8 mmol/l (6 h)**/3,8 mmol/l (7 h)/3,7 mmol/l (10 h).

## 2.7.5 Besonderheiten dieses Falles

Die Diagnose GDM wurde in diesem Beispiel nur zufällig gestellt. Die Patientin bot nach der aktuellen Leitlinie kein Risiko für eine Glukosestoffwechselstörung und hatte einen unauffälligen Blutzucker von 7,42 mmol/l im 50 g-oGTT. Da der BZ aber grenzwertig normal war und der Test recht früh durchgeführt wurde, kontrollierte die niedergelassene Frauenärztin aus Sorgfaltsgründen den BZ mit einem 75 g-oGTT. Dieser lieferte einen leicht erhöhten 1 h-Wert, in dessen Folge die Patientin ihre Ernährung optimierte, Blutzucker-Selbstmessungen durchführte und in der ISB vorgestellt wurde.

Der präpartale Verlauf war durch gute BZ-Werte und eine normale Gewichtszunahme der Patientin gekennzeichnet. Sonographisch nahm der Abdomenumfang des Fetus zum Ende der Schwangerschaft jedoch ab. Es resultierte eine Abflachung der Wachstumskurve und in der 39 + 6 SSW eine deutliche Verminderung des Fruchtwassers. Das gab den Ausschlag für die stationäre Überwachung unter dem Verdacht auf eine beginnende Plazentainsuffizienz.

Im Geburtsverlauf traten neben einer Protrahierung gering pathologische CTG-Veränderungen auf, die zusammen mit der Scheitelbeineinstellung zur Geburtsbeendigung mittels Sectio caesarea führten.

Der Knabe zeigte eine gute postnatale Anpassung, keine Hinweise auf eine Infektion und war eutroph. Trotz obligat frühem Stillversuch fiel der BZ nach 6 h auf 1,8 mmol/l und wurde therapiert (Maltose und Glukosefütterung), das klinisch völlig unauffällige Kind bot danach im Verlauf nur noch regelrechte Blutzuckerwerte.

**Tipp:** Auch bei optimalen Blutzuckerwerten der Mutter und eutrophem kindlichen Wachstum kann postnatal eine Hypoglykämie auftreten.

## 2.8 Patientin mit hohem Nüchternblutzucker und Nikotinabusus

### 2.8.1 Anamnese

- 36 Jahre, 3. Gravida/II. Para,
- Ausgangs-BMI: 25,0 kg/m² (Körpergröße 1,72 m; Gewicht 75 kg),
- kein Hypertonus, keine chronischen Erkrankungen, **Nikotin positiv** (drei Zigaretten/d angegeben).

Familienanamnese: Diabetes mellitus Typ II bei Großmutter

Schwangerschaften und Geburten bisher:
- 2003 Spontanpartus 38. SSW, Kind 2400 g,
- 2008 Spontanpartus 36. SSW, Kind 2870 g.

#### Blutzuckerkontrollen vor 24. SSW

Gelegenheitsglukose/Nüchternblutzucker (NBZ): nein

50 g-oGTT: nein

75 g-oGTT: nein

#### Blutzuckerkontrollen nach 24. SSW

50 g-oGTT: 26. SSW (**8,52 mmol/l**)

75 g-oGTT: 27. SSW (4,74–**14,2**–7,8 mmol/l)

#### Fet

Sonographische Fehlbildungsdiagnostik: unauffällig

Gestationsaltersentsprechendes Wachstum: ja

### 2.8.2 Befunde bei Erstvorstellung in der Intensivschwangerenbetreuung 30. SSW

- Patientin beschwerdefrei, bisher plus 5 kg (aktuell Gewicht 79 kg),
- Kindsbewegungen mind. 10 ×/d, CTG unauffällig,
- keine Zervixinsuffizienz.

Ernährungsberatung: erfolgt und soweit möglich umgesetzt

Blutzucker (BZ): sorgfältig geführt, nüchtern bis 5,1 mmol/l und 1 h postprandial < 7,8 mmol/l, nur einmal 9,1 mmol/l

### Fetalsonographie

Lage: SL

Fruchtwasser: normal, Depot 5 cm

Plazentadicke und -lokalisation: 3,1 cm/HW

– Fetalentwicklung proportional mit einem geschätzten Gewicht von ca. 1490 g und
sonographisch einer 29 + 4 SSW entsprechend,
– AU: 12. Perzentile, subcutaner Fettsaum 1,3 mm.

Fetale und maternale Dopplersonographie: Normalbefund

**Beurteilung:** Fet wie oft bei Nikotinabusus in Gravidität eher klein und mit wenig
subcutanem Bauchfett. Die Blutzuckerwerte finden sich überraschend nach der Ernährungsumstellung im Normbereich und können alle 2 d gemessen werden. Es wird
eine Beendigung des Nikotingebrauchs empfohlen.

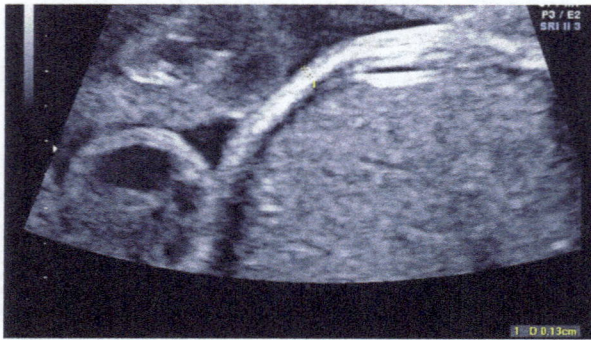

**Abb. 2.8.1:** Schmaler subcutaner Fettsaum bei Nikotinabusus 30. SSW.

### 2.8.3 Befunde der folgenden Konsultationen

**34. SSW:** BZ postprandial überwiegend < 7,8 mmol/l, insgesamt 3× > 9 mmol/l. NBZ
in den letzten 10 d zwischen 5,7 und 6,6 mmol/l (morgens um 06:00 h gemessen).
Gewicht + 6 kg (80 kg). Nikotin weiter positiv, Fet in SL, eutroph, ca. 2450 g, AU 16. Perzentile, subcutaner Fettsaum 3,1 mm. FW normal, Depot 5 cm.

Empfehlung: Einstellung auf Protaphane 6 IE z. N.

**36. SSW:** NBZ verbessert bei überwiegend 4,7 bis 5,3 mmol/l, dreimal 5,8 mmol/l, postprandial im Normbereich. Gewicht + 8 kg (82 kg). Nikotin weiter positiv. Fet in SL, eutroph ca. 2920 g, AU 50. Perzentile, subcutaner Fettsaum 2,3 mm. FW normal, Depot
5 cm.

Empfehlung: Protaphane erhöhen auf 8 IE z. N.

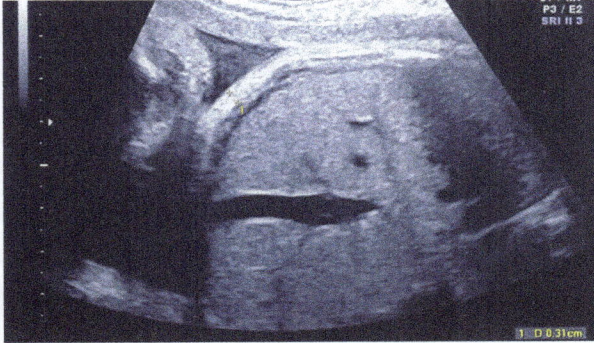

**Abb. 2.8.2:** Schmaler subcutaner Fettsaum bei Nikotinabusus 34. SSW.

**38. SSW:** BZ zu > 90 % im Normbereich, Gewicht + 9 kg (83 kg). Nikotin weiter positiv. Fet in SL, eutroph, ca. 3200 g, AU 9. Perzentile. FW normal Depot 4 cm. Kindsbewegungen und CTG gut.

**Procedere:** alles so belassen, weiter auf Kindsbewegungen achten und CTG-Kontrollen 2×/Woche. Bei 40. SSW erneute Kontrolle geplant.

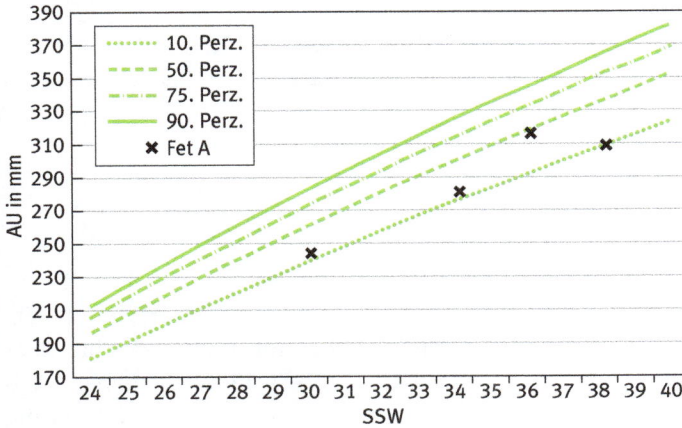

**Abb. 2.8.3:** Verlauf des fetalen Abdomenumfangs (AU) in Abhängigkeit vom Gestationsalter in SSW.

## 2.8.4 Partus

### Geburt

– Gewicht: + 9 kg, aktuell 83 kg,
– nach spontanem Wehenbeginn und rascher Muttermundseröffnung Spontanpartus in 39 + 1 SSW, keine Komplikationen. Protaphane beendet.

## Wochenbett

- unauffällig, Wöchnerin voll stillend,
- Tages-Nacht-Profil (TNP) 2. Tag pp unauffällig
  (07:00 h 4,8 mmol/l, 09:00 h 8,7 mmol/l, 13:00 h 5,6 mmol/l, 19:00 h 8,0 mmol/l
  und 03:00 h 4,7 mmol/l),
- Empfehlung: Fortführung der Ernährungs- und Bewegungsempfehlungen und in
  6–8 Wochen Kontrolle des 75 g-oGTT ambulant, bei unauffälligem Befund alle
  1–2 Jahre.

## Kind

Tab. 2.8.1: Angaben zum Kind (weiblich).

| Gewicht | Länge | Kopfumfang | längen-bezogenes Gewicht | längenbezogenes Gewicht nach Korrektur mit den mütterlichen Maßen |
|---|---|---|---|---|
| 3080 g eutroph: 10.–90. Perz. | 50 cm eutroph: 10.–90. Perz. | 34 cm eutroph: 10.–90. Perz. | 61,60 g/cm eutroph: 10.–90. Perz. | eutroph: 10.–90. Perz. |

- Postnatale Anpassung: unauffällig (APGAR 10/10/10, NapH 7,29),
- BZ postnatal: 2,8 mmol/l (1 h), 4,1 mmol/l (6 h), 3,8 mmol/l (11 h), auch im weiteren Verlauf normoglykämisch.

### 2.8.5 Besonderheiten dieses Falles

Die leitliniengerechte Diagnostik führte zeitgerecht zum Beginn der Therapie des GDM mit Ernährungsberatung, Bewegungsschulung und Blutzuckermessungen. Da die Patientin wie in den vorherigen Schwangerschaften zwar weniger rauchte, aber den Nikotingebrauch nicht vollständig vermeiden konnte, wäre hier ein eher hypotrophes Kind (SGA) zu erwarten gewesen. Der messbare fetale subcutane Fettsaum war demzufolge in der 30. SSW minimal und nahm im Verlauf nur wenig zu.

Bei sehr hohem 1 h-Wert im 75 g-oGTT (14,2 mmol/l) ist häufig auch in den postprandialen BZ-Selbstmessungen schwer der Zielwert zu erreichen. Das gelang der Patientin mit der bewussten Auswahl der Nahrungsmittel jedoch sehr gut. Ab der 33. SSW bedingte der steigende korrekt gemessene NBZ jedoch die Einstellung auf Protaphane z. N. Der Wachstumsschub zwischen der 34. und 36. SSW kann darüber hinaus jedoch auch durch einen sonographischen Messfehler bedingt sein.

Es kam bis zur Geburt zur Normalisierung der BZ-Werte und die Eltern konnten sich über ein eutrophes, termingeborenes Mädchen ohne Anpassungsstörungen oder postnatale Hypoglykämien freuen.

Inwieweit bei Raucherinnen die mehr oder weniger passagere Minderperfusion der Plazenta den beim GDM häufig übermäßigen Glukosestrom zum Fetus „ausgleicht" und damit die Maße des fetalen Abdomenumfangs zur Therapieplanung herangezogen werden können, bleibt unklar. Mit einer niedrigen Insulindosierung konnte hier aber ein therapeutisch erfolgreicher Weg gefunden werden.

**Tipp:** Bei Raucherinnen ist der Einfluss erhöhter maternaler Blutzuckerwerte auf das Wachstum des Fetus nicht abschätzbar. Insulingaben sind vermutlich seltener und in geringerem Maße notwendig.

## 2.9 Fetale Makrosomie bei chronischem Schmerzsyndrom

### 2.9.1 Anamnese

- 36 Jahre, 4. Gravida/I. Para,
- Ausgangs-BMI: **34,5 kg/m²** (Körpergröße 1,72 m; Gewicht 102 kg),
- kein Hypertonus, kein Nikotin,
- **Z. n. 4 × Wirbelsäulen-OP wegen Bandscheibenvorfall, zuletzt 2007 Versteifung L5/S1.**

Familienanamnese: kein Diabetes mellitus

Schwangerschaften und Geburten bisher:
- 2003 Forceps 42. SSW, Kind **4500 g**
- 2 × Abruptio grav.

### Blutzuckerkontrollen vor 24. SSW

Gelegenheitsglukose/Nüchternblutzucker (NBZ): nein

50 g-oGTT: nein

75 g-oGTT: nein

### Blutzuckerkontrollen nach 24. SSW

50 g-oGTT: 26. SSW (**9,52 mmol/l**)

75 g-oGTT: 27. SSW (**5,6–10,2**–6,12 mmol/l)

### Fet

Sonographische Fehlbildungsdiagnostik: unauffällig

Gestationsaltersentsprechendes Wachstum: ja

### 2.9.2 Befunde bei Erstvorstellung in der Intensivschwangerenbetreuung 30. SSW

- Patientin bis auf **chronische Rückenschmerzen** beschwerdefrei, bisher + 8 kg (aktuell Gewicht 110 kg),
- Kindsbewegungen mind. 10 ×/d, CTG unauffällig,
- keine Zervixinsuffizienz.

Ernährungsberatung: erfolgt, **seit der 28. SSW** wurde die Patientin wegen Adipositas I°, Bewegungseinschränkung durch Wirbelsäulen-OP und hyperglykämischem BZ auf Insulin eingestellt (Novorapid 6/4/4 IE und Protaphane 6 IE z. N.).

Blutzucker (BZ): Befunde nicht vorliegend, BZ-Heft wurde verloren, nach Aussagen der Patientin würde der **NBZ bei 5,6 mmol/l** liegen, der postprandiale BZ überwiegend bei 6 mmol/l, gelegentlich auch mal bei 8 mmol/l.

### Fetalsonographie

Lage: SL

Fruchtwasser: obere Norm, größtes Depot 7 cm

Plazentadicke und -lokalisation: 2,6 cm/VW

- Fetalentwicklung proportional mit einem geschätzten Gewicht von ca. 1660 g und sonographisch einer 30 + 5 SSW entsprechend,
- AU: 32. Perzentile.

Fetale und maternale Dopplersonographie: Normalbefund

**Beurteilung:** leicht vermehrtes Fruchtwasser und eutropher normal proportionierter Fet bei adipöser, bewegungseingeschränkter Patientin. BZ nüchtern nicht im Zielbereich bis 5,3 mmol/l.

Insulin steigern auf Novorapid 8/6/6 IE und Protaphane 8 IE z. N. Längeres Gespräch über spezifische Situation der Patientin. Ernährungsempfehlungen weiter umsetzen, die Gewichtszunahme liegt etwas über dem empfohlenen Bereich bis 8 kg für adipöse Schwangere. Ein neues BZ-Heft wird ausgegeben.

### 2.9.3 Befunde der folgenden Konsultationen

**32. SSW:** BZ nüchtern zwischen 5,1 und **5,9 mmol/l, einmalig auch 7,3 mmol/l.** Postprandial zu **20 % hyperglykämisch > 7,8 mmol/l,** dreimal > 9 mmol/l. Gewicht + **9 kg** (111 kg). Fet in SL, ca. **2520 g, makrosomes dysproportioniertes** fetales Wachstum, **AU > 98. Perzentile.** FW obere Norm, Depot 7 cm.

Empfehlung: Insulin weiter steigern mit Novorapid 10/8/8 IE und Protaphane für 2 d 10 IE z. N, danach auf 12 IE steigern. Neue Zielwerte besprochen: nüchtern bis 4,7 mmol/l und 1 h postprandial bis 6,6 mmol/l. Ab der 32. SSW gilt die Leitlinienempfehlung zur CTG-Kontrolle 2×/Woche. Bei erhöhtem BZ telefonische Rücksprache angeboten.

**34. SSW:** BZ insgesamt verbessert: nüchtern 4,2–4,8 mmol/l, gelegentlich auch einmal 5,8 mmol/l. postprandial zu 25 % leicht > 6,6 mmol/l, aber nicht > 7 mmol/l. Patientin wünscht schon die Planung einer Primären Sectio caesarea bei zunehmenden Rückenschmerzen. Bewegung noch weiter eingeschränkt. Gewichtszunahme weiter, Gewicht + **10 kg** (112 kg). Fet in SL weiter **makrosom und dysproportioniert,** tendenziell aber mit etwas weniger Wachstumsdynamik, ca. **2880 g, AU 94. Perzentile.** KU 37. Perzentile. FW normal, Depot 4 cm.

Empfehlung: Insulin wird weiter gesteigert Novorapid 12/10/10 IE und Protaphane 14 IE z. N. BZ-Zielwerte niedrig belassen. CTG-Kontrollen 2×/Woche weiter. Entbindung für die 39. SSW geplant.

**38. SSW:** BZ überwiegend im angestrebten Zielbereich, hyperglykämische Einzelwerte bei Feiertagen zum Jahreswechsel. Gewicht + 10 kg (112 kg). Fet in SL, **makrosom, ca. 3800 g, AU > 98. Perzentile.** FW wieder an der oberen Norm mit Depot 7,4 cm. **Plazentadicke** ebenfalls obere Norm mit **4,9 cm.** Kindsbewegungen und CTG gut. Patientin an der Grenze zur schmerzbedingten Dekompensation. Vorverlegung der Entbindung (auch bei sonographischem Befund indiziert) angeboten, wegen Betreuung des ersten Kindes organisatorisch nicht gewünscht.

Empfehlung: Novorapid steigern auf 14/12/12 IE und Protaphane 16 IE z. N. Primäre Sectio caesarea in 6 d geplant.

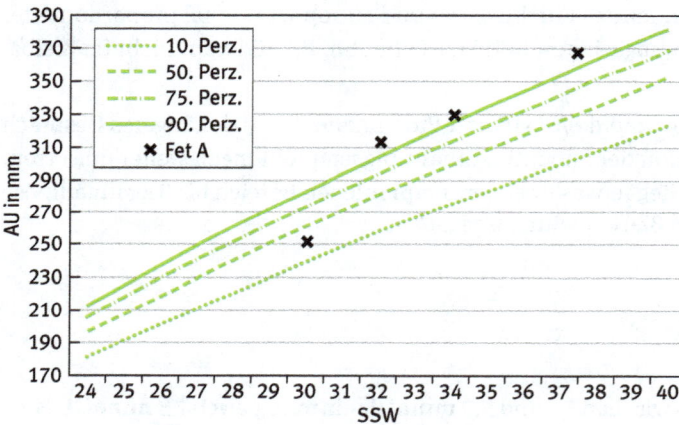

**Abb. 2.9.1:** Verlauf des fetalen Abdomenumfangs (AU) in Abhängigkeit vom Gestationsalter in SSW.

## 2.9.4 Partus

### Geburt

– Gewicht: + 10 kg, aktuell 112 kg,
– Primäre Sectio in Intubationsnarkose in 39 + 0 SSW, Insulin beendet.

### Wochenbett

– unauffällig bis auf weiterbestehende Rückenschmerzen, Wöchnerin voll stillend,
– **Tages-Nacht-Profil (TNP) 2. Tag pp kontrollbedürftig**
  (07:00 h 5,2 mmol/l, **09:00 h 9,2 mmol/l,** 13:00 h 6,9 mmol/l, 19:00 h 7,9 mmol/l und **02:00 h 6,6 mmol/l**),

– Empfehlung: Fortführung der Ernährungs- und Bewegungsempfehlungen, BZ-Werte noch 7–10 d zu Hause weiter dokumentieren. Bei NBZ > 7 mmol/oder postprandial > 11 mmol/l Vorstellung beim Diabetologen. Ansonsten in 6–8 Wochen Kontrolle des 75 g-oGTT ambulant, bei unauffälligem Befund alle 1–2 Jahre.

## Kind

Tab. 2.9.1: Angaben zum Kind (weiblich).

| Gewicht | Länge | Kopfumfang | längen-bezogenes Gewicht | längenbezogenes Gewicht nach Korrektur mit den mütterlichen Maßen |
|---|---|---|---|---|
| 3970 g hypertroph: 90.–95. Perz. | 50 cm eutroph: 10.–90. Perz. | 36 cm eutroph: 10.–90. Perz. | 79,40 g/cm sehr stark hypertroph: $x_q$ + 2s. Perz. | eutroph: 10.–90. Perz. |

– Postnatale Anpassung: unauffällig (APGAR 9/9/10, NapH 7,26),
– BZ postnatal: 3,4 mmol/l (1 h), 3,2 mmol/l (6 h), 2,8 mmol/l (11 h), auch im weiteren Verlauf normoglykämisch.

### 2.9.5 Besonderheiten dieses Falles

Ohne körperliche Aktivität hatte die chronisch durch Rückenschmerzen belastete Patientin mit der Diagnose Gestationsdiabetes mellitus nur eine eingeschränkte Therapiemöglichkeit. Zusammen mit dem schon vor der Schwangerschaft adipösen Gewicht stellte sich hier die Indikation zur Einstellung auf Insulin seit der 28. SSW. Diese früh notwendige Therapiestrategie bestätigte sich im weiteren Verlauf.

Blutzuckermessungen vor der 24. SSW fanden leider nicht statt, obwohl die Schwangere mit der vorliegenden körperlichen Inaktivität und der Geburt eines Kindes von 4500 g vor elf Jahren bereits Risikofaktoren für einen GDM bot. Interessant wäre gewesen, ob der Blutzucker bereits vor der 24. SSW im pathologischen Bereich gelegen hat.

Nachdem am Beginn der Therapie lediglich die Blutzuckerwerte suboptimal waren, der Fet außer einer leicht erhöhten Fruchtwassermenge aber keine sonographischen Zeichen einer erhöhten Glukosezufuhr über die Plazenta aufwies, wurde ab der 32. SSW bereits ein dysproportioniertes, makrosomes fetales Wachstum beobachtet. Trotz weiterer Insulinsteigerung Tag und Nacht mit deutlicher Verbesserung der gemessenen maternalen Blutzuckerwerte konnte die fetale Makrosomie bis zur Geburt nicht ausgeglichen werden. Ursächlich kommen neben der gezwungenermaßen vorliegenden Bewegungsarmut auch ein hoher schmerz-/stressbedingter Cortisolspiegel in Frage, der die Blutzuckerspiegel der Mutter erhöht. Neben der Zunahme des Abdomenumfangs war auch eine Erhöhung der Fruchtwassermenge sichtbar, zum Ende der Schwangerschaft fiel dann noch die zunehmende Plazentadicke als Ausdruck einer Glukosespeicherung des Organs mit nachfolgender hydrophiler „Aufschwemmung" auf.

Die Schmerzsymptomatik verschärfte sich mit zunehmender Dauer der Schwangerschaft, die motivierte Patientin versuchte im Rahmen ihrer Möglichkeiten zumindest die Ernährung grundlegend zu verbessern.

Das Geburtsgewicht des Mädchens wurde nach Gestationsalter in den hypertrophen Bereich eingeordnet, bei eutropher Geburtslänge und normalem Kopfumfang. Das längenbezogene Geburtsgewicht lag oberhalb von zwei Standardabweichungen im sehr stark hypertrophen Bereich für die 39. SSW; mit adipösen maternalen Maßen vor der Schwangerschaft wurde das kindliche Gewicht in den eutrophen Bereich eingeordnet.

Die maternalen Blutzuckermessungen am 2. Tag nach der Geburt waren zeitweilig hyperglykämisch, aber in Kenntnis der Schmerzsymptomatik noch erklärbar und wurden zunächst kontrolliert.

**Tipp:** Ein chronischer und im Verlauf der Schwangerschaft zunehmender Schmerz kann unter dem Bild eines Bewegungsmangels und der psychischen Belastung zu einer Verschlechterung der Blutzuckerproblematik führen.

## 2.10  Späte GDM-Diagnose mit hohem Insulinbedarf bei vorbestehender Insulinresistenz

### 2.10.1  Anamnese

- 30 Jahre, 2. Gravida/0. Para,
- Ausgangs-BMI: 23,6 kg/m² (Körpergröße 1,72 m; Gewicht 70 kg),
- kein Hypertonus, keine chronischen Erkrankungen, kein Nikotin,
- vor erster Schwangerschaft Insulinresistenz mit **HOMA-Index 3,7** bekannt.

Familienanamnese: kein Diabetes mellitus

Schwangerschaften und Geburten bisher:
- 2014 Missed abortion, Eintritt der Schwangerschaft unter Metformin einmal 500 mg/d.

#### Blutzuckerkontrollen vor 24. SSW

**Metformin einmal 500 mg/d präkonzeptionell bis 14. SSW**

Gelegenheitsglukose/Nüchternblutzucker (NBZ): nein

50 g-oGTT: nein

75 g-oGTT: 14. SSW (4,9–8,8–7,9 mmol/l)

#### Blutzuckerkontrollen nach 24. SSW

50 g-oGTT: nein

75 g-oGTT: 24. SSW (4,5–8,9–7,7 mmol/l)

75 g-oGTT: 33. SSW (**5,18–11,45–9,2 mmol/l**)

#### Fet

NT-Messung 12. SSW **4,4 mm,** Chorionzottenbiopsie: unauffälliges Karyogramm 46,XX

Sonographische Fehlbildungsdiagnostik: 22. SSW unauffällig

Gestationsaltersentsprechendes Wachstum: ja

### 2.10.2  Befunde bei Erstvorstellung in der Intensivschwangerenbetreuung 34. SSW

- Patientin beschwerdefrei, bisher + 13 kg (aktuell Gewicht 83 kg),
- Kindsbewegungen **seit 2 d vermindert wahrgenommen,** aber mind. 10 ×/d, CTG unauffällig,
- keine Zervixinsuffizienz.

Ernährungsberatung: erfolgt und umgesetzt

**Einstellung auf Novorapid 6/4/4 IE bei hyperglykämischen BZ-Werten sofort nach Diagnosestellung des GDM**

Blutzucker (BZ): Messung seit einer Woche, **NBZ 5,3–5,6 mmol/l**, postprandial 1 h nach dem Frühstück **immer > 7,8 mmol/l (bis 11,1 mmol/l)**

### Fetalsonographie

Lage: SL

Fruchtwasser: normal, Depot 4 cm

Plazentadicke und -lokalisation: 3,9 cm/linksparietal

–  Fetalentwicklung proportional mit einem geschätzten Gewicht von ca. 2520 g und sonographisch einer 34 + 2 SSW entsprechend, Kibe während der Untersuchung regelmäßig,
–  AU: 67. Perzentile.

Fetale und maternale Dopplersonographie: Normalbefund

**Beurteilung:** suboptimale BZ-Werte nüchtern und nach dem Frühstück trotz sofortiger Insulineinstellung und Ernährungsmodifikation. Zugabe von Protaphane 6 IE z. N. und Steigerung der Novorapid-Gabe vor dem Frühstück auf 8 IE, wenn nach 2 d die Zielwerte nicht erreicht werden, nochmal auf 10 IE steigern. CTG-Kontrolle noch durchgeführt: unauffällig. Die weiteren Kontrollen sollten 2 ×/Woche geplant werden. Patientin achtet auch weiter auf Kindsbewegungen.

### 2.10.3 Befunde der folgenden Konsultationen

**36. SSW: nach mehrmaligen telefonischen Beratungen inzwischen Protaphane 6/–/–/22 IE und Novorapid 18/8/8 IE,** darunter BZ nüchtern 5,3–5,6 mmol/l, in den letzten vier Tagen (vorher bis 6,6 mmol/l) postprandial anfangs > 10 mmol/l, in den letzten 8 d von 24 Messungen 4 × > 7,8 mmol/l, meistens zwischen 5,4 und 6,7 mmol/l bei bisher eutrophem Fetus.

Gewicht stabil + 13 kg (83 kg). Fet in SL, ca. 3100 g, **AU 76. Perzentile,** subcutaner fetaler Fettsaum 6 mm, FW normal, Depot 3–4 cm. Plazentadicke 4,1 cm.

Empfehlung: Insulin anpassen Protaphane für zwei Tage 8/–/–/22 IE, dann 10/–/ –/24 IE und Novorapid 18/10/10 IE, BZ-Zielwerte korrigieren nüchtern < 5 mmol/l (< 4,7 mmol/l) und 1 h nach dem Essen bis 6,6 mmol/l.

**37. SSW: Pat hat Insulin weiter etwas gesteigert: Protaphane 10/–/–/26 IE und Novorapid 20/12/12 IE.** BZ nüchtern von elf Messungen 6 × > 5,3 mmol/l, insgesamt 4,9–6,1 mmol/l, postprandial 4,6–8,3 mmol/l (von 31 Werten 19 × > 6,6 mmol/l). Gewicht aktuell + 14 kg (84 kg). Fet in SL, ca. 3360 g, AU 63. Perzentile, subcutaner Fettsaum 5,4, FW normal, Depot 3 cm, Plazentadicke 4,0 cm.

Empfehlung: Insulin jetzt so belassen, Zielwerte wieder wie für eutrophen Fetus verwenden (nüchtern bis 5,4 mmol/l und 1 h postprandial bis 7,8 mmol/l).

**39. SSW:** Insulin wurde so belassen. BZ nüchtern 4,2–6,1 mmol/l und 1 h nach dem Essen 5–8 mmol/l, Gewicht + 15 kg (85 kg). Fet in SL, ca. 3620 g, AU 47. Perzentile, subcutanes Fettgewebe 3,8 mm, FW vermindert im Sinne eines Oligo- bis Anhydramnion. Plazentadicke 3,3 cm. Kindsbewegungen und CTG gut.

**Procedere:** Umgehende stationäre Aufnahme und Planung der Entbindung, Einleitungsversuch wird von der Patientin auch gewünscht.

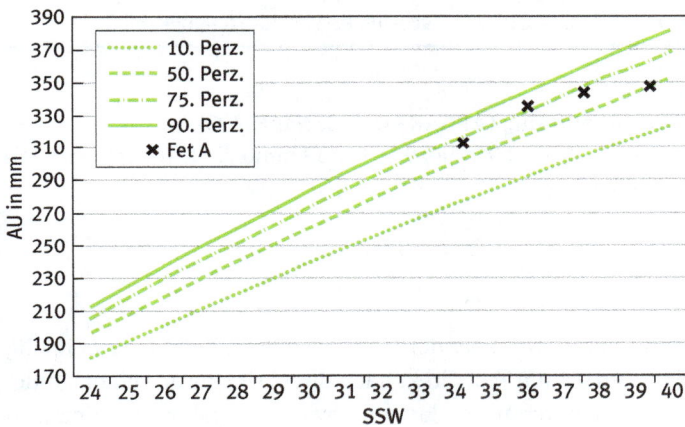

**Abb. 2.10.1:** Verlauf des fetalen Abdomenumfangs (AU) in Abhängigkeit vom Gestationsalter in SSW.

## 2.10.4 Partus

### Geburt

– Gewicht: + 15 kg, aktuell 85 kg,
– nach Wehencocktail am Folgetag Spontangeburt 39 + 6 SSW, Insulin beendet.

### Wochenbett

– unauffällig, Wöchnerin voll stillend,
– Tages-Nacht-Profil (TNP) **2. Tag pp auffällig**
(07:00 h **5,6 mmol/l**, 09:30 h **11,3 mmol/l**, 13:00 h 8,1 mmol/l, 19:00 h 8,6 mmol/l und 03:00 h 5,6 mmol/l),

– Empfehlung: Vorstellung beim Diabetologen, Fortführung der Ernährungs- und Bewegungsempfehlungen, weiter Stillen und in 6–8 Wochen Kontrolle des 75 g-oGTT ambulant, bei unauffälligem Befund alle 1–2 Jahre,

### Kind

Tab. 2.10.1: Angaben zum Kind (weiblich).

| Gewicht | Länge | Kopfumfang | längen- bezogenes Gewicht | längenbezogenes Gewicht nach Korrektur mit den mütterlichen Maßen |
|---|---|---|---|---|
| 3580 g eutroph: 10.–90. Perz. | **48 cm** **hypotroph:** **5.–10. Perz.** | 36 cm eutroph: 10.–90. Perz. | **74,58 g/cm** **hypertroph:** **90.–95. Perz.** | eutroph: 10.–90. Perz. |

– Postnatale Anpassung: unauffällig (APGAR 9/10/10, NapH 7,23),
– BZ postnatal: 4,1 mmol/l (1,5 h), 3,9 mmol/l (6 h), 3,1 mmol/l (12 h), im weiteren Verlauf auch normoglykämisch.

### 2.10.5 Besonderheiten dieses Falles

Die gut geschulte Patientin mit vorbestehender Insulinresistenz hatte bei zweimalig unauffälligem 75 g-oGTT einen dritten Test direkt nach ihrem Umzug aus einem anderen Bundesland in der 33. SSW durchführen lassen, obwohl bis dahin in der ganzen Schwangerschaft normoglykäm und auch sonographisch keine Hinweise auf einen übermäßigen Glukosestrom zum Fetus vorlagen.

Überraschend zeigten sich alle drei Blutzuckerwerte im hyperglykämischen Bereich und die schlanke Patientin wurde umgehend in der 34. SSW auf Novorapid eingestellt. Bei bekannter Insulinresistenz und präkonzeptioneller Einnahme von Metformin wegen Kinderwunsch waren die Ernährungsumstellung und Bewegungssteigerung bereits in der ganzen Schwangerschaft praktiziert worden. Vermutlich hatte dies mit zu den vorherigen unauffälligen oGTT geführt. Die in der Schwangerschaft zunehmende Insulinresistenz fand dann ihren Ausdruck im pathologischen 75 g-oGTT in der 33. SSW.

Wir begannen mit niedrigen Insulingaben tagsüber direkt nach Diagnosestellung. Nachdem die angestrebten Zielwerte nicht erreicht wurden, stellte sich die Patientin bereits nach einer Woche in der ISB vor. Neben den BZ-Werten beunruhigte sie auch die subjektiv empfundene Abnahme der Kindsbewegungen, die sich in den Untersuchungen aber nicht eindeutig objektivieren ließ. Inwieweit eine maternale Hyperglykämie mit Kindsbewegungen direkt korreliert, lässt sich schwer nachweisen, da der maternal gemessene Blutzucker zu einem individuell unbekannten Anteil zum Fetus gelangt bzw. auch die maternale Euglykämie beim Fetus eine Hyperglykämie nie ausschließen kann.

Wir intensivierten leitliniengerecht die CTG-Überwachung und steigerten nach mehrfachen telefonischen Kontakten die Insulindosierung in einen Bereich, der häufiger bei schlanken Patientinnen mit manifestem Typ-I- und Typ-II-Diabetes erforderlich ist. In der 36. SSW fand sich der AU etwas > 75. Perzentile, so dass für kurze Zeit eine strengere Einstellung des BZ erforderlich wurde.

Nach 37 SSW blieb der Insulinbedarf konstant, ein Oligo-/Anhydramnion führte in der laufenden 40. SSW zur stationären Aufnahme und Einleitung mittels Wehencocktail.

Die spontan geborene Tochter zeigte keine Hypoglykämie und eine unauffällige neonatale Anpassung. Mit eutrophem Geburtsgewicht nach Gestationsalter lag bei kurzer Länge das längenbezogene Gewicht im hypertrophen Bereich, mit dem eutrophen Kopfumfang kann dies für ein übermäßiges Gewicht im Abdomen sprechen und als suboptimale Proportion gelten.

Die Patientin zeigte am 2. Tag nach der Geburt noch kontrollbedürftige BZ-Werte nüchtern und eine Stunde nach dem Frühstück. In der Befundkonstellation werden das weitere Messen über eine Woche, nach Möglichkeit volles Stillen und das Beibehalten der Ernährungs- und Bewegungsmodifikation empfohlen. Konstant hyperglykämische BZ-Werte müssen vom Diabetologen abgeklärt werden.

> **Tipp:** Bei vorbestehender Insulinresistenz können auch bei schlanken Patientinnen hohe Insulingaben in der Schwangerschaft notwendig werden.

## 2.11 Risikoschwangerschaft mit Thrombophilie und Dopplerpathologie

### 2.11.1 Anamnese

- 32 Jahre, 3. Gravida/0. Para,
- Ausgangs-BMI: **33,0 kg/m²** (Körpergröße 1,68 m; Gewicht 93 kg),
- kein Hypertonus, kein Nikotin,
- **Unterschenkelvenenthrombose 2008** (unter Ruhigstellung bei Bänderriss + hormoneller Kontrazeption), **heterozygote Faktor-V-Leiden-Mutation.**

Familienanamnese: **Mutter Diabetes mellitus**

Schwangerschaften und Geburten bisher:
- 2013 Frühabort,
- **2013 Spätabort 19. SSW** bei vaginaler Infektion.

### Blutzuckerkontrollen vor 24. SSW

Gelegenheitsglukose/Nüchternblutzucker (NBZ): nein

50 g-oGTT: nein

75 g-oGTT: nein

### Blutzuckerkontrollen nach 24. SSW

50 g-oGTT: 24. SSW (7,29 mmol/l)

50 g-oGTT: 27. SSW **(9,41 mmol/l),**

bei dieser Konsultation **Zervixinsuffizienz mit Verkürzung der Zervix auf 2,7 cm** festgestellt, stationäre Aufnahme und BZ-Messung, **NBZ 5,8 mmol/l,** Einstellung auf Protaphane 8 IE z. N., im Verlauf auf 20 IE z. N. gesteigert

### Fet

Sonographische Fehlbildungsdiagnostik: unauffällig

Gestationsaltersentsprechendes Wachstum: ja

### 2.11.2 Befunde bei Erstvorstellung in der Intensivschwangerenbetreuung 30. SSW

- Patientin physisch beschwerdefrei, wegen Belastung durch vorherige Schwangerschaften in psychologischer Begleittherapie, bisher + 0 kg (aktuell Gewicht 93 kg),
- Therapie mit niedermolekularem Heparin (Fragmin P forte®) einmal sc/d seit Feststellung der Schwangerschaft, keine Kompressionsstrümpfe,

- Kindsbewegungen mind. 10 ×/d, CTG unauffällig,
- **Zervixinsuffizienz, Restzervix stabil bei 2,7 cm.**

Ernährungsberatung: erfolgt und umgesetzt

Blutzucker (BZ): nüchtern 4,3–5,6 mmol/l (je einmal 5,8 und 6,0 mmol/l), postprandial 1 h nach dem Essen zu 17 % > 7,8 mmol/l

### Fetalsonographie

Lage: SL

Fruchtwasser: normal, Depot 4–5 cm

Plazentadicke und -lokalisation: 3,6 cm/VW

- Fetalentwicklung **asymmetrisch** mit einem geschätzten Gewicht von ca. 1420 g und sonographisch einer 29 + 2 SSW entsprechend,
- AU: **4. Perzentile**, Kopfumfang 18. Perzentile, Femur 57. Perzentile.

Fetale und maternale Dopplersonographie: **Arteria umbilicalis mit Indices (RI und PI) > 95. Perzentile**, kein Blockbild, kein reverse flow

Arteria cerebri media und maternale Gefäße mit Normalbefund

CTG: nach Fischer 8–9 Punkte, keine Kontraktionen

**Beurteilung:** IUGR (intrauterine growth restriction), d. h. kleiner Fet mit pathologischem Nabelarteriendoppler bei maternalen Risikofaktoren.

Ausführliches Gespräch mit der Schwangeren und Erläuterung aller vorliegenden Befunde und deren möglicher Zusammenhänge. CTG-Kontrollen mindestens einmal/Woche bei normalen KiBe. Protaphane reduzieren und umverteilen auf morgens 4 IE und z. N. 10 IE. Neue BZ-Zielwerte nüchtern normal bis 5,8 mmol/l und 1 h postprandial bis 8,8 mmol/l.

Kompressionsstrümpfe Klasse 2 verordnet. Prüfung der Wirksamkeit der niedermolekularen Heparintherapie über Messung der Anti-Xa-Aktivität 3–4 h nach Applikation des NMH. Dazu muss Heparin morgens appliziert werden, Messung der Anti-Xa-Aktivität dann einige Tage nach Umstellung auf morgendliche Gabe.

### 2.11.3 Befunde der folgenden Konsultationen

**32. SSW:** Unter Protaphane 4/–/–/10 IE Blutzuckerwerte alle im Zielbereich für SGA-Fet.

Gewicht stabil 0 kg (93 kg). Patientin weiter sehr besorgt. Fet in SL, **ca. 1670 g, symmetrische IUGR mit AU 8. Perzentile, KU < 2. Perzentile, Femur 8. Perzentile**, FW normal, Depot 3–4 cm. Plazentadicke 4,0 cm. **Arteria umbilicalis Doppler unverändert mit RI und PI > 95. Perzentile** ohne Blockbild oder reverse flow. Arteria cerebri media und maternaler Doppler bds. im Normbereich. CTG in ISB unauffällig, **insgesamt weiterbestehend IUGR bei V. a. Plazentainsuffizienz.**

Empfehlung: Insulin und BZ-Zielwerte so belassen. **Anti-Xa-Aktivität gemessen. Wert liegt unter dem prophylaktischen Zielbereich**, damit vermutlich aktuell unzureichende Antikoagulation. Erhöhung der Heparingabe (Clexane® 60 sc/d). Kindsbewegungen beachten und CTG weiter engmaschig kontrollieren.

**33. SSW:** BZ bei unverändertem Insulin alle im Zielbereich, weiter keine maternale Gewichtszunahme (93 kg). Fet in SL, **unverändert IUGR** (SGA + pathologischer Nabelarteriendoppler) ca. 1740 g, AU < 5. Perzentile, FW normal, Depot 3 cm

Empfehlung: alles so belassen, weiter engmaschige Kontrolle.

**34. SSW:** BZ bei unverändertem Insulin tendenziell etwas höher: nüchtern alle 5,8 mmol/l, einmal auch 6,1 mmol/l, 1 h postprandial 20 % > 9,0 mmol/l. Immer noch keine maternale Gewichtszunahme (93 kg). Fet in SL, Wachstum verbessert ca. 2220 g, AU 21. Perzentile, KU 52. Perzentile, Femur 18. Perzentile – alles mehrfach gemessen. FW niedrig normal, Depot 3 cm

Doppler der Arteria umbilicalis im oberen Normbereich (einmal < 95. Perzentile, zweimal etwas > 95. Perzentile), in weiteren fetalen Gefäßen und maternal im Normbereich.

Empfehlung: Protaphane steigern auf 6/–/–/10 IE, Zielwerte wieder wie für eutrophen Feten, weiter engmaschige Kontrolle des CTG.

**35. SSW:** BZ nüchtern 4,4–6,9 mmol/l, tagsüber alle im Zielbereich. Jetzt maternal + 2 kg (95 kg). Fet in SL, Wachstum gut ca. 2420 g, AU 19. Perzentile. FW normal, Depot 4 cm. **Doppler der Arteria umbilicalis wieder > 95. Perzentile,** in weiteren fetalen Gefäßen und maternal im Normbereich. CTG in ISB unauffällig. **Patientin hat abnehmende Kindsbewegungen, für die Patientin psychisch sehr belastend.**

Empfehlung: stationäre Überwachung ab jetzt, Protaphane anpassen 6/–/–/12 IE und nach 2 d steigern auf 6/–/–/14 IE. Kontrolle der Anti-Xa-Aktivität unter Clexane® 60 sc/d. Psychologische Mitbetreuung stationär. Tendenziell wünscht Patientin Primäre Sectio caesarea.

**36. SSW:** BZ unter Protaphane 6/–/–/14 IE im Normbereich, vereinzelt 1 h postprandial bis 8,2 mmol/l. Gewicht maternal + 2 kg (95 kg). Fet in SL, **fetales Gewicht stagniert scheinbar, aktuell ca. 2400 g, AU < 2. Perzentile.** FW normal, Depot 4 cm. Fetaler und maternaler Doppler aber im Normbereich. CTG alle unauffällig. KiBe seien besser.

Empfehlung: stationäre Überwachung weiter, Insulin belassen Anti-Xa-Aktivität unter Clexane®60 sc/d im prophylaktischen Bereich. Primäre Sectio caesarea geplant.

**37. SSW:** BZ gut, Gewicht + 2 kg (95 kg). Fet in SL ohne Wachstum, **ca. 2430 g, AU < 2. Perzentile.** FW normal, Plazentadicke 3,2 cm. Fetaler und maternaler Doppler aber im Normbereich. Kindsbewegungen und CTG gut.

**Procedere:** alles so belassen. Unter CTG-Kontrollen und Beachten der KiBe, Versuch, die 38. SSW zu erreichen.

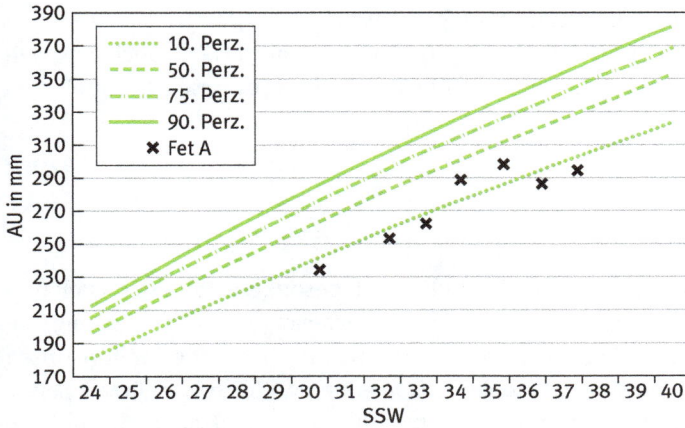

**Abb. 2.11.1:** Verlauf des fetalen Abdomenumfangs (AU) in Abhängigkeit vom Gestationsalter in SSW.

### 2.11.4 Partus

#### Geburt

- Gewicht: + 2 kg, aktuell 95 kg,
- **Primäre Sectio Caesarea** 38 + 3 SSW, Insulin beendet.

#### Wochenbett

- unauffällig, Wöchnerin voll stillend,
- Tages-Nacht-Profil (TNP) **2. Tag pp grenzwertig** (07:00 h 5,2 mmol/l, 09:45 h **9,7** mmol/l, 13:15 h **9,0** mmol/l, 19:00 h 6,7 mmol/l und 03:00 h 5,7 mmol/l),
- Empfehlung: Messung des BZ eine weitere Woche, Fortführung der Ernährungs- und Bewegungsempfehlungen, weiter Stillen und in 6–8 Wochen Kontrolle des 75 g-oGTT ambulant, bei unauffälligem Befund alle 1–2 Jahre.

#### Kind

**Tab. 2.11.1:** Angaben zum Kind (männlich).

| Gewicht | Länge | Kopfumfang | längen-bezogenes Gewicht | längenbezogenes Gewicht nach Korrektur mit den mütterlichen Maßen |
|---|---|---|---|---|
| 2870 g | **48 cm** | 35 cm | 59,79 g/cm | |
| eutroph: | **hypotroph:** | eutroph: | eutroph: | **hypotroph:** |
| 10.–90. Perz. | **5.–10. Perz.** | 10.–90. Perz. | 10.–90. Perz. | **5.–10. Perz.** |

- Postnatale Anpassung: unauffällig (APGAR 8/9/10, NapH 7,23),
- BZ postnatal: 3,8 mmol/l (1,5 h),3,2 mmol/l (6 h), 3,2 mmol/l (12 h), auch am zweiten postnatalen Tag normoglykämisch, **am 3. Lebenstag einmal 2,0 mmol/l**, im Verlauf unauffällig.

## 2.11.5 Besonderheiten dieses Falles

Nach sorgfältiger Anamnese ergeben sich individuell besondere Befundkonstellationen. Die beschriebene Patientin hatte bereits zwei Schwangerschaften mit ungünstigem Ausgang als außerordentlich belastend erlebt. Der dringende Kinderwunsch führte zu raschen Schwangerschaftsfolgen mit resultierend leicht verkürzter Zervix uteri ab der 27. SSW. Das schränkte die Bewegungsmöglichkeit und damit die Therapie des GDM ein. Die eigene Adipositas und der Diabetes mellitus der Mutter hatten nicht zu einer BZ-Messung vor der 24. SSW geführt, so dass die Ernährungsberatung erst spät erfolgte. Durch sorgenbedingte Appetitminderung nach den bisherigen geburtshilflichen Ereignissen nahm die Patientin jedoch nur sehr wenig Gewicht zu.

Zusätzlich hatte die Frau vor sechs Jahren unter Ruhigstellung des Unterschenkels (und Einnahme hormoneller Kontrazeptiva) eine Thrombose erlitten, in deren Folge eine heterozygote Faktor-V-Leiden-Mutation diagnostiziert wurde. Seit Feststellung der Schwangerschaft wurde deshalb NMH verordnet.

In der Erstkonsultation äußerte die Schwangere Besorgnis darüber, ob die Menge des täglich applizierten Heparins ausreichen würde. Dafür gibt es in der besonderen Befundkonstellation nach Anamnese, BMI, Gewichtsverteilung und Schwangerschaftswoche keine geeigneten Empfehlungen. Behelfsmäßig kann die Anti-Xa-Aktivität als gedachtes Maß für den „Verbrauch" des benötigten Heparins herangezogen werden. Liegt die Anti-Xa-Aktivität unter dem prophylaktischen Bereich, ist die Thrombolyse in vivo größer und das NMH kann erhöht werden.

Im vorliegenden Fall kann eventuell thrombogen begünstigt eine Plazentainsuffizienz mit SGA-Fet und pathologischem fetalen Doppler angenommen werden. Nach Erhöhung der Dosierung des niedermolekularen Heparins wuchs der Fet und die Dopplerpathologie besserte sich.

Wie das Geburtsgewicht retrospektiv zeigt, sind die AU-Messungen in der 36. und 37. SSW vermutlich zu klein gewesen. Bei Adipositas und VW-Plazenta können die Sichtbedingungen zeitweilig ungünstig sein. Nach Geburt war das Kind eutroph im längenbezogenen Gewicht. Die Korrektur nach maternalen Maßen (wegen der mütterlichen Adipositas) ergab eine Einordnung in den hypotrophen Bereich. Die neonatalen BZ-Messungen wurden dadurch etwas länger durchgeführt und ergaben am 3. Lebenstag einmalig eine Hypoglykämie von 2,0 mmol/l.

**Tipp:** GDM-Patientinnen mit weiteren Risikofaktoren bedürfen einer spezialisierten intensiven prä- und peripartalen Betreuung.

## 2.12 Modifiziertes Therapieregime bei insulinabhängigem GDM

### 2.12.1 Anamnese

- 40 Jahre, 3. Gravida/II. Para,
- Ausgangs-BMI: **32,9 kg/m²** (Körpergröße 1,76 m; Gewicht 102 kg),
- kein Hypertonus, keine chronischen Erkrankungen, kein Nikotin.

Familienanamnese: leer

Schwangerschaften und Geburten bisher:
- 1997 Spontanpartus 40. SSW, Kind 3000 g, manuelle Plazentalösung,
- 2000 Spontanpartus 40. SSW, Kind 3000 g, manuelle Plazentalösung.

#### Blutzuckerkontrollen vor 24. SSW

Gelegenheitsglukose/Nüchternblutzucker (NBZ): nein

50 g-oGTT: nein

75 g-oGTT: nein

#### Blutzuckerkontrollen nach 24. SSW

50 g-oGTT: 26. SSW (**10,6 mmol/l**)

75 g-oGTT: 30. SSW (**6,03–8,62–10,0 mmol/l**)

#### Fet

Sonographische Fehlbildungsdiagnostik: war nicht gewünscht

Gestationsaltersentsprechendes Wachstum: ja

### 2.12.2 Befunde bei Erstvorstellung in der Intensivschwangerenbetreuung 30. SSW

- Patientin beschwerdefrei, bisher + 7 kg (aktuell Gewicht **109 kg**),
- Kindsbewegungen mind. 10 ×/d, CTG unauffällig,
- keine Zervixinsuffizienz.

Ernährungsberatung: erfolgt

Blutzucker (BZ): seit 14 d unter Protaphane 8 IE z. N. nüchtern im Normbereich (< 5,3 mmol/l), 1 h nach dem Essen über 50 % im Normbereich

#### Fetalsonographie

Lage: BEL

Fruchtwasser: normal bis obere Norm, Depot 6–7 cm

Plazentadicke und -lokalisation: 3,5 cm/VW

- Fetalentwicklung proportional mit einem geschätzten Gewicht von ca. 1620 g und sonographisch einer 30 + 2 SSW entsprechend,
- AU: 65. Perzentile.

Fetale und maternale Dopplersonographie: Normalbefund

**Beurteilung:** kein Anhalt für fetale Makrosomie; normale FW-Verhältnisse, BZ tagsüber nicht optimal. Verstärkte Beachtung der Ernährung versuchen (leichte Sprachbarriere, Patientin aus dem Ausland), Protaphane morgens 6 IE dazu.

### 2.12.3 Befunde der folgenden Konsultationen

**32. SSW:** NBZ zwischen 5,2 und 5.4 mmol/l, BZ 1 h nach dem Essen im Normbereich. Gewicht + 7 kg (109 kg). Fet in SL, eutroph, ca. 1930 g, **AU 4. Perzentile.** FW mit Depot 4 cm normal. Dopplerindices der Arteria umbilicalis an der 95. Perzentile

Empfehlung: neue BZ-Zielwerte. NBZ bis 5,8 mmol/l und 1 h nach dem Essen bis 8,8 mmol/l. 2×/Woche CTG-Kontrolle.

**33. SSW:** unter Protaphane 6/–/–8 BZ im Zielbereich für kleinen Fetus. Gewicht + 9 kg (111 kg). (Patientin berichtet über Sodbrennen.) Fet in SL, eutroph, ca. 2065 g, **AU 6. Perzentile.** FW normal. Dopplerindices der Arteria umbilicalis wieder im Normbereich. Alles so belassen.

**35. SSW:** BZ weiter im Normbereich mit NBZ 5,2 bis 5,6 mmol/l. Gewicht + 7 kg (109 kg). Fet in SL, eutroph, ca. 2620 g, AU 30. Perzentile. FW normal. Doppler unauffällig. Protaphane z. N. auf 10 IE erhöhen. Zielwerte wieder reduzieren für eutrophen Fetus.

**37. SSW:** BZ alle im Idealbereich. Gewicht + 8 kg (110 kg). Fet in SL, eutroph, ca. 3270 g, AU 53. Perzentile. FW normal. Doppler unauffällig. Alles so belassen.

**Procedere:** abwarten bis zum errechneten Entbindungstermin, wenn weiterhin gute Kindsbewegungen und unauffällige CTGs vorliegen. BZ weiter beachten, kurzfristige WV bei Bedarf.

### 2.12.4 Partus

#### Geburt

- Gewicht: + 9 kg, aktuell 111 kg,
- stationäre Aufnahme 40 + 2 SSW, 5 × Priming,
- Spontangeburt aus SL in 40 + 6 SSW, Beendigung der Insulingabe.

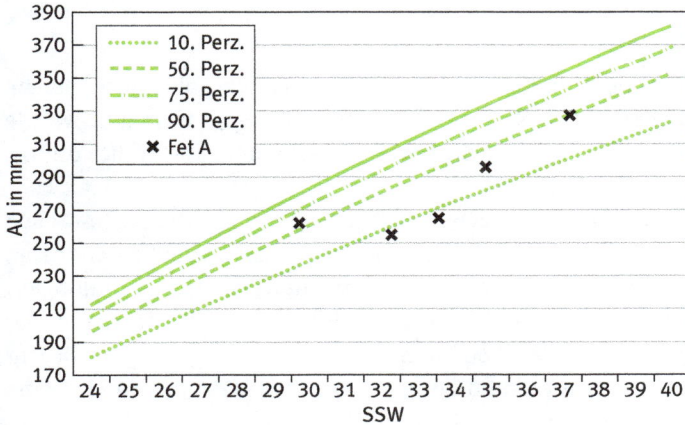

**Abb. 2.12.1:** Verlauf des fetalen Abdomenumfangs (AU) in Abhängigkeit vom Gestationsalter in SSW.

## Wochenbett

– unauffällig, Wöchnerin voll stillend,
– Tages-Nacht-Profil (TNP) 2. Tag pp unauffällig:
  (07:00 h 5,1 mmol/l, 09:00 h 7,7 mmol/l, 13:00 h 5,4 mmol/l, 19:00 h 5,8 mmol/l und 03:00 h 5,6 mmol/l),
– Empfehlung: Fortführung der Ernährungs- und Bewegungsempfehlungen und in 6–8 Wochen Kontrolle des 75 g-oGTT ambulant, bei unauffälligem Befund alle 1–2 Jahre.

## Kind

**Tab. 2.12.1:** Angaben zum Kind (männlich).

| Gewicht | Länge | Kopfumfang | längen-bezogenes Gewicht | längenbezogenes Gewicht nach Korrektur mit den mütterlichen Maßen |
|---|---|---|---|---|
| 3900 g | 52 cm | 37 cm | 75,00 g/cm | |
| eutroph: | eutroph: | eutroph: | eutroph: | eutroph: |
| 10.–90. Perz. | 10.–90. Perz. | 10.–90. Perz. | 10.–90. Perz. | 10.–90. Perz. |

– Postnatale Anpassung: unauffällig (APGAR 9/9/10, NapH 7,28),
– BZ postnatal: 4,2 mmol/l (1–3 h), 3,6 mmol/l (6 h), auch im weiteren Profil unauffällig.

### 2.12.5 Besonderheiten dieses Falles

Die gering adipöse 40-jährige Patientin wurde bei hohem Nüchternblutzucker bereits in der 28. SSW auf Protaphane 8 IE z. N. eingestellt. Eine Ernährungsumstellung wurde zwar engagiert versucht, bereitete der Schwangeren aber erhebliche Mühe, und so wurde die Insulintherapie eher begrüßt.

In der 32. vollendeten SSW zeigten sich auch tagsüber grenzwertig hochnormale Blutzuckerwerte nach dem Essen, die Fruchtwassermenge lag ebenfalls am oberen Normbereich und mit der Patientin wurde eine geringe Applikation eines prolongiert wirkenden Insulins auch tagsüber vereinbart. Etwas überraschend fand sich in der Kontrolle keine Zunahme des fetalen Abdomenumfangs. Ob eine passagere Durchblutungsminderung vorlag, muss anhand des grenzwertigen Nabelarteriendopplers vermutet werden. Unter engmaschiger CTG-Kontrolle und bei guten Kindsbewegungen wurde 10 d später eine Normalisierung der Dopplerindices bei weiterhin klinisch unauffälligem Fetus und zielnahen Blutzuckerwerten gesehen.

Nach Normalisierung des fetalen Wachstums in der vollendeten 35. SSW reichte eine geringe Erhöhung des abendlichen Insulins auf 10 IE für die Blutzuckerkorrektur im weiteren Schwangerschaftsverlauf aus und ein eutrophes Kind ohne Anpassungsstörungen wurde in der laufenden 41. SSW geboren.

Obwohl tagsüber zu den Mahlzeiten häufig kurzfristig wirksames Insulin bei den Schwangeren bevorzugt wird, um Blutzuckerspitzen für den Fetus zu vermeiden, gelingt bei stabilen Blutzuckerwerten auch eine Therapie mit langwirksamem Insulin. Ursächlich steht häufig der Wunsch nach einer einfachen Insulinanwendung im Vordergrund, z. B. zur Vermeidung von Verwechslungen des Insulin-Pens, bei sprachlichen Barrieren oder für Schwangere mit einem hohen täglichen Arbeitspensum.

**Tipp:** Die Insulintherapie des GDM gelingt auch unter alleiniger Verwendung von prolongiert wirkendem Insulin.

## 2.13  Postnatales Atemnotsyndrom I° bei eutrophem Kind

### 2.13.1  Anamnese

- 40 Jahre, 2. Gravida/I. Para,
- Ausgangs-BMI: **32,1 kg/m²** (Körpergröße 1,58 m; Gewicht 80 kg),
- kein Hypertonus, keine chronischen Erkrankungen, kein Nikotin,
- Z. n. LWS-Bandscheibenprolaps.

Familienanamnese: **Vater mit Diabetes mellitus**

Schwangerschaften und Geburten bisher:
- 2009 Spontanpartus 41. SSW, 3210 g.

#### Blutzuckerkontrollen vor 24. SSW

Gelegenheitsglukose/Nüchternblutzucker (NBZ): nein

50 g-oGTT: nein

75 g-oGTT: nein

#### Blutzuckerkontrollen nach 24. SSW

50 g-oGTT: 24. SSW (7,16 mmol/l)

75 g-oGTT: 33. SSW (**5,44**–6,45–5,99 mmol/l) veranlasst bei **fetaler Makrosomie**

#### Fet

Sonographische Fehlbildungsdiagnostik: unauffällig

Gestationsaltersentsprechendes Wachstum: bis zur 30. SSW

### 2.13.2  Befunde bei Erstvorstellung in der Intensivschwangerenbetreuung 33. SSW

- Patientin beschwerdefrei, bisher plus 9 kg (aktuell Gewicht 89 kg),
- Kindsbewegungen mind. 10 ×/d, CTG unauffällig,
- keine Zervixinsuffizienz.

Ernährungsberatung: noch keine, 75 g-oGTT, erst vor zwei Tagen erfolgt

Blutzucker (BZ): noch keine Messung

#### Fetalsonographie

Lage: SL

Fruchtwasser: **Polyhydramnion, Depot 11 cm**

Plazentadicke und -lokalisation: 2,8 cm/VW

- Fetalentwicklung weitgehend proportional mit einem geschätzten Gewicht von ca. **3020 g** und sonographisch einer 37 + 0 SSW entsprechend,
- **AU: ≫ 98. Perzentile,** subcutaner Fettsaum 3 mm.

Fetale und maternale Dopplersonographie: Normalbefund

**Beurteilung:** Fetale Makrosomie und LGA-Fet bei neu entdecktem GDM, Polyhydramnion. Infektionsdiagnostik ambulant vor einer Woche negativ (CMV, Toxoplasma gondii, Listeria monocytogenes, Parvovirus B19).

Längeres Gespräch über alle vorliegenden Befunde, Empfehlung zur Ernährungsberatung und BZ-Selbstkontrolle, Indikation zur Einstellung auf Insulin. Das wünscht die Patientin sofort. Beginn mit Novorapid 6/4/4 IE zu den Mahlzeiten und Protaphane 6 IE z. N. unter stationärer Beobachtung. Zielwerte des BZ für makrosomen Fetus: nüchtern bis 4,7 mmol/l und eine Stunde nach dem Essen bis 6,6 mmol/l.

### 2.13.3 Befunde der folgenden Konsultationen

**35. SSW:** BZ unter empfohlenem Insulin nüchtern bis 4,4 mmol/l und postprandial < 6,6 mmol/l im Zielbereich. Gewicht + 11 kg (91 kg). Fet in SL, weiter **makrosomer LGA-Fet,** aber mit abgeflachter Wachstumskurve, **ca. 3260 g, AU 87. Perzentile,** KU 88. Perzentile, Femur 86. Perzentile, FW unverändert mit **Depot 11 cm, Polyhydramnion.** Insulin so belassen.

**37. SSW:** BZ weiter alle im Zielbereich. Gewicht + 8 kg (88 kg). Fet in SL, **makrosom/LGA** wie im Vorbefund, ca. **3860 g, AU 90. Perzentile.** KU 85. Perzentile, Femur 98. Perzentile, **Polyhydramnion mit Depot 10 cm.** Steigerung der Insulingaben auf Novorapid 8/6/6 IE und Protaphane 8 IE z. N.

**Procedere:** ab 38 + 0 SSW stationäre Aufnahme, Überwachung und auf Wunsch der Patientin Einleitung geplant.

### 2.13.4 Partus

#### Geburt

- Gewicht: + 14 kg, aktuell 94 kg,
- nach Priming Wehenbeginn und Spontangeburt aus SL in 38 + 4 SSW, manuelle und instrumentelle Plazentalösung.

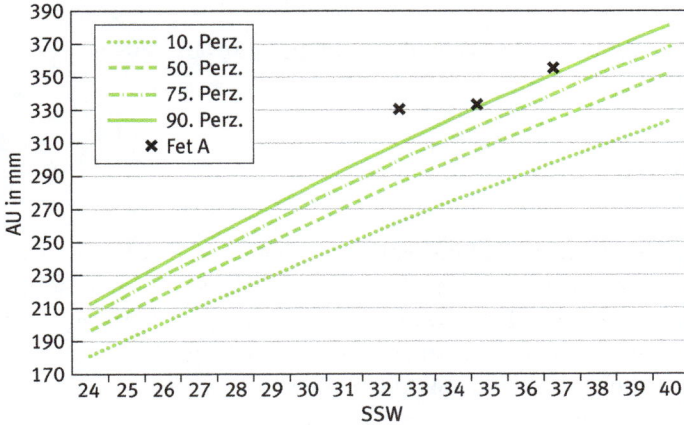

**Abb. 2.13.1:** Verlauf des fetalen Abdomenumfangs (AU) in Abhängigkeit vom Gestationsalter in SSW.

## Wochenbett

– unauffällig, Wöchnerin voll stillend,

– Tages-Nacht-Profil (TNP) 2. Tag pp unauffällig
(07:00 h 4,6 mmol/l, 09:00 h 5,4 mmol/l, 13:00 h 5,4 mmol/l, 19:00 h 7,9 mmol/l
und 02:00 h 4,6 mmol/l).

– Empfehlung: Fortführung der Ernährungs- und Bewegungsempfehlungen und in
6–8 Wochen Kontrolle des 75 g-oGTT ambulant, bei unauffälligem Befund alle
1–2 Jahre.

## Kind

**Tab. 2.13.1:** Angaben zum Kind (männlich).

| Gewicht | Länge | Kopfumfang | längen-bezogenes Gewicht | längenbezogenes Gewicht nach Korrektur mit den mütterlichen Maßen |
|---------|-------|------------|--------------------------|-------------------------------------------------------------------|
| 3460 g | 52 cm | 36 cm | 66,54 g/cm | |
| eutroph: | eutroph: | eutroph: | eutroph: | eutroph: |
| 10.–90. Perz. | 10.–90. Perz. | 10.–90. Perz. | 10.–90. Perz. | 10.–90. Perz. |

– Postnatale Anpassung durch Atemnotsyndrom I° gekennzeichnet, direkt nach
der Geburt zunehmend respiratorische Adaptationsstörung mit knorksender Atmung, blass-grauem zyanotischen Hautkolorit, thorakalen Einziehungen, Verlegung auf die neonatologische Intensivstation, nCPAP-Atemhilfe bis 1. Lebenstag,
nachfolgend Stabilisierung, Entlassung nach Hause am 4. Lebenstag,

- (APGAR 8/9/9, NapH 7,28),
- BZ postnatal: 3,8 mmol/l (1–3 h), im Verlauf unter Dauerinfusion Glukose-/Elektrolytlösung unauffällig.

## 2.13.5 Besonderheiten dieses Falles

Eine Diagnostik nach Leitlinienempfehlung wurde bei der Risikopatientin (BMI > 30 kg/m² , familiäre Diabetesneigung, körperliche Inaktivität bei Z. n. Bandscheibenvorfall LWS) nicht durchgeführt. Die Screeninguntersuchung auf GDM mit dem 50 g-oGTT ergab in der 24. SSW ein unauffälliges Testergebnis, so dass erst nach der 3. Ultraschalluntersuchung in der 31. SSW die fetale Makrosomie als mögliches Zeichen eines GDM auffiel und ein 75 g-oGTT indiziert wurde.

Zum Zeitpunkt der Erstvorstellung in der Intensivschwangerenbetreuung 33 + 5 SSW waren noch keine Ernährungsberatung und BZ-Selbstkontrolle organisierbar gewesen. Die sonographisch erhobenen Befunde makrosomer LGA-Fet und Polyhydramnion bieten Rückschlüsse auf die intrauterine Glukosebelastung. Differentialdiagnostisch wurde eine fetale Infektion im Vorfeld ausgeschlossen. Bei fortgeschrittener Schwangerschaft in der laufenden 34. SSW bleibt wenig Therapiezeit. Nach ausführlicher Aufklärung stimmte die Schwangere einer Insulineinstellung zu und setzte die Ernährungsempfehlungen gut um. Das Bewegungsausmaß konnte bei chronischen Beschwerden nicht optimiert werden.

Bereits in der 2. Konsultation fiel die fetale Messung günstiger aus, der Abdomenumfang lag an der 90. Perzentile. Sonographisch messbare Veränderungen wie eine Reduktion des AU oder der Fruchtwassermenge werden üblicherweise nicht vor Ablauf zweier Wochen registriert. Kritisch betrachtet wird regelhaft der einzukalkulierende mögliche Messfehler bei adipösen Patientinnen mit VW-Plazenta und Polyhydramnion.

Bei gutem Therapieansprechen und stabilen klinischen Befunden (BZ im Zielbereich, unauffällige CTG-Befunde und ausreichende Kindsbewegungen) wird eine Prolongation der Schwangerschaft bis zum errechneten Entbindungstermin angestrebt. Der intrauterine Hyperinsulinismus kann zu Reifeverzögerungen der Lunge und Leber führen. Atemprobleme und Hyperbilirubinämie des Neugeborenen werden beobachtet. Durch eine adäquate Therapie präpartal können diese Risiken gesenkt werden.

Nach Leitlinienempfehlungen ist beim insulinabhängigen GDM ab der 38. SSW die Geburtsbeendigung in Abhängigkeit vom Therapieerfolg zu optionieren. Dagegen ermöglicht eine Fortführung der Therapie dem Fetus ein Aufholen der möglicherweise vorliegenden Reifungsverzögerung. Anpassungsprobleme können bei terminnaher Geburt minimiert werden.

Die Patientin wünschte einen Einleitungsversuch. Unter dem Aspekt der letzten fetalen Gewichtsschätzung mit weiterhin vorliegendem Polyhydramnion wurde dem

Wunsch stattgegeben. Nach Spontanpartus entwickelte das Kind ein Atemnotsyn-droms I° und musste kurzzeitig neonatologisch intensivmedizinisch versorgt werden.

Ob eine Prolongation der Schwangerschaft bei spätem Therapiebeginn des GDM bessere neonatale Parameter ergibt, muss noch durch Studien überprüft werden.

**Tipp:** Respiratorische Anpassungsstörungen des Neugeborenen sind eine mögliche Auswirkung des fetalen Hyperinsulinismus.

## 2.14 Schwere fetale Makrosomie trotz Betablockertherapie bei insulinpflichtigem GDM

### 2.14.1 Anamnese

- 31 Jahre, 1. Gravida/0. Para,
- Ausgangs-BMI: 28,0 kg/m² (Körpergröße 1,72 m; Gewicht 83 kg),
- **Angststörung mit Tachykardie, Bisoprolol 1,25 mg 1 × 1 abends,**
- kein Hypertonus, Nikotin negativ.

Familienanamnese: **insulinpflichtiger Diabetes mellitus beim Vater**

Schwangerschaften und Geburten bisher: keine

#### Blutzuckerkontrollen vor 24. SSW

Gelegenheitsglukose/Nüchternblutzucker (NBZ): nein

50 g-oGTT: nein

75 g-oGTT: nein

Vor der Schwangerschaft sei ein einmalig gemessener HbA1c-Wert im Normbereich gewesen.

#### Blutzuckerkontrollen nach 24. SSW

50 g-oGTT: nein

75 g-oGTT: 25. SSW (**6,36–16,73–12,39 mmol/l**)

#### Fet

Sonographische Fehlbildungsdiagnostik: unauffällig

Gestationsaltersentsprechendes Wachstum: **bereits in 21. SSW, V. a. fetale Makroso-mie, fetale und Polyhydramnion**

### 2.14.2 Befunde bei Erstvorstellung in der Intensivschwangerenbetreuung 29. SSW

- Patientin beschwerdefrei, bisher **plus 18 kg** (aktuell Gewicht 101 kg),
- Kindsbewegungen mind. 10 ×/d, CTG unauffällig,
- keine Zervixinsuffizienz.

Beim niedergelassenen Diabetologen Einstellung auf Insulin **tagsüber (Actrapid 20/10/12 IE)**

Ernährungsberatung: erfolgt (auswärts), nach Angaben der Patientin aber mit widersprüchlichen Empfehlungen

Blutzucker (BZ): **keine Normoglykämie bisher erreicht, NBZ bis 6,4 mmol/l, 1 h nach dem Essen bis 10,0 mmol/l**

### Fetalsonographie

Lage: SL

Fruchtwasser: **Polyhydramnion Depot 10 cm**

Plazentadicke und -lokalisation: 3,2 cm/VW

- Fetalentwicklung proportional mit einem geschätzten Gewicht von **ca. 2000 g** und sonographisch einer **32 + 2 SSW** entsprechend,
- **AU: > 96. Perzentile.**

Fetale und maternale Dopplersonographie: Normalbefund

**Beurteilung:** fetale Makrosomie und Polyhydramnion bei suboptimaler Stoffwechsel-führung trotz Insulinierung. Die Empfehlungen der Ernährungsberatung nahm die Patientin nur unzureichend an.

**Procedere:** eine stationäre Therapieoptimierung über 2 d mit begleitender Ernährungsberatung wird angeboten. Patientin willigt ein.

### 2.14.3 Befunde der folgenden Konsultationen

**30. SSW: NBZ weiter bis 6,4 mmol/l**, postprandial unter Actrapid 22/10/12 IE normo-glykämisch. Gewicht + **17 kg (100 kg)**. Fet in SL, **makrosom, ca. 2320 g, AU > 97. Perzentile,** FW normalisiert mit Depot 6–7 cm.

Empfehlung: Einstellung auf Protaphane 6 IE z. N., nach 2–3 Tagen auf 8 IE erhöhen. Zielbereich des BZ postprandial < 7 mmol/l.

**31. SSW: NBZ noch bis 5,7 mmol/l**, postprandial unter Actrapid 22/10/12 IE normo-glykämisch. Gewicht + **19 kg (102 kg)**. Patientin beklagt muskuläre Rückenprobleme, leichte Ödeme an Unterschenkeln, Fet in SL, **makrosom, ca. 2510 g, AU > 98. Perzentile,** FW normal, Depot 6 cm.

Empfehlung: Protaphane 10 IE z. N., Actrapid 24/12/14 IE. 2 ×/Woche CTG-kontrollen, Zielbereiche des BZ für makrosomen Fetus besprochen.

**32. SSW:** Ernährungsempfehlungen inzwischen gut umgesetzt, BZ-Selbstkontrollen im niedrigen Zielbereich normoglykämisch. Gewicht + **20 kg (103 kg)**. Bewegung ist stark eingeschränkt. Fet in SL, makrosom, **ca. 2900 g, AU > 98. Perzentile,** FW normal, Depot 5 cm.

**34. SSW:** BZ gut, **Gewicht + 22 kg (105 kg)**. Fet in SL, **makrosom, ca. 3550 g, AU > 98. Perzentile,** FW normal, Depot 5–6 cm.

Empfehlung: Protaphane erhöhen auf 12 IE z. N und Actrapid auf 26/14/16 IE.

**36. SSW:** BZ gut, **Gewicht +25 kg (108 kg).** Fet in SL, **makrosom, ca. 4330 g, AU > 98. Perzentile,** FW obere Norm, Depot 7–8 cm.

Patientin fühlt sich subjektiv schlecht mit Pruritus, Ödemen der Beine, Symphysen- und Rückenbeschwerden. RR hier 150/95 im Liegen (V. a. schwangerschaftsinduzierten Hypertonus)

**Procedere:** stationäre Aufnahme bei V. a. Präeklampsie, HELLP-Ausschluss und Überwachung geplant, ggf. Entbindung. Bei Angststörung Wunsch der Patientin nach Primärer Sectio caesarea.

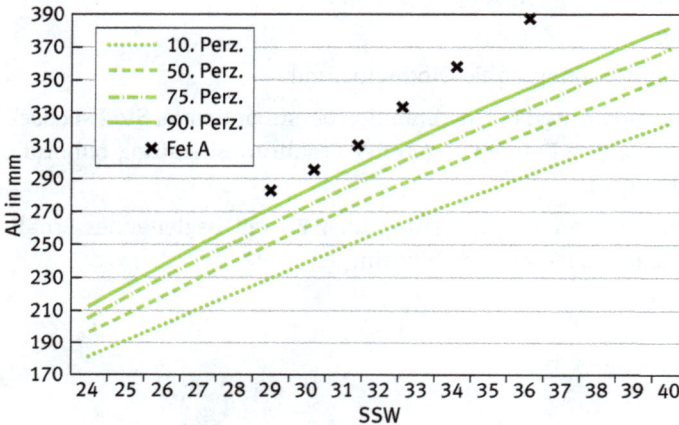

**Abb. 2.14.1:** Verlauf des fetalen Abdomenumfangs (AU) in Abhängigkeit vom Gestationsalter in SSW.

## 2.14.4 Partus

### Geburt

– Gewicht: **+25 kg, aktuell 108 kg,**
– Primäre Sectio 37 + 6 SSW, keine Komplikationen. Insulin beendet.

### Wochenbett

– unauffällig, Wöchnerin voll stillend,
– Tages-Nacht-Profil (TNP) 2. Tag pp nachts und morgens kontrollbedürftig **(06:30 h 7,2 mmol/l,** 09:00 h 7,8 mmol/l, 13:15 h 6,9 mmol/l, 20:00 h 6,6 mmol/l und **03:00 h 6,2 mmol/l),**
– Empfehlung: Fortführung der Blutzuckerkontrollen über mindestens eine Woche. Ernährungs- und Bewegungsempfehlungen weiter umsetzen und in 6–8 Wochen Kontrolle des 75 g-oGTT.

## Kind

Tab. 2.14.1: Angaben zum Kind  (männlich).

| Gewicht | Länge | Kopfumfang | längen-bezogenes Gewicht | längenbezogenes Gewicht nach Korrektur mit den mütterlichen Maßen |
|---------|-------|------------|--------------------------|-------------------------------------------------------------------|
| 4950 g sehr stark hypertroph: > $x_q$ + 2s. Perz. | 55 cm stark hypertroph: > 90. Perz. | 36 cm eutroph: 10.–90. Perz. | 90,00 g/cm sehr stark hypertroph: > $x_q$ + 2s. Perz. | sehr stark hypertroph: > $x_q$ + 2s. Perz. |

- **Postnatale Anpassung: gestört** (APGAR 9/9/9, NapH 7,22), ab der 12. Lebens-minute stöhnende Atmung, epigastrische Einziehungen,
- **BZ postnatal: 1,2 mmol/l (1 h)**, Dauerinfusion mit Glukose-/Elektrolytlösung, darunter normoglykämisch,
- **V. a. perinatale Infektion klinisch und paraklinisch:** Antibiose iv, dann oral,
- V. a. Torticollis spasticus mit Symmetriestörung: Physiotherapie und Osteopathie.

### 2.14.5  Besonderheiten dieses Falles

Der Einsatz von Medikamenten in der Schwangerschaft bedarf stets einer sorgfältigen Abwägung zwischen Nutzen und Risken. Prospektive Studien fehlen häufig, Anwen-dungsbeobachtungen und retrospektive Analysen müssen zur Therapieentscheidung herangezogen werden.

Betablocker werden außerhalb einer Schwangerschaft neben der antihypertensi-ven Therapie auch bei anfallsartig auftretenden Tachykardien, Palpitationen genutzt.

Kinder, deren Mütter in gravitate Betablocker einnahmen, wiesen ein um bis zu 10 % geringeres Geburtsgewicht auf. Ob dabei eine vorliegende hypertensive Erkran-kung an sich oder die Therapie ursächlich für die fetale Wachstumsrestriktion ist, ist nicht immer eindeutig. Nachweisbar ist jedoch, dass Betablocker die Plazenta passie-ren, die Serumspiegel im maternalen und fetalen Kreislauf gleich sind und Neugebo-rene deshalb postnatal überwacht werden sollen, um Hypotonien oder Bradykardien erkennen zu können. Aufgrund des Nebenwirkungsprofils sind Betablocker nicht Mit-tel der ersten Wahl in der Therapie hypertensiver Erkrankungen in der Schwanger-schaft, werden aber unter dem Aspekt maternaler Tachykardien bei Angststörung wie im vorliegenden Fall eingesetzt.

Diskutiert wird bei Betablockern auch die Verstärkung einer möglichen Insulin-resistenz, Untersuchungen aus Schwangerschaften liegen jedoch nicht vor. Inwieweit sich fetal damit der wachstumsrestriktive und wachstumsfördernde Einfluss ausgleichen, bleibt im Einzelfall spekulativ. Stoffwechselneutrale Medikamente wären unter der zusätzlichen Diagnose GDM wünschenswert.

Unsere Patientin zeigte überraschend bereits in der Mitte der Schwangerschaft neben dem häufig auftretenden Polyhydramnion eine fetale Makrosomie bei Diagnosestellung des GDM. Die umgehende Einstellung auf Insulin folgte, der foudroyante Wachstumsverlauf des Fetus überraschte jedoch.

Die relativ niedrig dosierte Betablockertherapie hat hier eine vermutlich latente Insulinresistenz deutlich mitbeeinflusst, der normale HbA1c-Wert vor der Schwangerschaft steht nicht mit dem hochpathologischen 75 g-oGTT der 23. SSW im Einklang. Für einen GDM recht hohe Insulindosierungen führten zur dokumentierten BZ-Senkung, aber nicht zur Abflachung der fetalen Wachstumskurve. Im Einzelfall bleiben so auch bewährte Therapiestrategien ohne den gewünschten Erfolg.

**Tipp:** Die Einnahme von Betablockern in der Schwangerschaft führt beim GDM nicht zwangsläufig zu einer Wachstumsretardierung.

## 2.15  Insulinpflichtiger GDM bei Akzeptanzproblemen

### 2.15.1  Anamnese

- 35 Jahre, 5. Gravida/III. Para,
- Ausgangs-BMI: **44,7 kg/m²** (Körpergröße 1,54 m; Gewicht 106 kg) **Adipositas 3°,**
- kein Hypertonus, kein Nikotin, keine chronischen Erkrankungen,
- Patientin ist **Analphabetin.**

Familienanamnese: kein Diabetes mellitus

Schwangerschaften und Geburten bisher:
- 1996 Abort,
- 1998 Spontangeburt 40. SSW, Kind 4000 g,
- 2002 Sectio caesarea 39. SSW, Kind 4290 g,
- 2008 Re-Sectio caesarea 39. SSW, Kind 3900 g.

#### Blutzuckerkontrollen vor 24. SSW

Gelegenheitsglukose/Nüchternblutzucker (NBZ): nein

50 g-oGTT: nein

75 g-oGTT: nein

#### Blutzuckerkontrollen nach 24. SSW

50 g-oGTT: nein

75 g-oGTT: 29. SSW (**5,54**–7,57–8,42 mmol/l)

HbA1c: 29. SSW 5,7 %

#### Fet

Sonographische Fehlbildungsdiagnostik: unauffällig

Gestationsaltersentsprechendes Wachstum: bis 29. SSW

### 2.15.2  Befunde bei Erstvorstellung in der Intensivschwangerenbetreuung 33. SSW

- Patientin beschwerdefrei, bisher **+ 13 kg** (aktuell Gewicht 119 kg),
- Kindsbewegungen mind. 10 ×/d, CTG unauffällig,
- keine Zervixinsuffizienz.

Ernährungsberatung: keine

Blutzucker (BZ): keine Messungen

### Fetalsonographie

Lage: SL

Fruchtwasser: vermehrt, Depot 7 cm

Plazentadicke und -lokalisation: **5,2 cm**/HW

- Fetalentwicklung dysproportional mit einem geschätzten Gewicht von ca. 2480 g und sonographisch einer 34 + 3 SSW entsprechend,
- **AU: > 91. Perzentile,** KU 50. Perzentile.

Fetale und maternale Dopplersonographie: Normalbefund

**Beurteilung:** leicht vermehrtes Fruchtwasser, hydropische Plazenta und V. a. fetale Makrosomie bei adipöser Patientin.

- Bisher keine Therapie, Patientin will auch nicht stationär aufgenommen werden, Ernährungsberatung und Insulineinstellung über Diabetologen ambulant versuchen,
- Patientin wünscht Primäre Re-Re-Sectio caesarea.

### 2.15.3 Befunde der folgenden Konsultationen

**35. SSW:** BZ-Selbstmessungen über 2 d geführt. NBZ > 5,3 mmol/l, postprandial > 9 mmol/l, Gewicht + **15 kg** (121 kg). Fet in SL, ca. **3020 g, makrosomes dysproportioniertes** fetales Wachstum, **AU 95. Perzentile.** FW obere Norm, Depot 7 cm.

Empfehlung: Insulineinstellung mit Actrapid 6/4/4 IE und Protaphane für 2 d 8 IE, dann 10 IE z. N. Zielwerte besprochen: nüchtern bis 4,7 mmol/l und 1 h postprandial bis 6,6 mmol/l. CTG-Kontrolle 2×/Woche. Bei erhöhtem BZ telefonische Rücksprache angeboten.

**36. SSW:** Vorstellung im Kreißsaal bei maternaler Dekompensation. BZ nüchtern 5,9– 6,1 mmol/l, postprandial 9,6–9,7 mmol/l. Patientin fordert Primäre Re-Re-Sectio caesarea sofort. Fet in SL weiter **makrosom und dysproportioniert,** ca. 3170 g, FW normal, CTG unauffällig. Stationäre Betreuung angeboten, wird abgelehnt.

Empfehlung: Actrapid 10/8/8 IE und Protaphane 12 IE z. N. BZ-Zielwerte niedrig belassen. CTG-Kontrollen 2×/Woche weiter. Entbindung für die 38. SSW geplant.

### 2.15.4 Partus

### Geburt

- Gewicht: + **19 kg,** aktuell 125 kg,
- Primäre Re-Re-Sectio caesarea in 38 + 0 SSW, Insulin beendet.

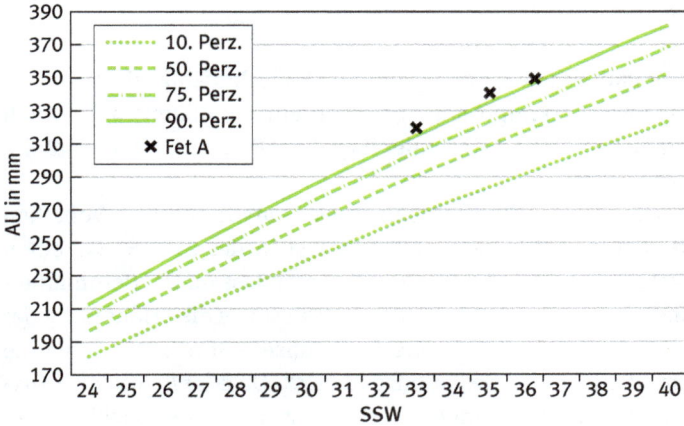

**Abb. 2.15.1:** Verlauf des fetalen Abdomenumfangs (AU) in Abhängigkeit vom Gestationsalter in SSW.

## Wochenbett

– Soweit beurteilbar unauffällig, Wöchnerin besteht auf Entlassung am 2. postpartalen Tag,
– kein Tages-Nacht-Profil (TNP) möglich, ambulante BZ-Kontrollen empfohlen,
– Empfehlung: Fortführung der Ernährungs- und Bewegungsempfehlungen, in 6–8 Wochen Kontrolle des 75 g-oGTT ambulant, bei unauffälligem Befund alle 1–2 Jahre.

## Kind

**Tab. 2.15.1:** Angaben zum Kind (weiblich).

| Gewicht | Länge | Kopfumfang | längen-bezogenes Gewicht | längenbezogenes Gewicht nach Korrektur mit den mütterlichen Maßen |
|---|---|---|---|---|
| 3405 g eutroph: 10.–90. Perz. | 50 cm eutroph: 10.–90. Perz. | 35 cm eutroph: 10.–90. Perz. | 68,10 g/cm eutroph: 10.–90. Perz. | eutroph: 10.–90. Perz. |

– Postnatale Anpassung: unauffällig (APGAR 9/10/10, NapH 7,27),
– BZ postnatal: **1,8 mmol/l (1 h),** Anlage eines peripheren Venenzugangs und Dauerinfusion mit Elektrolyt-/Glukoselösung, Überwachung neonatologische Intensivstation, **BZ-Kontrolle 2,2 mmol/l**, im weiteren Verlauf dann normoglykämisch und Entlassung am 3. Lebenstag

### 2.15.5 Besonderheiten dieses Falles

Das Hauptproblem dieser Patientin war die verminderte Einsichtsfähigkeit in die Diagnose des Gestationsdiabetes, verknüpft mit kognitiven Einschränkungen. Dadurch verzögerte sich der Therapiebeginn und ein fetaler Hyperinsulinismus mit postnataler Hypoglykämie wurde beobachtet.

Erschwerend stellt sich in diesem Zusammenhang das interdisziplinäre Vorgehen dar. Die Patientin hatte trotz erheblicher Adipositas erst in der 29 + 5 SSW einen 75 g-oGTT beim niedergelassenen Diabetologen durchführen lassen. Die Befundübermittlung zwischen Diabetologen, Frauenarzt und Patientin sowie die Erläuterung der Befunde stellten sich inkongruent dar, zugewiesen in unsere Sprechstunde wurde die Schwangere mit dem „Verdacht auf Gestationsdiabetes". Die Klarstellung der Diagnose bei Pathologie bereits eines Wertes im 75 g-oGTT war zuvor bei den Fachkollegen ausgeblieben und bereitete Schwierigkeiten, Therapiebereitschaft bei der Patientin zu erzeugen. (Wechsel in Diagnosekriterien setzen sich unterschiedlich schnell durch und stiften verständlicherweise besonders am Beginn eher „Verwirrung" bei Diagnostizierenden und Diagnostizierten). Sicherheit geben dagegen einheitliche Begriffe mit gleichartigem therapeutischen Vorgehen.

Die GDM-Diagnose und Therapieeinleitung mit Ernährungsmodifikation und BZ-Selbstkontrollen verzögerte sich bei mangelnder Akzeptanz um vier Wochen, als Ausdruck der Überforderung ist auch der frühe Wunsch der Patientin nach Beendigung der Schwangerschaft in der 36. SSW zu sehen.

**Tipp:** Akzeptanzprobleme und kognitive Verständigungsschwierigkeiten stellen schwere Risikofaktoren in der adäquaten Therapie des GDM dar.

# 2.16  Diätetisch geführter GDM in zwei Folgeschwangerschaften

### 2.16.1  Anamnese

- 27 Jahre, 2. Gravida/I. Para,
- Ausgangs-BMI: 20,8 kg/m² (Körpergröße 1,61 m; Gewicht 54 kg),
- kein Hypertonus, keine chronischen Erkrankungen, kein Nikotin.

Familienanamnese: kein Diabetes mellitus

Schwangerschaften und Geburten bisher:
- 2010 Spontanpartus 36 + 1 SSW nach vorzeitigem Blasensprung, Kind 2520 g, **diätetisch geführter GDM**

### Blutzuckerkontrollen vor 24. SSW

Gelegenheitsglukose/Nüchternblutzucker (NBZ): nein

50 g-oGTT: nein

75 g-oGTT: 19. SSW (3,69–**11,8**–8,04 mmol/l)beim Diabetologen

### Fet

Sonographische Fehlbildungsdiagnostik: 22. SSW unauffällig

Gestationsaltersentsprechendes Wachstum: ja

### 2.16.2  Befunde bei Erstvorstellung in der Intensivschwangerenbetreuung 34. SSW

- Patientin beschwerdefrei, bisher plus 11 kg (aktuell Gewicht 65 kg),
- Kindsbewegungen mind. 10 ×/d, CTG unauffällig,
- keine Zervixinsuffizienz.

Ernährungsberatung: erfolgt und sehr streng umgesetzt

Blutzucker (BZ): Messung nüchtern immer < 5 mmol/l, postprandial nur 3 × etwas > 8 mmol/l nach 1 h, sonst in täglichen Messungen < 7,8 mmol/l

### Fetalsonographie

Lage: **BEL**

Fruchtwasser: normal, Depot 4–5 cm

Plazentadicke und -lokalisation: 3,3 cm/VW

- Fetalentwicklung proportional mit einem geschätzten Gewicht von ca. 2240 g und sonographisch einer 33 + 3 SSW entsprechend, Kibe während der Untersuchung regelmäßig,
- **AU: 7. Perzentile.**

Fetale und maternale Dopplersonographie: Normalbefund

**Beurteilung:** sehr engagierte Umsetzung der Ernährungsmodifikation und sorgfältige BZ-Messung (täglich vier Messungen). Bei BEL relativ kleiner AU, möglicherweise lagebedingt. BZ-Zielwerte können angepasst werden. NBZ bis 5,8 mmol/l und 1 h postprandial bis 8,8 mmol/l. Alle zwei Tage BZ-Messung ausreichend. Kost etwas lockern.

### 2.16.3 Befunde der folgenden Konsultationen

**36. SSW:** durchgängig normoglykämischer BZ, Gewicht stabil + 15 kg (69 kg). Fet in SL, ca. 2720 g, AU 40. Perzentile. FW normal.

Empfehlung: BZ-Zielwerte wieder in den mittleren Zielbereich korrigieren. NBZ bis 5,3 mmol/l, nach dem Essen bis 7,8 mmol/l.

**38. SSW:** BZ weiter optimal, Gewicht + 14 kg (68 kg). Fet in SL, ca. 3230 g, AU 30. Perzentile. FW leicht vermindert, Depot 2–3 cm. Kindsbewegungen und CTG gut.

**Procedere:** abwarten bis zum errechneten Geburtstermin, dann Kontrolle der Fetometrie und Fruchtwassermenge. Reguläre CTG-Schreibung, Patientin achtet weiter auf Kindsbewegungen.

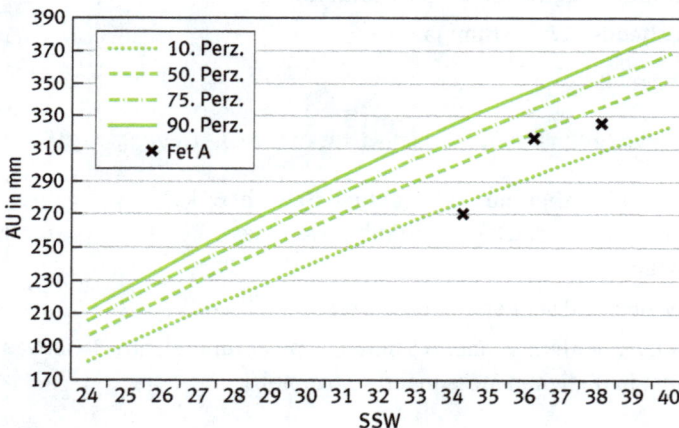

**Abb. 2.16.1:** Verlauf des fetalen Abdomenumfangs (AU) in Abhängigkeit vom Gestationsalter in SSW.

### 2.16.4 Partus

#### Geburt

– Gewicht: + 15 kg, aktuell 69 kg,
– nach vorzeitigem Blasensprung Wehenbeginn und Spontangeburt 39 + 0 SSW.

## Wochenbett

- unauffällig, Wöchnerin voll stillend,
- Tages-Nacht-Profil (TNP): bei diätetisch geführtem GDM nicht erfolgt,
- Empfehlung: in 6–8 Wochen Kontrolle des 75 g-oGTT ambulant, bei unauffälligem Befund alle 1–2 Jahre.

## Kind

Tab. 2.16.1: Angaben zum Kind (männlich).

| Gewicht | Länge | Kopfumfang | längen-bezogenes Gewicht | längenbezogenes Gewicht nach Korrektur mit den mütterlichen Maßen |
|---|---|---|---|---|
| 3090 g | 50 cm | 35 cm | 61,80 g/cm | |
| eutroph: | eutroph: | eutroph: | eutroph: | eutroph: |
| 10.–90. Perz. | 10.–90. Perz. | 10.–90. Perz. | 10.–90. Perz. | 10.–90. Perz. |

- Postnatale Anpassung: unauffällig (APGAR 9/10/10, NapH 7,22),
- BZ postnatal: 3,6 mmol/l (1 h), 3,4 mmol/l (6 h), im weiteren Verlauf auch normoglykämisch.

## 2.16.5 Besonderheiten dieses Falles

Die schlanke, junge Schwangere war durch einen diätetisch geführten GDM aus der ersten Schwangerschaft 2010 bereits mit der Therapie des Gestationsdiabetes mellitus vertraut.

Nach Diagnosestellung in der 19 + 5 SSW wurden sehr sorgfältig und häufig Blutzuckerwerte erhoben und die Ernährung weiter optimiert. Die bereits bekannten diätetischen und Bewegungsempfehlungen konnten wieder reaktiviert und umgesetzt werden. Durch eigene Recherchen befürchtete die Patientin wiederholt, dass eine Insulineinstellung notwendig würde, und motivierte sich darüber fast übermäßig.

Der in der 34. SSW gemessene AU unterhalb der 10. Perzentile lockerte die Anstrengungsbeitschaft der Schwangeren und es resultierte eine bessere Balance des Glukosehaushaltes. Vergleichsweise besteht bei BEL eine Tendenz zur sonographischen Unterschätzung des fetalen Abdomenumfangs. Makrosome Feten werden dann fälschlich als eutroph und eutrophe als hypotroph eingestuft. Das kann insbesondere bei zusätzlichen Risikofaktoren wie Adipositas, Hypertonus, Thrombophilie oder Z. n. Abort Fragen zur vermeintlichen „Unterversorgung" des Kindes aufwerfen. Auch die diätetischen Anstrengungen und eine notwendige Insulintherapie werden dann hinterfragt und bedürfen der Beratung und Neubewertung.

Die durch Sorgen sehr streng asketisch veranlagte Patientin kann bei geringem und normalem fetalen AU aber auch hinsichtlich einer Eskalation der Therapie beruhigt werden.

Der weitere Schwangerschaftsverlauf gestaltete sich unproblematisch wie die Geburt und Anpassung des normalgewichtigen Neugeborenen.

**Tipp:** Die alleinige diätetische Therapie des GDM gelingt bei hoher Motivation der Patientin auch in Folgeschwangerschaften.

## 2.17 Fetale Wachstumsrestriktion, Doppler- und CTG-Pathologie

### 2.17.1 Anamnese

- 31 Jahre, 2. Gravida/0. Para,
- Ausgangs-BMI: **37,2 kg/m²** (Körpergröße 1,68 m; Gewicht 105 kg),
- kein Hypertonus, **Nikotin positiv** (7–8 Zigaretten/d).

Familienanamnese: Diabetes mellitus Typ I bei einer Cousine und einem Cousin

Schwangerschaften und Geburten bisher:
- 2008 Frühabort

#### Blutzuckerkontrollen vor 24. SSW

Gelegenheitsglukose/Nüchternblutzucker (NBZ): nein

50 g-oGTT: nein

75 g-oGTT: nein

#### Blutzuckerkontrollen nach 24. SSW

**50 g-oGTT: 26. SSW (8,26 mmol/l)**

75 g-oGTT: 29. SSW (**5,15–11,5**–8,02 mmol/l)

#### Fet

Sonographische Fehlbildungsdiagnostik: unauffällig

Gestationsaltersentsprechendes Wachstum: ja

### 2.17.2 Befunde bei Erstvorstellung in der Intensivschwangerenbetreuung 35. SSW

- Patientin beschwerdefrei, bisher + 3 kg (aktuell Gewicht 108 kg),
- Kindsbewegungen seien **seit 1–2 Wochen weniger,** aber mind. 10 ×/d, CTG unauffällig,
- keine Zervixinsuffizienz.

Ernährungsberatung: erst in 33. SSW, Patientin wollte die Ernährung zunächst eigenständig umstellen

Blutzucker (BZ): **nüchtern 5,1–5,6 mmol/l**, postprandial 1 h nach dem **Essen zu 35 % > 7,8 mmol/l (bis 9,7 mmol/l)**

### Fetalsonographie

Lage: SL

Fruchtwasser: normal, Depot 5 cm

Plazentadicke und -lokalisation: **5,5 cm hydropisch**/HW

– Fetalentwicklung symmetrisch mit einem geschätzten Gewicht von ca. 2560 g und sonographisch einer 34 + 6 SSW entsprechend,
– AU: 15. Perzentile.

Fetale und maternale Dopplersonographie: Normalbefund

CTG: nach Fischer 8–9 Punkte, keine Kontraktionen

**Beurteilung:** Risikogravidität mit Adipositas 2°, Nikotinabusus, abnehmenden Kindsbewegungen bei hydropischer Plazenta, suboptimalen BZ-Werten und eutrophem Fetus.

Sehr langes Gespräch über Befundkonstellation. Nikotin reduzieren/beenden, Ernährung weiter optimieren, Einstellung auf Novorapid 6/4/4 IE und Protaphane 6 IE z. N. CTG-Kontrollen 2×/Woche.

### 2.17.3 Befunde der folgenden Konsultationen

**37. SSW:** unter der empfohlenen Insulingabe alle Blutzuckerwerte im Zielbereich für eutrophen Fetus. Gewicht + 4 kg (109 kg). Nikotin so geblieben. Kindsbewegungen wieder besser. Fet in SL, ca. 2930 g, AU 12. Perzentile. FW normal, Depot 4–5 cm. Plazentadicke 4,2 cm. Doppler fetal und maternal im Normbereich. CTG unauffällig.

Empfehlung: alles so belassen.

**39. SSW:** NBZ bis 5,4 mmol, postprandial alle im Zielbereich, Gewicht + 4 kg (109 kg). Nikotin weiter geblieben. Fet in SL, ca. 3100 g, **AU 8. Perzentile**, FW normal, Depot 4 cm, Plazenta 4,2 cm. Beim Ultraschall **keine Kindsbewegungen.**

**Dopplersonographie: Fet zentralisiert** (Arteria umbilicalis in Indices > 95. Perzentile, kein Blockbild, kein Reverse Flow, Arteria cerebri media in Indices < 5. Perzentile), mehrfach gemessen, Arteria uterina bds. unauffällig. Verdacht auf **Plazentainsuffizienz** bei Risikokonstellation.

**Procedere:** umgehende CTG-Kontrolle (**schwere prolongierte Dezeleration**), Übernahme in den Kreißsaal, Entbindung anstreben.

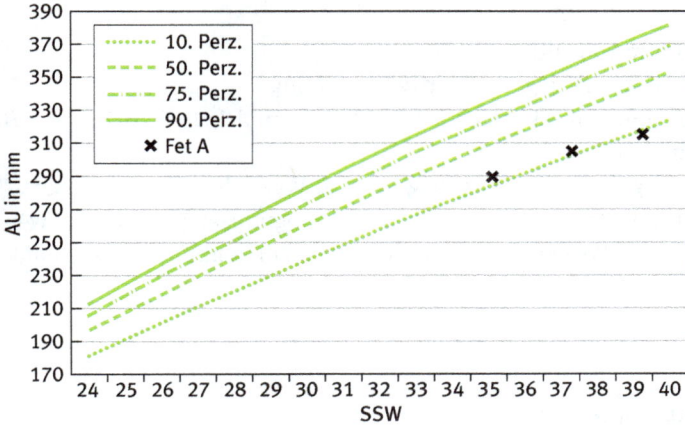

**Abb. 2.17.1:** Verlauf des fetalen Abdomenumfangs (AU) in Abhängigkeit vom Gestationsalter in SSW.

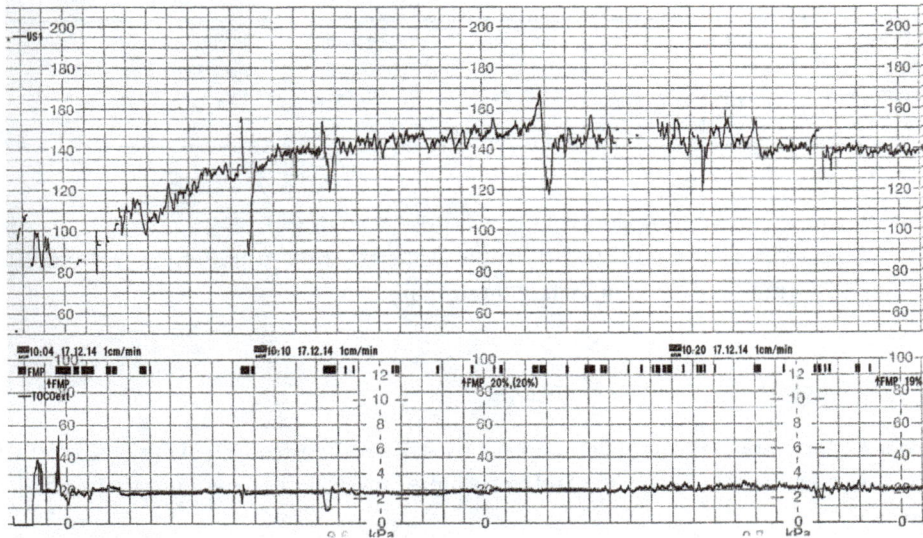

**Abb. 2.17.2:** Prolongierte Dezeleration bei Plazentainsuffizienz 39. SSW.

## 2.17.4 Partus

### Geburt

–   Gewicht: + 4 kg, aktuell 109 kg,
–   einmal Zervixpriming mit nachfolgend wiederholter CTG-Pathologie, **Sekundäre Sectio caesarea** 39 + 2 SSW, Insulin beendet.

## Wochenbett

– unauffällig, Wöchnerin voll stillend,
– Tages-Nacht-Profil (TNP) 2. Tag **grenzwertig** unauffällig
  (07:00 h 5,1 mmol/l, 09:00 h **9,1 mmol/l**, 13:00 h 8,5 mmol/l, 19:00 h 7,3 mmol/l
  und 03:00 h 5,9 mmol/l),
– Empfehlung: Messung des BZ eine weitere Woche, Vorstellung beim Hausarzt/
  Diabetologen, Fortführung der Ernährungs- und Bewegungsempfehlungen, weiter Stillen und in 6–8 Wochen Kontrolle des 75 g-oGTT ambulant, bei unauffälligem Befund alle 1–2 Jahre.

## Kind

Tab. 2.17.1: Angaben zum Kind (männlich).

| Gewicht | Länge | Kopfumfang | längen-bezogenes Gewicht | längenbezogenes Gewicht nach Korrektur mit den mütterlichen Maßen |
|---|---|---|---|---|
| 2750 g stark hypotroph: < 5. Perz. | 48 cm stark hypotroph: < 5. Perz. | 34 cm eutroph: 10.–90. Perz. | 57,29 g/cm hypotroph: 5.–10. Perz. | sehr stark hypotroph: < $x_q$ – 2s. Perz. |

– Postnatale Anpassung: unauffällig (APGAR 8/9/10, NapH 7,29),
– BZ postnatal: 2,9 mmol/l (1,5 h), frühes Anlegen und Frühfütterung, 2,9 mmol/l
  (6 h), 2,6 mmol/l (12 h), im Verlauf unauffällig.

### 2.17.5 Besonderheiten dieses Falles

Neben dem fortdauernden Nikotinabusus wies die Patientin durch die präkonzeptionelle Adipositas 2° bereits Risikofaktoren für die Entwicklung einer Plazentainsuffizienz auf.

Vorgeschlagene diagnostische Maßnahmen wurden nur zögerlich akzeptiert, ein
50 g-oGTT-Screening erfolgte erst zwischen dem 2. und 3. Trimenon und bis zum 75 g-
oGTT vergingen über drei Wochen. Einer Ernährungsberatung oder regelmäßigen BZ-
Selbstkontrollen stand die Schwangere zunächst ablehnend gegenüber, erst spät in
der 33. SSW begann die zielgerichtete Therapie des GDM.

Zentrale Sorge der Patientin war die Tatsache, gewohnte Lebensmittel nicht mehr
konsumieren zu dürfen, die Reduktion der Nikotingewohnheiten kam für sie ebenfalls
nicht infrage.

Die Entscheidung zur niedrigdosierten Insulingabe wurde unter dem Aspekt der
Blutzuckersituation und durch die hydropische Plazentadicke begründet. Die etwas

abnehmenden Kindsbewegungen stellen ein klinisches Symptom einer beginnenden Plazentainsuffizienz dar. Bei zunehmender Glukose- und Wassereinlagerung in die Plazenta (Grenzwert der Plazentadicke am Nabelschnuransatz bis 5 cm) ist die Diffusionsstrecke für den Sauerstoff- und Nährstoffaustausch länger, ein partieller Funktionsverlust resultiert. Die Einstellung auf Insulin kann neben der Optimierung des maternofetalen Glukosestoffwechsels auch direkt das Plazentamilieu verbessern, die Patientin berichtete danach über verbesserte Kindsbewegungen.

Die Messung des fetalen Abdomenumfangs ergab grenzwertig niedrige Werte an der 10. Perzentile. Postnatal stellt sich die Frage, ob nicht bereits früh in der Schwangerschaft intrauterin ein hypotrophes fetales Wachstum vorlag, die Blutzuckerzielwerte damit höher tolerabel gewesen wären und eine Insulineinstellung hätte vermieden werden können.

Bei Adipositas bleibt die sonographische Messungenauigkeit jedoch ein Problem beider Richtungen: im Über- und Unterschätzen des tatsächlichen Maßes.

Selten liegen beim GDM Dopplerpathologien vor, ein genereller Verzicht auf die Untersuchung kann zumindest beim Vorliegen weiterer Risikofaktoren nicht empfohlen werden. Dazu ermöglichen engmaschige CTG-Kontrollen 2×/Woche genauer, die fetale Situation abzuschätzen und schnell auf suspekte Befunde reagieren zu können.

**Tipp:** Engmaschige CTG-Kontrollen bei GDM-Patientinnen mit zusätzlichen Risikofaktoren sind angezeigt.

## 2.18 Abnehmender fetaler Abdomenumfang und milde neonatale Hypoglykämie

### 2.18.1 Anamnese

- 35 Jahre, 1. Gravida/0. Para,
- Ausgangs-BMI: **18,7 kg/m²** (Körpergröße 1,82 m; Gewicht 62 kg),
- kein Hypertonus, keine chronischen Erkrankungen, kein Nikotin,
- 2006 – Myomenukleation eines 4 × 4 cm großem Myoms am isthmozervikalen Übergang

Familienanamnese: Großeltern väterlicherseits Diabetes mellitus.

Schwangerschaften und Geburten bisher: keine

#### Blutzuckerkontrollen vor 24. SSW

Gelegenheitsglukose/Nüchternblutzucker (NBZ): nein

50 g-oGTT: nein

75 g-oGTT: nein

#### Blutzuckerkontrollen nach 24. SSW

50 g-oGTT: 25. SSW (**9,01 mmol/l**)

75 g-oGTT: 26. SSW (4,5–9,1–**10,4 mmol/l**)

#### Fet

Sonographische Fehlbildungsdiagnostik: unauffällig

Gestationsaltersentsprechendes Wachstum: ja

### 2.18.2 Befunde bei Erstvorstellung in der Intensivschwangerenbetreuung 29. SSW

- Patientin beschwerdefrei, bisher plus 6 kg (aktuell Gewicht 68 kg),
- Kindsbewegungen mind. 10 ×/d, CTG unauffällig,
- keine Zervixinsuffizienz.

Ernährungsberatung: erfolgt

Blutzucker (BZ): im Normbereich

#### Fetalsonographie

Lage: SL

Fruchtwasser: normal, Depot 5 cm

Plazentadicke und -lokalisation: 3,5 cm/VW

- Fetalentwicklung proportional mit einem geschätzten Gewicht von ca. 1420 g und sonographisch einer 29 + 2 SSW entsprechend,
- AU: 53. Perzentile.

Fetale und maternale Dopplersonographie: Normalbefund

**Beurteilung:** kein Anhalt für fetale Makrosomie; normale FW-Verhältnisse, BZ gut. Alle zwei Tage BZ-Profil ausreichend.


### 2.18.3 Befunde der folgenden Konsultationen

**32. SSW:** BZ alle im Normbereich. Gewicht + 7 kg (69 kg). Fet in SL, eutroph, ca. 1870 g, AU 23. Perzentile. FW mit Depot 4 cm normal. Keine weiteren Therapieänderungen.

**35. SSW:** BZ im Zielbereich für eutrophen Fetus. Gewicht + 8 kg (70 kg). Fet in SL, eutroph, ca. 2400 g, AU 13. Perzentile. FW normal. Alles so belassen.

**38. SSW:** BZ weiter im Normbereich. Gewicht + 8 kg (70 kg). Fet in SL, eutroph, ca. 3070 g, **AU 8. Perzentile.** FW normal. BZ-Zielwerte nüchtern bis 5,8 mmol/l, 1 h nach dem Essen bis 8,8 mmol/l.

**Procedere:** abwarten bis zum errechneten Entbindungstermin, wenn weiterhin gute Kindsbewegungen und unauffällige CTGs vorliegen. BZ weiter beachten, kurzfristige WV bei Bedarf. Spontangeburt angestrebt.

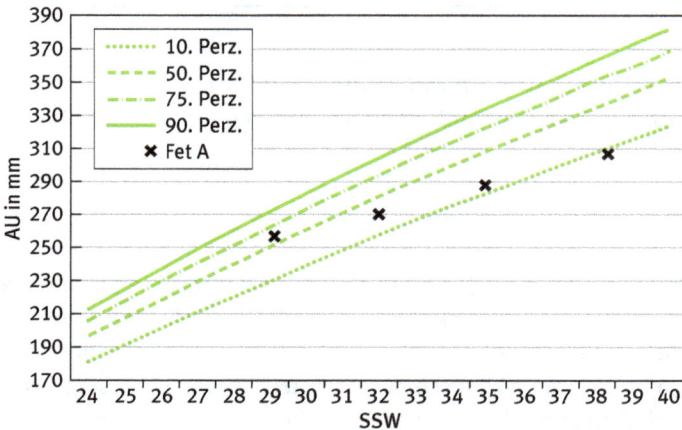

**Abb. 2.18.1:** Verlauf des fetalen Abdomenumfangs (AU) in Abhängigkeit vom Gestationsalter in SSW.

### 2.18.4 Partus

#### Geburt

–   Gewicht: + 8 kg, aktuell 70 kg,
–   Zügige, unkomplizierte Spontangeburt aus SL in 40 + 2 SSW.

#### Wochenbett

–   unauffällig, Wöchnerin voll stillend,
–   Tages-Nacht-Profil (TNP) am 2. Tag pp nicht durchgeführt,
–   Empfehlung: Fortführung der Ernährungs- und Bewegungsempfehlungen und in
    6–8 Wochen Kontrolle des 75 g-oGTT ambulant, bei unauffälligem Befund alle
    1–2 Jahre.

#### Kind

Tab. 2.18.1: Angaben zum Kind (männlich).

| Gewicht | Länge | Kopfumfang | längen-bezogenes Gewicht | längenbezogenes Gewicht nach Korrektur mit den mütterlichen Maßen |
|---|---|---|---|---|
| 3480 g | 52 cm | 35 cm | 66,92 g/cm | |
| eutroph: | eutroph: | eutroph: | eutroph: | eutroph: |
| 10.–90. Perz. | 10.–90. Perz. | 10.–90. Perz. | 10.–90. Perz. | 10.–90. Perz. |

–   Postnatale Anpassung: unauffällig (APGAR 9/9/10, NapH 7,35),
–   BZ postnatal: **2,3 mmol/l (1 h)**, 5,3 mmol/l (6 h), im weiteren Profil unauffällig.

### 2.18.5 Besonderheiten dieses Falles

Nach Kenntnis der Diagnose eines GDM stellte die grenzwertig untergewichtige
Schwangere sehr diszipliniert ihre Ernährung um. Risikofaktoren für die Entwicklung eines Gestationsdiabetes lagen bei der Patientin nicht vor. Eine gebräuchliche
energiedichte Nahrung mit hohem glykämischen Index stellt keinen eigenständigen
Risikofaktor dar und wird nicht gesondert anamestisch erfasst, kann aber die Ursache
für die Entwicklung einer pathologischen Insulinresistenz mit GDM sein.

Unsere Patientin wies in den Blutzuckerkontrollen stets Normwerte auf (auch in
den wiederholt gemessenen 2 h-Werten postprandial) und bot darüber hinaus einen
unauffälligen Schwangerschaftsverlauf. Die Maße des fetalen Abdomenumfangs
nahmen nach der Ernährungsumstellung sonographisch im Verlauf deutlich ab,
obwohl maternal eine normale Gewichtsentwicklung dokumentiert wurde. Eine

Lockerung der diätetischen Maßnahmen wurde angeraten, letztendlich auch ein eutropher Knabe geboren. Abzugrenzen bleibt ebenso der konstitutionell schlanke Wuchs nach mütterlichen Genen.

Überraschend zeigte das Kind eine Stunde post natum eine milde Hypoglykämie, die nach Ausschluss weiterer möglicher peripartaler Ursachen (CTG-Pathologie, Infektion, Anpassungsstörungen) differentialdiagnostisch nur dem GDM zuzuordnen waren.

Nach Frühfütterung des Säuglings blieb die Hypoglykämie erwartungsgemäß passager.

Tipp: Bereits die Modifikation der Ernährung und Bewegung kann beim diätetisch geführten GDM zu einer Abnahme des fetalen Abdomenumfangs führen.

## 2.19 Späte fetale Makrosomie mit hyperglykämischen BZ-Werten

### 2.19.1 Anamnese

- 24 Jahre, 1. Gravida/0. Para,
- Ausgangs-BMI: **33,9 kg/m²** (Körpergröße 1,80 m; Gewicht 110 kg),
- kein Hypertonus (RR grenzwertig 140/90), keine chronischen Erkrankungen, kein Nikotin.

Familienanamnese: kein Diabetes mellitus

Schwangerschaften und Geburten bisher: keine

#### Blutzuckerkontrollen vor 24. SSW

Gelegenheitsglukose/Nüchternblutzucker (NBZ): nein

50 g-oGTT: nein

75 g-oGTT: nein

#### Blutzuckerkontrollen nach 24. SSW

50 g-oGTT: 26. SSW (**8,23 mmol/l**), davor auch **NBZ gemessen: 6,7 mmol/l**

75 g-oGTT: 28. SSW (**5,1**–9,22–5,82 mmol/l, HOMA-Index **4,0**)

#### Fet

Sonographische Fehlbildungsdiagnostik: unauffällig

Gestationsaltersentsprechendes Wachstum: ja bis zum 2. Screening

### 2.19.2 Befunde bei Erstvorstellung in der Intensivschwangerenbetreuung 29. SSW

- Patientin beschwerdefrei, bisher **+ 12 kg** (aktuell Gewicht 122 kg),
- Kindsbewegungen mind. 10 ×/d, CTG unauffällig,
- keine Zervixinsuffizienz.

Ernährungsberatung: noch keine

Blutzucker (BZ): noch keine Messung

#### Fetalsonographie

Lage: SL

Fruchtwasser: **Polyhydramnion, Depot 11 cm**

Plazentadicke und -lokalisation: 3,0 cm/HW

- Fetalentwicklung weitgehend proportional mit einem geschätzten Gewicht von ca. 1490 g und sonographisch einer 29 + 4 SSW entsprechend,
- AU: 46. Perzentile.

Fetale und maternale Dopplersonographie: Normalbefund

**Beurteilung:** keine fetale Makrosomie, NBZ einmal deutlich hyperglykämisch vor dem 50 g-oGTT. Dieser ist damit nicht korrekt durchgeführt, im 75 g-oGTT aber auch grenzwertig pathologischer NBZ, damit GDM. Polyhydramnion. Längeres Gespräch über Pathophysiologie, Ernährung und Bewegung. Empfehlung zur Ernährungsberatung und BZ-Selbstkontrolle, Indikation zur Einstellung auf Insulin eindeutig nur bei hyperglykämischen BZ-Werten.

### 2.19.3 Befunde der folgenden Konsultationen

**31. SSW: BZ nüchtern über die Hälfte > 5,3 mmol/l und postprandial zu 75 % > 7,8 mmol/l, mehrfach auch > 10 mmol/l.** Gewicht stabil + 12 kg (122 kg). Fet in SL, eutroph, ca. 1720 g, AU 17. Perzentile. FW verbessert, jetzt normal, Depot 5–6 cm. Einstellung auf Actrapid 6/4/4 IE und Protaphane z. N. 6 IE.

**34. SSW: Patientin hat nur Actrapid appliziert. BZ darunter nüchtern weiter > 50 % über dem Zielbereich, nach dem Frühstück > 50 % auch hyperglykämisch,** im Tagesverlauf im Normbereich. Gewicht + 13 kg (123 kg). Fet in SL, weiter eutroph, ca. 2360 g, AU 49. Perzentile. FW obere Norm, Depot 6 cm. Actrapid morgens 2 IE dazu, Protaphane z. N. 6 IE. CTG-Kontrollen 2 ×/Woche.

**36. SSW: BZ unter empfohlenem Insulin nüchtern von 14 Messungen einmal im Normbereich, meist 5,6 mmol/l. Postprandial in 14 Tagen 25 Werte, davon 17 × hyperglykämisch bis > 11 mmol/l. Gewicht + 14 kg (124 kg).** Fet in SL, eutroph, ca. 2650 g, AU 36. Perzentile. FW normal. Letztes CTG vor 14 Tagen, in unserer Sprechstunde Kontrolle unauffällig. Actrapid erhöhen auf 8/6/6 IE und Protaphane 8 IE z. N.

**37. SSW: Patientin wünscht Entbindung. Zusatzvorstellung wegen rascher starker Gewichtszunahme in den letzten 14 Tagen, insgesamt 5 kg. Ödeme in Händen (Kribbelparästhesien), Unterarmen und Unterschenkeln/Füßen. Kein Hypertonus, keine Proteinurie. NBZ weiterhin bei 5,7 mmol/l, bei spätem Aufstehen um 09:00 h 7,7 mmol/l, postprandial von 16 Messungen 9 × > 7,8–11 mmol/l. Problematisch sind weiterhin die unregelmäßigen Mahlzeiten, Insulin wird teilweise weggelassen. Gewicht + 19 kg (129 kg).** Fet in SL, nun **makrosom** mit steiler Wachstumskurve, **ca. 3280 g, AU 90. Perzentile.** FW obere Norm mit Depot 6–7 cm. Nochmal langes Gespräch über Notwendigkeit regelmäßiger Tagesabläufe mit gleichmäßigen Mahlzeiten und Insulingaben. Zielwerte werden adaptiert nüchtern bis 4,7 mmol/l, nach dem Essen bis 6,6 mmol/l. Insulin wird erhöht auf Actrapid 10/8/8 IE und Protaphane 10 IE z. N.

**38. SSW:** BZ jetzt deutlich verbessert unter regelmäßigem Mahlzeiten- und Insulin-rhythmus. Gewicht **+ 20 kg (130 kg)**. Fet in SL, **makrosom** wie im Vorbefund, ca. **3560 g, AU 93. Perzentile.** FW normal. **Kindsbewegungen deutlich weniger. Patientin wünscht Geburtseinleitung.**

**Procedere:** stationäre Aufnahme, Überwachung und auf Wunsch der Patientin Einleitung geplant.

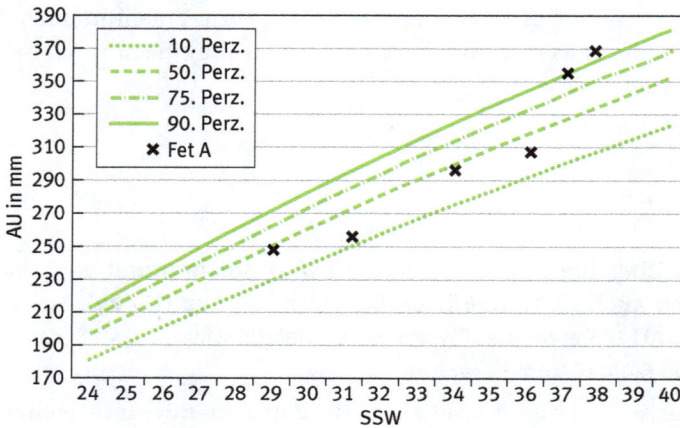

**Abb. 2.19.1:** Verlauf des fetalen Abdomenumfangs (AU) in Abhängigkeit vom Gestationsalter in SSW.

### 2.19.4 Partus

#### Geburt

– Gewicht: **+ 20 kg, aktuell 130 kg,**
– nach 3 × Priming Wehenbeginn und Spontangeburt aus SL in 38 + 5 SSW.

#### Wochenbett

– unauffällig, Wöchnerin voll stillend,
– Tages-Nacht-Profil (TNP) 2. Tag pp unauffällig
  (07:00 h 4,7 mmol/l, 09:00 h 5,9 mmol/l, 14:00 h 5,1 mmol/l, 20:30 h 6,1 mmol/l und 03:00 h 4,2 mmol/l),
– Empfehlung: Fortführung der Ernährungs- und Bewegungsempfehlungen und in 6–8 Wochen Kontrolle des 75 g-oGTT ambulant, bei unauffälligem Befund alle 1–2 Jahre.

## Kind

**Tab. 2.19.1:** Angaben zum Kind (weiblich).

| Gewicht | Länge | Kopfumfang | längen-bezogenes Gewicht | längenbezogenes Gewicht nach Korrektur mit den mütterlichen Maßen |
|---|---|---|---|---|
| **3930 g** **hypertroph:** **> 95. Perz.** | 51 cm eutroph: 10.–90. Perz. | 34,5 cm eutroph: 10.–90. Perz. | **77,06 g/cm** **sehr stark** **hypertroph:** **> $x_q$ + 2s.** **Perz.** | eutroph: 10.–90. Perz. |

- APGAR 9/9/10, NapH 7,28,
- BZ postnatal: 2,5 mmol/l (2 h) Frühfütterung mit Maltoselösung, 3,5 mmol/l (3 h), 2,6 mmol/l (5 h), 3,6 mmol/l (12 h).

## 2.19.5 Besonderheiten dieses Falles

Bis zur 36. SSW konnte die Patientin nur sehr schwer zur Einhaltung der Therapie motiviert werden. Zunächst wurde trotz suboptimaler Blutzuckerführung ein eutrophes fetales Wachstum gesehen. Die Backwarenverkäuferin konnte aber weder zum weitgehenden Verzicht auf Weizenmehlprodukte gebracht werden noch die regelmäßige Insulingabe einhalten oder eine Steigerung des Bewegungsumfangs umsetzen. Hauptproblem war der unstrukturierte Tagesablauf mit spätem Aufstehen und Essen bzw. Insulinapplikation nach eigenem Gutdünken. Sehr ausführliche Gespräche waren wiederholt notwendig.

Erst die symptomatische rasche Gewichtszunahme in der 37. SSW führte zur Einhaltung der empfohlenen Therapie und prompt zur Besserung der dokumentierten Blutzuckerwerte.

Bei Vorderwandplazenta und Adipositas I° lagen keine idealen Schallbedingungen vor, eine Zunahme des fetalen Abdomenumfangs wurde erst in der 37. SSW registriert, als die Patientin wegen der erheblichen eigenen Gewichtszunahme auf eine Entbindung drängte.

Letztendlich gab die Schwangere eine Woche später abnehmende Kindsbewegungen an, bei fetaler Makrosomie wurde auch dem Wunsch nach Geburtseinleitung stattgegeben.

Das Geburtsgewicht bestätigte die Annahme der fetalen Makrosomie, obwohl das Mädchen nach Korrektur mit den mütterlichen Maßen vor der Schwangerschaft in den eutrophen Bereich eingeordnet worden war.

## Neugeborenenklassifikation nach M. Voigt, C. Fusch, N. Rochow, D. Olbertz und K.T.M. Schneider

Geburtsgewicht: 3930 g, Geburtslänge: 51 cm, Kopfumfang: 34,5 cm,
längenbez. Geburtsgewicht: 77,06 g/cm

**Mutter** Körpergewicht zu Beginn der Schwangerschaft: 110 kg,
Körperlänge: 180 cm, Schwangerschaftsdauer: 38 Wochen

— xq+2s       — 25. Perz.       + Kind
— 95. Perz.   — 10. Perz.       × Kind nach Korr.
— 90. Perz.   — 5. Perz.        (Gew. u. Länge
— 75. Perz.   — xq−2s            Mutter)
— 50. Perz.

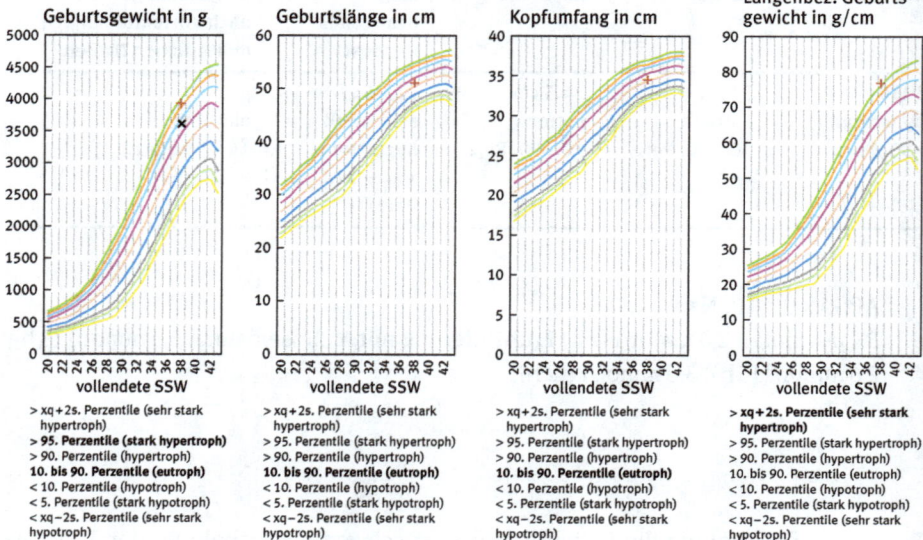

| Geburtsgewicht in g | Geburtslänge in cm | Kopfumfang in cm | Längenbez. Geburtsgewicht in g/cm |
|---|---|---|---|
| vollendete SSW | vollendete SSW | vollendete SSW | vollendete SSW |
| > xq+2s. Perzentile (sehr stark hypertroph) | > xq+2s. Perzentile (sehr stark hypertroph) | > xq+2s. Perzentile (sehr stark hypertroph) | > xq+2s. Perzentile (sehr stark hypertroph) |
| > 95. Perzentile (stark hypertroph) | > 95. Perzentile (stark hypertroph) | > 95. Perzentile (stark hypertroph) | > 95. Perzentile (stark hypertroph) |
| > 90. Perzentile (hypertroph) | > 90. Perzentile (hypertroph) | > 90. Perzentile (hypertroph) | > 90. Perzentile (hypertroph) |
| 10. bis 90. Perzentile (eutroph) | 10. bis 90. Perzentile (eutroph) | 10. bis 90. Perzentile (eutroph) | 10. bis 90. Perzentile (eutroph) |
| < 10. Perzentile (hypotroph) | < 10. Perzentile (hypotroph) | < 10. Perzentile (hypotroph) | < 10. Perzentile (hypotroph) |
| < 5. Perzentile (stark hypotroph) | < 5. Perzentile (stark hypotroph) | < 5. Perzentile (stark hypotroph) | < 5. Perzentile (stark hypotroph) |
| < xq−2s. Perzentile (sehr stark hypotroph) | < xq−2s. Perzentile (sehr stark hypotroph) | < xq−2s. Perzentile (sehr stark hypotroph) | < xq−2s. Perzentile (sehr stark hypotroph) |

**Abb. 2.19.2:** Neugeborenenklassifikation bei adipöser Mutter.

**Tipp:** Ein regelmäßiger Tagesablauf mit gleichbleibender Mahlzeitenrhythmik und Einhaltung notwendiger Insulingaben verbessert die Blutzuckereinstellung.

## 2.20 Fetale Makrosomie als Erstmanifestation des GDM

### 2.20.1 Anamnese

- 31 Jahre, 2. Gravida/1. Para,
- Ausgangs-BMI: 28,7 kg/m² (Körpergröße 1,67 m; Gewicht 80 kg),
- kein Hypertonus, Nikotin negativ,

Familienanamnese: kein Diabetes mellitus

Schwangerschaften und Geburten bisher:
- 2011 Sekundäre Sectio caesarea 41 + 2 SSW (Einstellungsanomalie), Kind 4280 g.

#### Blutzuckerkontrollen vor 24. SSW

Gelegenheitsglukose/Nüchternblutzucker (NBZ): nein

50 g-oGTT: nein

75 g-oGTT: nein

#### Blutzuckerkontrollen nach 24. SSW

50 g-oGTT: 26. SSW unauffällig (7,2 mmol/l)

75 g-oGTT: 33. SSW (**5,22**–7,6–6,3 mmol/l) durchgeführt wegen fetaler Makrosomie bei 3. Ultraschall nach Mutterschaftsrichtlinien

#### Fet

Sonographische Fehlbildungsdiagnostik: unauffällig

Gestationsaltersentsprechendes Wachstum: bis zum 3. Ultraschall

### 2.20.2 Befunde bei Erstvorstellung in der Intensivschwangerenbetreuung 34. SSW

- Patientin beschwerdefrei, bisher plus 12 kg (aktuell Gewicht 92 kg),
- Kindsbewegungen mind. 10 ×/d, CTG unauffällig,
- keine Zervixinsuffizienz.

Ernährungsberatung: am Vorstellungstag erfolgt

Blutzucker (BZ): noch keine Messung

#### Fetalsonographie

Lage: SL

Fruchtwasser: normal Depot 5 cm

Plazentadicke und -lokalisation: 4,7 cm/VW

– Fetalentwicklung **dysproportional** mit einem geschätzten Gewicht von **ca. 3430 g** und sonographisch einer **39 + 0 SSW** entsprechend,
– **AU: weit > 98. Perzentile (35,4 cm).**

Fetale und maternale Dopplersonographie: Normalbefund

**Beurteilung:** fetale Makrosomie bei GDM.

**Procedere:** Ernährungsempfehlungen umsetzen, Bewegung nach Anleitung intensivieren. Einstellung auf Insulin (Novorapid 6/6/6 IE und Protaphane zunächst 6 IE z. N., nach 2 d steigern auf 8 IE). Zielwerte des Blutzuckers nüchtern bis 4,7 mmol/l, 1 h nach dem Essen bis 6,6 mmol/l)

### 2.20.3 Befunde der folgenden Konsultationen

**36. SSW: NBZ 5,2–5,6 mmol/l** (Protaphane war bei 6 IE belassen worden), postprandial bis 7,4 mmol/l. Gewicht + 13 kg (93 kg). Fet in SL, **makrosom, mit deutlicher Wachstumstendenz ca. 4150 g, AU weit > 98. Perzentile (38,2 cm),** subcutaner Fettsaum abdominal 6 mm, FW normal.

Empfehlung: Insulin erhöhen (Protaphane 8 IE z. N., nach zwei Tagen auf 10 IE erhöhen, Novorapid 8/8/8 IE, Zielbereich des BZ beachten).

**37. SSW:** NBZ alle < 4,7 mmol/l, postprandial 5 von 18 Messwerten > 6,6 mmol/l (bis 7,0 mmol/l), sonst normoglykämisch. Gewicht + 14 kg (94 kg). Fet in SL, **dysproportioniert makrosom, ca. 4400 g, AU > 98. Perzentile (38,8 cm), subcutaner Fettsaum 6–7 mm, KU 36 cm,** FW normal.

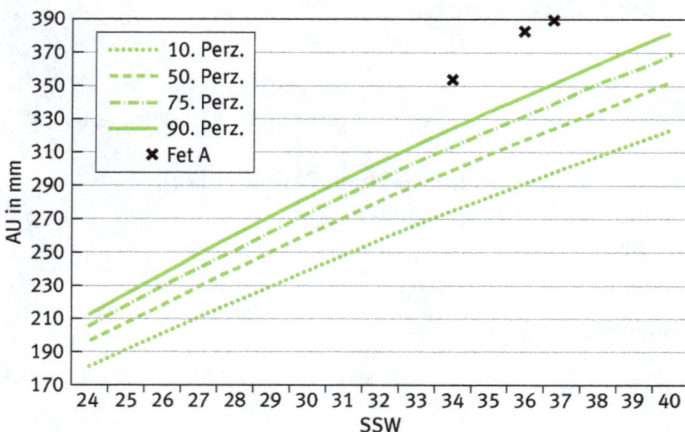

**Abb. 2.20.1:** Verlauf des fetalen Abdomenumfangs (AU) in Abhängigkeit vom Gestationsalter in SSW.

Empfehlung: sehr langes Gespräch, Patientin wünscht Spontanpartus, Frage der Geburtseinleitung ab 38 + 0 SSW. Stationäre Aufnahme ab 38 vollendeten SSW angeboten. Geburtsmechanische Probleme besprochen (Schulterdystokie, Armplexusverletzungen, Clavikulafraktur).

### 2.20.4 Partus

### Geburt

- Gewicht: + 14 kg, aktuell 94 kg,
- nach 4 × Priming Spontanpartus aus SL in 39 + 3 SSW, keine Geburtsverletzungen, Insulin beendet.

### Wochenbett

- unauffällig, Wöchnerin voll stillend,
- Tages-Nacht-Profil (TNP) 2. Tag pp unauffällig
  (07:00 h 4,9 mmol/l, 09:00 h 6,0 mmol/l, 13:00 h 6,3 mmol/l, 19:00 h 6,9 mmol/l und 03:00 h 5,5 mmol/l),
- Empfehlung: Ernährungs- und Bewegungsempfehlungen weiter umsetzen und in 6–8 Wochen Kontrolle des 75 g-oGTT.

### Kind

Tab. 2.20.1: Angaben zum Kind (männlich).

| Gewicht | Länge | Kopfumfang | längen-bezogenes Gewicht | längenbezogenes Gewicht nach Korrektur mit den mütterlichen Maßen |
|---|---|---|---|---|
| 4630 g sehr stark hypertroph: > $x_q$ + 2s. Perz. | 53 cm eutroph: 10.–90. Perz. | 37 cm eutroph: 10.–90. Perz. | 87,36 g/cm sehr stark hypertroph: > $x_q$ + 2s. Perz. | sehr stark hypertroph: > $x_q$ + 2s. Perz. |

- Postnatale Anpassung: unauffällig (APGAR 8/9/9, NapH 7,22),
- **BZ postnatal: 2,0 mmol/l (1 h),** Maltoselösung und Frühfütterung, Kontrolle 3,7 mmol/l (3 h) im Verlauf normoglykämisch

## 2.20.5 Besonderheiten dieses Falles

Nach der aktuell gültigen Leitlinie wies die Patientin keine Risikofaktoren für die Entwicklung eines GDM auf. Die in den Mutterschaftsrichtlinien geforderten Untersuchungen einschließlich des 50 g-oGTT als Screening hatten bis zur 3. Ultraschalluntersuchung unauffällige Befunde ergeben. Erst die fetale Makrosomie in der 32. SSW führte zum 75 g-oGTT und zur Diagnose eines GDM.

Im 75 g-oGTT und in allen dokumentierten BZ-Selbstmessungen waren nur die Nüchternblutzuckerwerte leicht erhöht, postprandial lag die Patientin im unteren Normbereich für eutrophe Feten und nach geringen Insulingaben auch dauerhaft im Normbereich für makrosome Feten.

Das Phänomen ist bekannt. In einem Anteil der Schwangerschaften sind die maternalen Blutzuckerwerte und der fetale Wachstumsverlauf nicht kongruent. Bei marginal überschrittenen Grenzwerten der Blutglukose finden wir erhebliche Gewichtsüberschreitungen der Feten. Der individuelle Anteil des Glukoseübertritts von der Mutter zum Kind ist durch die maternalen BZ-Testungen nicht feststellbar.

Das Screening nach Mutterschaftsrichtlinien greift bei diesen Schwangeren nicht. Nach Entwicklung einer fetalen Makrosomie gibt es bei fortgeschrittener Gravidität kaum Regulationsmöglichkeiten. Schemata für dann anzuwendende Insulindosierungen existieren nicht. Ob mittel- bis langfristig wirkende Insuline oder kurzfristig wirkende zu bevorzugen sind und wie schnell Insulin bei niedrignormalem maternalen BZ gesteigert werden kann, ist bisher nicht untersucht.

Abzuwägen ist, ob ab der 38. SSW eine Geburtseinleitung versucht oder der fetale Hyperinsulinismus durch weitere maternale Therapietage günstig beeinflusst werden kann. Das ist im Einzelfall schwierig zu entscheiden. Auch dazu fehlen vergleichbare Daten.

**Tipp:** Ein Gestationsdiabetes mellitus mit fetaler Makrosomie kann sich auch bei Schwangeren ohne Risikoanamnese (nach Leitlinien) und bei unauffälligem 50 g-oGTT-Screening entwickeln.

## 2.21 GDM-Patientin mit variabler Insulindosierung

### 2.21.1 Anamnese

- 35 Jahre, 1. Gravida/0. Para,
- Ausgangs-BMI: 27,2 kg/m² (Körpergröße 1,63 m; Gewicht 72 kg),
- kein Hypertonus, kein Nikotin.

Familienanamnese: **Vater mit Diabetes mellitus**

Schwangerschaften und Geburten bisher: keine

**Blutzuckerkontrollen vor 24. SSW**

Gelegenheitsglukose/Nüchternblutzucker (NBZ): nein

50 g-oGTT: 16. SSW (6,46 mmol/l)

75 g-oGTT: nein

**Blutzuckerkontrollen nach 24. SSW**

50 g-oGTT: nein

75 g-oGTT: 25. SSW (4,45–**10,1**–5,8 mmol/l)

**Fet**

Sonographische Fehlbildungsdiagnostik: unauffällig

Gestationsaltersentsprechendes Wachstum: ja

### 2.21.2 Befunde bei Erstvorstellung in der Intensivschwangerenbetreuung 26. SSW

- Patientin beschwerdefrei, bisher **plus 19 kg** (aktuell Gewicht 91 kg),
- Kindsbewegungen mind. 10 ×/d, CTG unauffällig,
- keine Zervixinsuffizienz.

Ernährungsberatung: keine

Blutzucker (BZ): bisher keine Messungen

**Fetalsonographie**

Lage: SL

Fruchtwasser: vermehrt, Depot 7 cm

Plazentadicke und -lokalisation: 3,2 cm/HW

- Fetalentwicklung proportional mit einem geschätzten Gewicht von ca. 930 g und sonographisch einer 26 + 1 SSW entsprechend,
- AU: 18. Perzentile.

Fetale und maternale Dopplersonographie: Normalbefund

**Beurteilung:** leicht vermehrtes Fruchtwasser, neu diagnostizierter GDM, übermäßige Gewichtszunahme in der Schwangerschaft bisher.

Längeres Gespräch über Pathophysiologie. Ernährungs- und Bewegungsberatung indiziert, BZ-Selbstkontrollen und Verlaufsbeobachtung mit der Patientin vereinbart.

### 2.21.3 Befunde der folgenden Konsultationen

**29. SSW:** BZ-Selbstmessungen sorgfältig geführt. NBZ alle im Normbereich für eutrophen Fetus. Postprandial im 1 h-Wert von 60 Messungen 28 × > 7,8 mmol/l, davon häufig > 9 mmol/l und bis > 10 mmol/l. Gewicht **+ 20 kg** (92 kg). Fet in SL, eutroph, ca. 1540 g, AU 60. Perzentile. FW normal, Depot 5 cm.

Empfehlung: Insulineinstellung mit Novorapid 4/4/4 IE, wenn BZ nach dem Essen nicht < 8 mmol/l Erhöhung auf 6/6/6 IE.

**32. SSW:** BZ –Selbstmessungen besser. NBZ alle im Normbereich. Postprandial mittags und abends häufig > 8 mmol/l. **Allerdings wird Insulin auch mal weggelassen, z. B. bei Vollkornbrot zum Frühstück.** Gewicht **+ 22 kg** (94 kg). Fet in SL, eutroph, ca. 2030 g, AU 42. Perzentile. FW normal, Depot 4 cm.

Empfehlung: regelmäßige Mahlzeiten und Insulin auch regelmäßig dazu, bei hoher Varianz der Nahrungsbedürfnisse auch nach BE spritzen möglich.

**35. SSW:** NBZ > 90 % im Normbereich, postprandial nur selten hyperglykämische Werte > 9 mmol/l. Patientin nutzt Insulingaben nach BE. Gewicht **+ 23 kg** (95 kg). Fet in SL, eutroph, ca. 2800 g, AU 49. Perzentile. FW normal.

Empfehlung: alles so belassen.

**38. SSW:** aktuell Novorapid zu den Mahlzeiten 8–14 IE, BZ nüchtern im Normbereich, postprandial selten > 8 mmol/l, insgesamt sehr gut geführt. Gewicht **+ 25 kg** (97 kg), Fet in SL-Kopf schon tief, Messung etwas erschwert, eutroph, ca. 3110 g, AU 20. Perzentile FW normal, CTG unauffällig.

Empfehlung: keine Therapieänderung, abwarten bis 40 + 0 SSW.

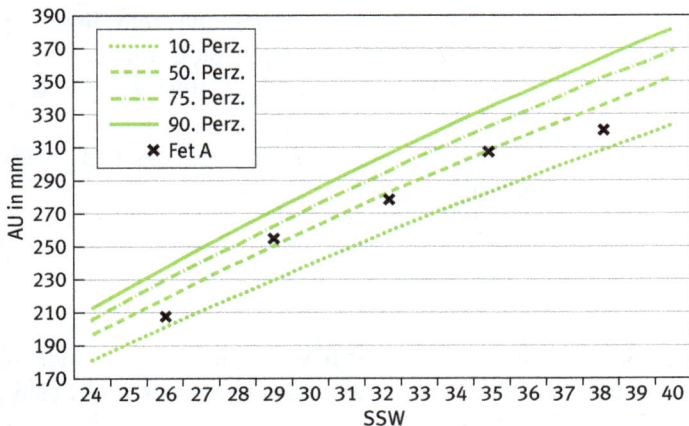

**Abb. 2.21.1:** Verlauf des fetalen Abdomenumfangs (AU) in Abhängigkeit vom Gestationsalter in SSW.

### 2.21.4 Partus

#### Geburt

- Gewicht: **+ 28 kg,** aktuell **100 kg,**
- VE mit schwieriger Schulterentwicklung des Kindes in 40 + 1 SSW, Insulin beendet.

#### Wochenbett

- unauffällig,
- Tages-Nacht-Profil (TNP) 2. Tag pp unauffällig
  (07:00 h 5,2 mmol/l, 09:00 h 6,9 mmol/l, 13:00 h 7,2 mmol/l, 20:00 h 8,1 mmol/l
  und 03:00 h 4,9 mmol/l),
- Empfehlung: Fortführung der Ernährungs- und Bewegungsempfehlungen, in
  6–8 Wochen Kontrolle des 75 g-oGTT ambulant, bei unauffälligem Befund alle
  1–2 Jahre.

#### Kind

**Tab. 2.21.1:** Angaben zum Kind (männlich).

| Gewicht | Länge | Kopfumfang | längen-bezogenes Gewicht | längenbezogenes Gewicht nach Korrektur mit den mütterlichen Maßen |
|---|---|---|---|---|
| 3720 g | 52 cm | 35 cm | 71,54 g/cm | |
| eutroph: | eutroph: | eutroph: | eutroph: | eutroph: |
| 10.–90. Perz. | 10.–90. Perz. | 10.–90. Perz. | 10.–90. Perz. | 10.–90. Perz. |

– Postnatale Anpassung: **gestört nach VE und schwieriger Schulterentwicklung** (APGAR 5/8/8, NapH 7,33), das Kind zeigte eine knorksende Atmung und benötigte bis zur 4. Lebensstunde eine CPAP-Atemhilfe, danach regelrechter Verlauf. Kein Hinweis auf Armplexuslähmung oder Clavikulafraktur,
– BZ postnatal: 4,2 mmol/l (1 h), Überwachung auf der neonatologischen Intensivstation, im weiteren Verlauf normoglykämisch.

### 2.21.5 Besonderheiten dieses Falles

In der relativ kurzen Zeit zwischen der Diagnose des GDM und der Geburt kommen die meisten Patientinnen gut mit einem meist starren Nahrungsschema und gleichbleibenden Insulindosierungen zurecht. Neben Muster-Essensplänen mit Beispielen austauschbarer Lebensmittel führt auch die regelmäßige Insulingabe zu einem erkennbaren Überblick über den maternalen Glukosestoffwechsel. Wenn BZ-Probleme auftreten (z. B. nüchtern oder nach dem Frühstück), kann auf deren Regelhaftigkeit geachtet und nach Lösungen gesucht werden. Eine individuelle Insulinberechnung nach BE-Aufnahme (Menge und Zeitpunkt) verlangt von den Patientinnen eine gute Einarbeitung in den Stoffwechsel und ist nicht regelhaft indiziert oder umsetzbar.

Wenn über eigene Motivation und/oder Unterstützung von Familienmitgliedern in den wenigen Wochen eine individuelle Insulintherapie gelingt, kann die Patientin bei normalem fetalen Wachstum ihren Ernährungsvorlieben in größerem Umfang nachgehen und die Akzeptanz und Zufriedenheit steigen.

Nachteilig stellt sich im vorliegenden Fall dabei jedoch die übermäßige maternale Gewichtszunahme dar, diese ist ein unabhängiger Risikofaktor für die Geburtsmechanik und führte hier zur erschwerten Schulterentwicklung mit kurzfristigen Anpassungsproblemen.

**Tipp:** Bei motivierten und gut geschulten Patientinnen ist eine Insulingabe nach BE (intensivierte Insulintherapie) auch beim GDM möglich.

## 2.22 Spät detektierter GDM bei Risikoanamnese

### 2.22.1 Anamnese

- 29 Jahre, 4. Gravida/III. Para,
- Ausgangs-BMI: **35,3 kg/m²** (Körpergröße 1,63 m; Gewicht 94 kg),
- kein Hypertonus, keine chronischen Erkrankungen, **Nikotin positiv 7–8 Zigaretten/d.**

Familienanamnese: kein Diabetes mellitus

Schwangerschaften und Geburten bisher:
- 2003 (19-jährig) Sectio caesarea 39. SSW bei **vorzeitiger Plazentalösung, Kind** 3600 g, **verstorben intrapartum**
- 2005 Spontanpartus 41 + 3 SSW, Kind 3400 g, **insulinpflichtiger GDM**
- 2008 Spontanpartus 39 + 5 SSW, Kind 3300 g

**Blutzuckerkontrollen vor 24. SSW**

Gelegenheitsglukose/Nüchternblutzucker (NBZ): nein

50 g-oGTT: nein

75 g-oGTT: nein

**Blutzuckerkontrollen nach 24. SSW**

50 g-oGTT: 28. SSW (**8,62 mmol/l**)

75 g-oGTT: 28. SSW (4,32–9,82–6,07 mmol/l)

**Fet**

Sonographische Fehlbildungsdiagnostik: 22. SSW unauffällig

Gestationsaltersentsprechendes Wachstum: ja

### 2.22.2 Befunde bei Erstvorstellung in der Intensivschwangerenbetreuung 37. SSW als Notfall

- Patientin mit **Präeklampsie RR 165/95,** bisher plus 13 kg (aktuell Gewicht 107 kg),
- Kindsbewegungen mind. 10 ×/d, CTG unauffällig,
- keine Zervixinsuffizienz.

Ernährungsberatung: keine

Blutzucker (BZ): keine Messung

### Fetalsonographie

Lage: **SL**

Fruchtwasser: **Polyhydramnion, mehrere Depots 11 cm**

Plazentadicke und -lokalisation: **5,3 cm/VW hydropisch**

– Fetalentwicklung **dysproportional** mit einem geschätzten Gewicht von ca. **3560 g** und sonographisch einer 39 + 5 SSW entsprechend, Kibe während der Untersuchung regelmäßig,
– **AU: 97. Perzentile (35 cm), KU 57. Perzentile (33 cm), Femur 31. Perzentile**

Fetale und maternale Dopplersonographie: Normalbefund.

**Beurteilung:** sonographisches Vollbild eines unbehandelten GDM mit Polyhydramnion, hydropischer Plazenta und dysproportioniertem, makrosomem Fetus bei Nikotinabusus, Präeklampsie und auffälliger geburtshilflicher Anamnese. Stationäre Aufnahme und Überwachung, Abklärung der Blutdrucksituation, Ernährungsberatung, Blutzuckermessungen, Einstellung auf Insulin, BZ-Zielwerte anpassen.

### 2.22.3 Befunde der folgenden Konsultationen

**38. SSW:** Blutdruck wieder im Normbereich, sehr sorgfältige BZ-Messungen, unter Novorapid 6/4/4 IE und Protaphane 6 IE z. N. NBZ 3,7–4,6 mmol/l, 1 h postprandial von 18 Messwerten 11 × > 6,6 mmol/l (bis 8,9 mmol/l), Gewicht stabil + 14 kg (108 kg). Fet **makrosom** in SL, **ca. 3920 g, AU ≫ 98. Perzentile (36 cm), Polyhydramnion, ein Depot 10,5 cm. Plazentadicke verbessert 3,6 cm.**

Empfehlung: Insulin steigern auf Novorapid 8/6/6 IE und Protaphane so belassen. Unter engmaschiger CTG-Kontrolle eine weitere Woche abwarten.

**39. SSW:** BZ jetzt alle im Zielbereich, Gewicht + 13 kg (107 kg). Fet in SL, Wachstumskurve abgeschwächt, **ca. 3900 g, AU 90. Perzentile. Polyhydramnion Depot 9,5 cm.** Plazentadicke 3,4 cm, Kindsbewegungen und CTG gut.

**Procedere:** stationäre Aufnahme und Einleitungsversuch.

### 2.22.4 Partus

#### Geburt

– Gewicht: + 13 kg, aktuell 107 kg,
– nach einmaligem Priming Wehenbeginn und Spontangeburt 39 + 3 SSW. Insulin beendet.

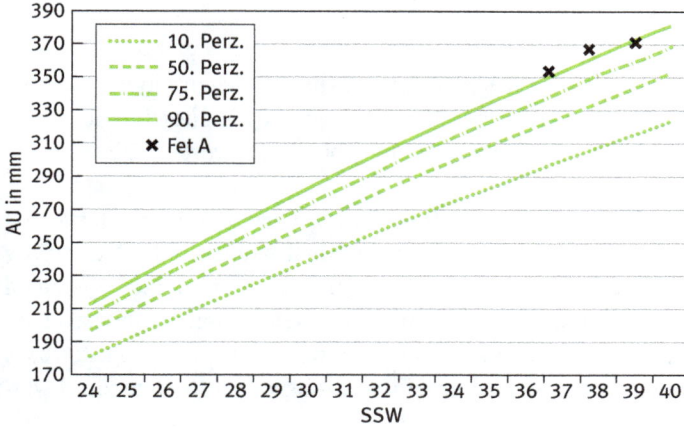

**Abb. 2.22.1:** Verlauf des fetalen Abdomenumfangs (AU) in Abhängigkeit vom Gestationsalter in SSW.

## Wochenbett

- unauffällig, Wöchnerin voll stillend,
- Tages-Nacht-Profil (TNP): unauffällig (07:00 h 4,4 mmol/l, 09:00 h 7,2 mmol/l, 13:00 h 6,6 mmol/l, 19:00 h 5,8 mmol/l und 03:00 h 5,1 mmol/l).
- Empfehlung: Fortführung der Ernährungs- und Bewegungsempfehlungen, in 6–8 Wochen Kontrolle des 75 g-oGTT ambulant, bei unauffälligem Befund alle 1–2 Jahre

## Kind

**Tab. 2.22.1:** Angaben zum Kind (männlich).

| Gewicht | Länge | Kopfumfang | längen-bezogenes Gewicht | längenbezogenes Gewicht nach Korrektur mit den mütterlichen Maßen |
|---|---|---|---|---|
| 3820 g eutroph: 10.–90. Perz. | 51 cm eutroph: 10.–90. Perz. | 37 cm eutroph: 10.–90. Perz. | 74,90 g/cm eutroph: 10.–90. Perz. | eutroph: 10.–90. Perz. |

- Postnatale Anpassung: unauffällig (APGAR 8/9/9, NapH 7,23),
- BZ postnatal: 2,6 mmol/l (1 h), 2,7 mmol/l (6 h), im weiteren Verlauf 3,7 mmol/l normoglykämisch.

### 2.22.5 Besonderheiten dieses Falles

Die allgemeine telefonische Anfrage des niedergelassenen Kollegen, ob nach einem pathologischen 50 g-oGTT ein unauffälliger 75 g-oGTT einen GDM ausschließt, wurde mit „ja, wenn es sonst keine Risikofaktoren dafür gibt", beantwortet. Fallbezogene Details zur Anamnese wurden nicht berichtet.

Als Verdacht auf Präeklampsie mit erhöhten Blutdruckwerten wurde dann eine Patientin in der vollendeten 37. SSW in die Sprechstunde überwiesen. Im Mutterpass war namentlich die telefonische Rücksprache, bezugnehmend auf obige allgemeine Anfrage, nach dem 75 g-oGTT dokumentiert worden. Alle relevanten anamnestischen Angaben der vorherigen Schwangerschaften waren ordnungsgemäß im Mutterpass eingetragen und somit bekannt, in der allgemeinen Anfrage aber nicht genannt worden.

Blutzuckerkontrollen vor der 24. SSW als auch im 3. Trimenon hatten jedoch nicht stattgefunden.

Sonographisch bot die Schwangere bei Erstvorstellung alle sonographischen Zeichen eines unbehandelten GDM, zusätzlich erhöhte Blutdruckwerte von 165/95 und eine belastete geburtshilfliche Anamnese. Die Adipositas I.–II.° und der Nikotinabusus stellten zusätzliche Risikofaktoren für Schwangerschaftspathologien dar. Erhöhte BZ-Werte in der stationären Überwachung untermauerten die Diagnose des GDM und führten zur Insulineinstellung. In der Folge konnte, wie häufig beobachtet, zunächst eine deutliche Reduktion der Plazentadicke und später eine Reduzierung der Fruchtwassermenge und der fetalen Wachstumsgeschwindigkeit trotz spätem Therapiebeginn registriert werden.

Erfreulicherweise gelang eine unkomplizierte Geburt, das Neugeborene zeigte weder Anpassungsstörungen noch eine Hypoglykämie. Die neonatalen Maße lagen zwar an der Grenze der 90. Perzentile, aber nicht darüber.

In genauerer Kenntnis der geburtshilflichen Anamnese dieser Patientin wären intensivere BZ-Kontrollen und engmaschige sonographische Kontrollen ab der 30. SSW indiziert gewesen. Telefonische Anfragen erfordern die Nennung und Diskussion aller Details und Aspekte, um Missverständnisse zu vermeiden.

**Tipps:**
- Die Reduktion auf Blutzuckerkontrollen nach Screeningstrategie bleibt im Einzelfall unvollständig,
- eine hydropische Plazenta bei unbehandeltem GDM normalisiert sich nach Therapiebeginn zügig.

## 2.23 GDM nach pathologischem 50 g- und ohne 75 g-oGTT

### 2.23.1 Anamnese

- 29 Jahre, 3. Gravida/I. Para,
- Ausgangs-BMI: 19,1 kg/m² (Körpergröße 1,65 m; Gewicht 52 kg),
- kein Hypertonus, kein Nikotin, Asthma bronchiale ohne Therapie in Schwangerschaft.

Familienanamnese: kein Diabetes mellitus

Schwangerschaften und Geburten bisher:
- 2008 Sekundäre Sectio caesarea bei cephalopelvinem Missverhältnis 41. SSW, Kind **4400 g,**
- 2013 Frühabort.

#### Blutzuckerkontrollen vor 24. SSW

Gelegenheitsglukose/Nüchternblutzucker (NBZ): nein

50 g-oGTT: nein

75 g-oGTT: nein

#### Blutzuckerkontrollen nach 24. SSW

50 g-oGTT: 26. SSW (**9,84 mmol/l**)

75 g-oGTT: nicht durchgeführt

#### Fet

Sonographische Fehlbildungsdiagnostik: unauffällig

Gestationsaltersentsprechendes Wachstum: ja

### 2.23.2 Befunde bei Erstvorstellung in der Intensivschwangerenbetreuung 28. SSW

- Patientin beschwerdefrei, bisher plus 10 kg (aktuell Gewicht 62 kg),
- Kindsbewegungen mind. 10 ×/d, CTG unauffällig,
- keine Zervixinsuffizienz.

Ernährungsberatung: durchgeführt

Blutzucker (BZ): nüchtern im Normbereich, postprandial 1 h nach dem Essen zu 90 % normoglykämisch

### Fetalsonographie

Lage: SL

Fruchtwasser: normal, Depot 6 cm

Plazentadicke und -lokalisation: 2,3 cm VW

- Fetalentwicklung symmetrisch mit einem geschätzten Gewicht von ca. 1270 g und sonographisch einer 29 + 3 SSW entsprechend,
- AU: 64. Perzentile.

Fetale und maternale Dopplersonographie: Normalbefund

**Beurteilung:** per definitionem kein GDM, dazu wäre der 75 g-oGTT notwendig. Die Patientin bot jedoch im TNP hohe postprandiale BZ-Werte > 10 mmol/l. Nach Ernährungsumstellung BZ überwiegend im Normbereich, zur Vermeidung einer unnötigen Kohlenhydratbelastung auf Wunsch der Patientin Verzicht auf 75 g-oGTT. Weitere sporadische BZ-Messungen und bei Z. n. makrosomem ersten Kind auch regelmäßige Ultraschallkontrollen.

### 2.23.3 Befunde der folgenden Konsultationen

**31. SSW:** Blutzuckerwerte überwiegend im Zielbereich, postprandial, aber mit hyperglykämischen Spitzen bis 9,4 mmol/l, Gewicht + 13 kg (65 kg). Kindsbewegungen gut, Fet in SL, ca. 1750 g, AU 41. Perzentile. FW normal, Depot 6 cm.

Empfehlung: BZ wieder regelmäßig messen.

**33. SSW:** Blutzuckerwerte seit einer Woche **postprandial 8,3–9,3 mmol/l,** obwohl Patientin „fast nichts mehr isst", nüchtern 4,7–5,1 mmol/l, Gewicht + 14 kg (66 kg). Kindsbewegungen gut, Fet in BEL, ca. 2650 g, **AU 80. Perzentile. Polyhydramnion mit Depot 9–10 cm.**

Empfehlung: Stoffwechsel nicht optimal, Ernährung sehr eingeschränkt, Fet mit angezogener Wachstumskurve und Polyhydramnion, insgesamt Therapieindikation für wenig Insulin zu den Mahlzeiten: Novorapid 6/4/4 IE. Zielwerte korrigiert nüchtern bis 4,7 mmol/l, nach dem Essen bis 6,6 mmol/l

**35. SSW:** Blutzuckerwerte wieder besser, überwiegend im Zielbereich für eutrophen Fetus, Patientin kann auch wieder essen. Gewicht + 14 kg (66 kg). Kindsbewegungen gut, Fet in SL, ca. 3000 g, AU 85. **Perzentile.** FW wieder normal, Depot 5–6 cm.

Empfehlung: alles so belassen.

**37. SSW:** BZ gut, Gewicht + 17 kg (69 kg). **Maternale Dekompensation mit rezidivierendem Erbrechen und etwa 10 ×/d Panikattacken.** Fet in SL, ca. 3400 g, **AU 78. Perzentile, Polyhydramnion, Depot 8 cm.**

**Procedere:** bei Untersuchung 37 + 6 SSW, stationäre Aufnahme und auf Wunsch der Patientin Primäre Re-Sectio 38 + 0 SSW.

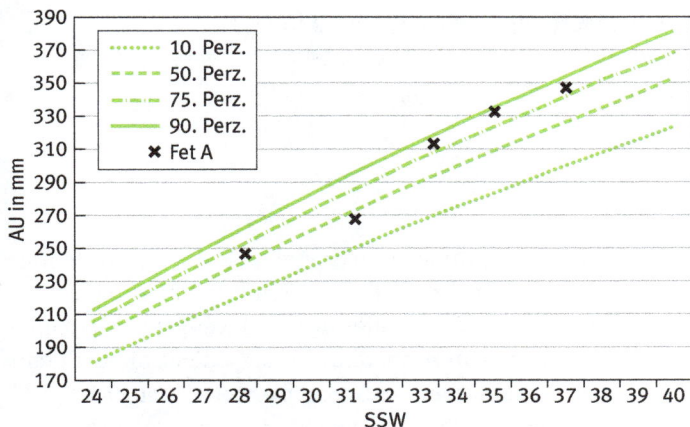

**Abb. 2.23.1:** Verlauf des fetalen Abdomenumfangs (AU) in Abhängigkeit vom Gestationsalter in SSW.

### 2.23.4  Partus

#### Geburt

–  Gewicht: + 17 kg, aktuell 69 kg,
–  Primäre Re-Sectio 38 + 0 SSW, Insulin beendet.

#### Wochenbett

–  unauffällig, Wöchnerin voll stillend,
–  Tages-Nacht-Profil (TNP) 2. Tag **grenzwertig**
   (07:00 h 4,7 mmol/l, 09:45 h **9,7 mmol/l**, 13:00 h **9,7 mmol/l**, 19:00 h 7,8 mmol/l
   und 03:00 h 5,6 mmol/l),
–  Empfehlung: Messung des BZ eine weitere Woche, Vorstellung beim Hausarzt,
   Fortführung der Ernährungs- und Bewegungsempfehlungen, weiter Stillen und
   in 6–8 WochenKontrolle des 75 g-oGTT ambulant, bei unauffälligem Befund alle
   1–2 Jahre

#### Kind

**Tab. 2.23.1:** Angaben zum Kind (männlich).

| Gewicht | Länge | Kopfumfang | längen-bezogenes Gewicht | längenbezogenes Gewicht nach Korrektur mit den mütterlichen Maßen |
|---|---|---|---|---|
| 3160 g | 51 cm | 35 cm | 61,96 g/cm | |
| eutroph: | eutroph: | eutroph: | eutroph: | eutroph: |
| 10.–90. Perz. | 10.–90. Perz. | 10.–90. Perz. | 10.–90. Perz. | 10.–90. Perz. |

–   Postnatale Anpassung: unauffällig (APGAR 9/9/10, NapH 7,34),
–   BZ postnatal: **2,4 mmol/l** (1 h), frühes Anlegen und Frühfütterung, 4,0 mmol/l (2 h), 3,2 mmol/l (6 h), im Verlauf unauffällig.

### 2.23.5 Besonderheiten dieses Falles

Nachdem in der ersten Schwangerschaft sub partu ein cephalopelvines Missverhältnis diagnostiziert und die schlanke Patientin per sekundärer Schnittentbindung von einem 4400 g schweren Kind entbunden wurde, bat die erneut Schwangere nach pathologischem 50 g-oGTT gleich um eine Ernährungsberatung und BZ-Kontrollen. Bereits unter üblicher Kost registrierte die Frau wiederholt Blutzuckerwerte über 10 mmol/l.

Eine strenge Ernährungsumstellung ergab zunächst überwiegend tolerable postprandiale Blutzuckerwerte, die Ultraschallkontrollen boten keinen Hinweis auf einen übermäßigen Glukoseeintrag zum Fetus. In der 32. SSW stieg der BZ plötzlich deutlich, auch ein vollständiger Kohlenhydratverzicht konnte keine Normalisierung erbringen. Zeitgleich wurden in der Sonographie eine deutliche Zunahme der Fruchtwassermenge und eine leichte Zunahme des fetalen Abdomenumfangs ersichtlich. Die Gesamtkonstellation führte zur Einstellung auf geringe Mengen Insulin zu den Mahlzeiten, die prompt den Stoffwechsel erfolgreich beeinflussten.

Da die Umstände der ersten Geburt als belastend empfunden worden waren, entschied sich die Patientin nach ausführlichem Gespräch für eine geplante erneute Kaiserschnittentbindung. Mit zunehmender Schwangerschaftsdauer überwog die maternale Belastung und rezidivierendes Erbrechen und Angstzustände führten zuletzt zur Entbindung in der 38 + 0 SSW.

Geboren wurde ein eutrophes Kind ohne Anpassungsstörungen mit kurzer leichter Hypoglykämie. Im TNP am 2. postpartalen Tag hatten sich die maternalen Blutzucker noch nicht vollständig normalisiert, eine weitere Messung über 7–10 Tage wurde empfohlen und bei persitierend erhöhtem Blutzucker ggf. die Vorstellung beim Hausarzt.

Zusammenfassend war hier trotz unvollständiger Diagnostik die Diagnose Gestationsdiabetes mellitus zu stellen.

**Tipp:** Unter Beachtung aller Details ist auch ohne 75 g-oGTT die Diagnose GDM möglich.

## 2.24 Verdacht auf Diabetes mellitus Typ II bei schwer adipöser Patientin

### 2.24.1 Anamnese

– 27 Jahre, 2. Gravida/I. Para,
– Ausgangs-BMI: **48,1 kg/m²** (Körpergröße 1,62 m; Gewicht 126 kg),
– kein Hypertonus, keine chronischen Erkrankungen, kein Nikotin.

Familienanamnese: **Vater und Oma väterlicherseits Diabetes mellitus**

Schwangerschaften und Geburten bisher:
– 2005 Spontanpartus 39. SSW, Kind 3980 g.

#### Blutzuckerkontrollen vor 24. SSW

Gelegenheitsglukose/Nüchternblutzucker (NBZ): nein

50 g-oGTT: nein

75 g-oGTT: nein

#### Blutzuckerkontrollen nach 24. SSW

50 g-oGTT: 25. SSW (**12,4 mmol/l**)

75 g-oGTT: 26. SSW (**6,7–12,1–9,6 mmol/l**) HOMA-Index 6,4

Hba1c: 5,6 %

#### Fet

Sonographische Fehlbildungsdiagnostik: unauffällig

Gestationsaltersentsprechendes Wachstum: ja

### 2.24.2 Befunde bei Erstvorstellung in der Intensivschwangerenbetreuung 27. SSW

– Patientin beschwerdefrei, bisher minus 1 kg (aktuell Gewicht 125 kg), bei Hyperemesis gravidarum in der Frühschwangerschaft bis auf 119 kg abgenommen,
– Kindsbewegungen mind. 10 ×/d, CTG unauffällig,
– keine Zervixinsuffizienz.

Ernährungsberatung: noch nicht erfolgt

Blutzucker (BZ): keine Selbstkontrollen bisher

**Fetalsonographie**

Lage: **BEL**

Fruchtwasser: normal, Depot 5 cm

Plazentadicke und -lokalisation: 3 cm/HW

–   Fetalentwicklung proportional mit einem geschätzten Gewicht von ca. 1190 g und sonographisch einer 27 + 6 SSW entsprechend,
–   AU: 75. Perzentile.

Fetale und maternale Dopplersonographie: Normalbefund

**Beurteilung:** stationäre Aufnahme, diabetologisches Konsil, Ernährungsberatung, Einweisung in BZ-Selbstkontrollen, Insulineinstellung

### 2.24.3 Befunde der folgenden Konsultationen

**30. SSW:** Novorapid 12/4/6 IE und Protaphane 20 IE z. N.: darunter BZ postprandial zu > 50 % hyperglykämisch, NBZ nur einmal im Normbereich < 5,3 mmol/l, 11 × hyperglykämisch (einmal 7,0 mmol/l, 5 × > 6 mmol/l). Maternal Wohlbefinden, RR zuletzt im Mutterpass 140/90, Gewicht + 1 kg (127 kg). Fet in BEL, eutroph, ca. 1760 g, AU 69. Perzentile. FW mit Depot 4 cm normal. RR nach Sonographie 130/90.

Empfehlung: Novorapid erhöhen auf 12/8/10 IE und Protaphane morgens 8 IE dazu, abends auf 22 IE erhöhen.

**31. SSW: Zusatzvorstellung mit V. a. schwangerschaftsinduziertem Hypertonus (SIH), außerhalb gemessen RR 170/110.** BZ verbessert, aber nicht im Normbereich. Maternal Wohlbefinden, RR in der Sprechstunde mit entsprechender Oberarmmanschette 140/90, Gewicht + 3 kg (129 kg). CTG unauffällig, KiBe gut. Fet in BEL, grenzwertig eutroph, ca. 1930 g, **AU 76. Perzentile.** FW mit Depot 4–5 cm normal.

Empfehlung: stationäre Aufnahme und Überwachung, eventuell Insulinanpassung.

**32. SSW:** Novorapid 12/8/10 IE und Protaphane 8/–/–/22 IE: darunter BZ laut Patientin ganz gut, Heft zu Hause vergessen, NBZ am Vorstellungstag 5,6 mmol/l. Maternal Wohlbefinden, RR im Normbereich ohne Medikation, Gewicht + 2 kg (128 kg). Fet in SL, **makrosom, ca. 2370 g**, **AU 93. Perzentile.** FW mit Depot 5 cm normal. CTG unauffällig, KiBe etwas weniger, aber noch 10 ×/d.

Empfehlung: Novorapid erhöhen auf 14/12/10 IE und Protaphane 10/–/–/24 IE. Zielwerte anpassen nüchtern bis 4,7 mmol/l und postprandial bis 6,6 mmol/l. CTG-Schreibung 2 ×/Woche organisieren.

**34. SSW:** Insulin wurde von der Patientin noch einmal selbst angepasst auf Novorapid 16/12/14 IE und Protaphane 12/–/–/26 IE: NBZ 4,0–5,4 mmol/l und postprandial 5–6 mmol/l. Maternal Wohlbefinden, RR im Normbereich, Gewicht + 3 kg (129 kg). Fet in SL, wieder eutroph, ca. 2700 g, AU 72. Perzentile. FW normal. CTG unauffällig, KiBe erneut knapp 10 ×/d.

Empfehlung: Zielwerte wieder in den mittleren Bereich verlagern: nüchtern bis 5,3 mmol/l und postprandial bis 7,8 mmol/l, Insulin so belassen.

**36. SSW:** BZ im Normbereich. Maternal Wohlbefinden, RR 135/90, Gewicht + 3 kg (129 kg). Fet in SL, eutroph, ca. 3080 g, AU 71. Perzentile. FW normal. CTG unauffällig, KiBe regelmäßig.

Empfehlung: ab 38 + 0 SSW stationäre Aufnahme und Versuch der Geburtseinleitung.

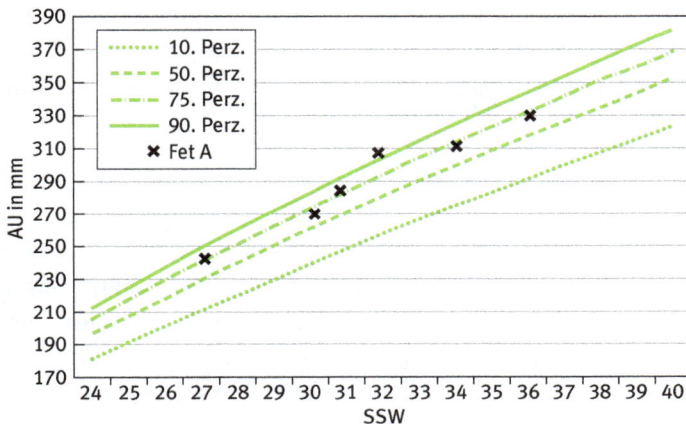

**Abb. 2.24.1:** Verlauf des fetalen Abdomenumfangs (AU) in Abhängigkeit vom Gestationsalter in SSW.

## 2.24.4 Partus

### Geburt

- Gewicht: + 3 kg, aktuell 129 kg,
- unkomplizierte Spontangeburt aus SL in 37 + 4 SSW, Insulin beendet.

### Wochenbett

- unauffällig, Wöchnerin voll stillend,
- Tages-Nacht-Profil (TNP) 2. Tag unauffällig
  (07:00 h 4,9 mmol/l, 09:00 h 6,6 mmol/l, 13:00 h 6,1 mmol/l, 19:00 h 7,1 mmol/l und 03:00 h 5,4 mmol/l),
- Empfehlung: Fortführung der Ernährungs- und Bewegungsempfehlungen und in 6–8 Wochen Kontrolle des 75 g-oGTT ambulant beim Diabetologen.

## Kind

Tab. 2.24.1: Angaben zum Kind (männlich).

| Gewicht | Länge | Kopfumfang | längen-bezogenes Gewicht | längenbezogenes Gewicht nach Korrektur mit den mütterlichen Maßen |
|---|---|---|---|---|
| 3390 g | **47 cm** | 35 cm | **72,13 g/cm** | |
| eutroph: | **hypotroph:** | eutroph: | **hypertroph:** | eutroph: |
| 10.–90. Perz. | **5.–10. Perz.** | 10.–90. Perz. | **90.–95. Perz.** | 10.–90. Perz. |

- Postnatale Anpassung: unauffällig (APGAR 9/10/10, NapH 7,36),
- BZ postnatal: 3,0 mmol/l (1 h), 2,8 mmol/l (6 h), 2,5 mmol/l (12 h) im weiteren Profil unauffällig.

### 2.24.5 Besonderheiten dieses Falles

Die aktuell gültige S3-Leitlinie gestattet erstmalig auch die Diagnosestellung eines manifesten Diabetes mellitus in der Schwangerschaft. Bei BZ-Gelegenheitsmessung > 11,1 mmol/l, Bestätigung durch Zweitmessung und erhöhtem NBZ ab 7,0 mmol/l (oder zweitem NBZ ab 7,0 mmol/l) kann unabhängig von der SSW ein Diabetes mellitus Typ II vorliegen.

Die Patientin mit Adipositas III° erhielt erst oberhalb der 24. SSW einen 50 g-oGTT, dieser war hochpathologisch mit > 12 mmol/l und hätte bereits die Diagnose GDM erbringen müssen. Es wurde jedoch noch ein 75 g-oGTT mit HOMA-Index veranlasst, dabei betrug der BZ nach einer Stunde erneut > 12 mmol/l, der NBZ lag mit 6,7 mmol/l bereits sehr hoch, aber erst in den folgenden Wochen registrierte die Patientin (unter Protaphane) wiederholt NBZ-Werte > 7 mmol/l. Wünschenswert wäre natürlich eine Diagnostik vor der Schwangerschaft oder bei Kenntnis der Schwangerschaft im ersten Trimenon aufgrund des Ausgangs-BMI und der positiven Familienanamnese gewesen.

In der Befundkombination ist ein Diabetes mellitus Typ II bei der Patientin wahrscheinlicher als ein GDM. In den Folgekonsultationen wurde die Insulindosierung mehrfach angepasst und eine Normoglykämie bei der Patientin erreicht.

Plausibel lagen sehr ungünstige Ultraschallbedingungen vor, der fetale Abdomenumfang befand sich soweit darstellbar stets an der 75. Perzentile. Ein dokumentierter Zuwachs des AU > 90. Perzentile wurde mit Erhöhung der Insulindosierung korrigiert.

Die Patientin setzte nach Kenntnis der Diagnose alle Empfehlungen so weit möglich um, sichtbar auch an der geringen maternalen Gewichtszunahme von insgesamt plus 3 kg.

Erfreulicherweise gelang eine unkomplizierte Spontangeburt, das Neugeborene zeigte keine Anpassungsstörungen oder Hypoglykämien. Aus der etwas geringeren Körperlänge des Jungen resultierte bei eutrophem Geburtsgewicht ein längenbezogenes Geburtsgewicht zwischen der 90. und 95. Perzentile, und dies lag damit im hypertrophen Bereich.

Die unauffälligen postpartalen Blutzuckerwerte am 2. Tag schließen die Diagnose eines Diabetes mellitus Typ II nicht vollständig aus, weitere Messungen und die Vorstellung beim Diabetologen wurden deshalb empfohlen.

**Tipp:** Die Diagnose eines Diabetes mellitus ist auch in der Schwangerschaft möglich.

## 2.25 Insulinpflichtiger GDM und fetal singuläre Nabelarterie

### 2.25.1 Anamnese

- 34 Jahre, 3. Gravida/II. Para,
- Ausgangs-BMI: **41,1 kg/m²** (Körpergröße 1,68 m; Gewicht 116 kg),
- kein Hypertonus, kein Nikotin,
- **Nierenstein re** mit erheblichen Beschwerden,
- **paroxysmale Tachykardie**: Therapie mit Metoprolol 1 × 1 bis 20. SSW,
- **Endogene Depression:** Therapie mit Citalopram 30 mg/d, in der Schwangerschaft 10 mg/d.

Familienanamnese: kein Diabetes mellitus

Schwangerschaften und Geburten bisher:
- 2003 Spontanpartus nach vorzeitigem Blasensprung 34. SSW, Kind 2840 g **(makrosom),**
- 2007 Spontanpartus 38. SSW, Kind 3880 g **(makrosom).**

#### Blutzuckerkontrollen vor 24. SSW

Gelegenheitsglukose/Nüchternblutzucker (NBZ): nein

50 g-oGTT: nein

75 g-oGTT: nein

#### Blutzuckerkontrollen nach 24. SSW

50 g-oGTT: nein

75 g-oGTT: 24. SSW (**6,3**–**10,9**–7,22 mmol/l)

#### Fet

Sonographische Fehlbildungsdiagnostik: singuläre Nabelarterie, Amniocentese erfolgt, fetales Karyogramm unauffällig,

Gestationsalterentsprechendes Wachstum: ja bis zum 2. Screening.

### 2.25.2 Befunde bei Erstvorstellung in der Intensivschwangerenbetreuung 25. SSW

- Patientin beschwerdefrei, bisher wegen fehlendem Appetit – **6 kg (aktuell Gewicht 110 kg),**
- Kindsbewegungen mind. 10 ×/d, CTG unauffällig,
- keine Zervixinsuffizienz.

Ernährungsberatung: erfolgt am selben Tag

Blutzucker (BZ): noch keine Messung

### Fetalsonographie

Lage: BEL

Fruchtwasser: **Polyhydramnion, Depot 7 cm**

Plazentadicke und -lokalisation: 3,2 cm/HW

- **makrosome** Fetalentwicklung mit einem geschätzten Gewicht von ca. 980 g und sonographisch einer 26 + 3 SSW entsprechend,
- **AU: 91. Perzentile,** KU 67. Perzentile, Femur 55. Perzentile.

Fetale und maternale Dopplersonographie: Normalbefund

**Beurteilung:** fetale Makrosomie und Polyhydramnion trotz Betablockertherapie, singulärer Nabelarterie und maternaler Gewichtsabnahme. Indikation zur Einstellung auf Insulin. Zielwerte für makrosomen Fetus: NBZ bis 4,7 mmol/l und 1 h-postprandial-Wert bis 6,6 mmol/l.

### 2.25.3 Befunde der folgenden Konsultationen

**28. SSW:** unter Novorapid 8/4/12 IE und Protaphane 34 IE z. N. BZ zu 90 % im Normbereich. Gewicht weiter bei minus 6 kg, (110 kg). Fet in SL, noch **makrosom ca. 1390 g, AU 85. Perzentile.** FW **verbessert,** jetzt normal, Depot 5 cm.

**31. SSW:** unter Novorapid 14/10/12 IE und Protaphane 42 IE z. N. NBZ zwischen 4,5 und 5,8 mmol/l, nach dem Essen 5,9 bis 10,2 mmol/l. Gewicht weiter veringert, jetzt bei minus 8 kg, (108 kg). Patientin berichtet aber über Heißhunger auf Schokolade. Fet in SL, **makrosom ca. 2100 g, AU 90. Perzentile.** FW normal, Depot 4 cm.

Empfehlung: Bei Heißhunger Nüsse essen und Gemüse. Novorapid steigern auf 14/12/14 IE, sonst alles so belassen.

**34. SSW:** unter Novorapid 14/12/14 IE und Protaphane 42 IE z. N. NBZ bis 6,6 mmol/l, nach dem Essen bis 8,3 mmol/l. Gewicht weiter bei minus 8 kg, (108 kg). Seit Tagen maternal starke Schmerzen im rechten Nierenlager, Spasmolytika nicht ausreichend wirksam, Schmerzmittel (Paracetamol) habe keinen Wirkeffekt. Fet in SL, eutroph ca. 2490 g, AU 64. Perzentile. FW vermindert, Depot 2–3 cm. Patientin wünscht wegen erheblicher Beschwerden Entbindung per Primärer Sectio mit Sterilisation in der 37. SSW.

Empfehlung: Protaphane auf 44 IE erhöhen. Stationäre Schmerztherapie angeboten, wünscht Patientin nicht.

**36. SSW:** Patientin seit drei Tagen stationär zur Schmerztherapie. Zuletzt Novorapid 18/18/18 IE und Protaphane 50 IE z. N. Blutzucker besser, zuletzt aber 2× Hypoglyk-

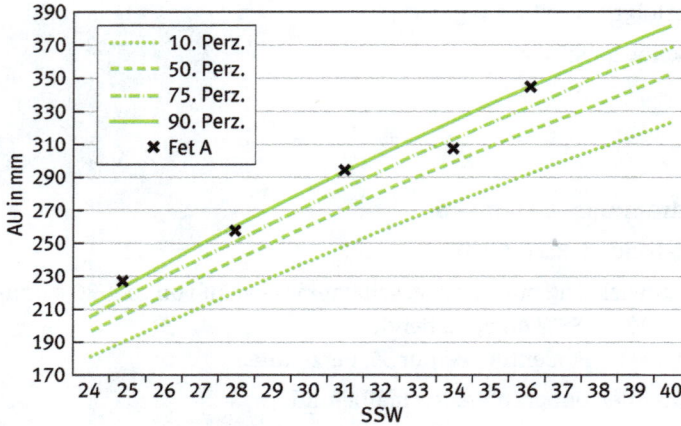

**Abb. 2.25.1:** Verlauf des fetalen Abdomenumfangs (AU) in Abhängigkeit vom Gestationsalter in SSW.

ämien 2 h nach dem Mittag (einmal 1,7 mmol/l, einmal 3,0 mmol/l) Gewicht – 8 kg, (108 kg). Fet in SL, ca. 3330 g, **AU 90. Perzentile**. FW normal, Depot 5 cm.

### 2.25.4 Partus

#### Geburt

– Gewicht: **– 8 kg, aktuell 108 kg,**
– Primäre Sectio bei maternaler Dekompensation 37 + 1 SSW, Insulin beendet.

#### Wochenbett

– unauffällig, Wöchnerin primär abgestillt bei Notwendigkeit zur antidepressiven Therapie,
– Tages-Nacht-Profil (TNP) 2. Tag pp **auffällig**
  (07:00 h **5,8 mmol/l,** 10:00 h **9,0 mmol/l,** 12:00 h 6,5 mmol/l, 19:00 h 8,8 mmol/l und 03:00 h **5,7 mmol/l),**
– Empfehlung: Fortführung der BZ-Messung eine weitere Woche, Ernährungs- und Bewegungsempfehlungen bleiben bestehen, in 6–8 Wochen Kontrolle des 75 g-oGTT ambulant, bei unauffälligem Befund alle 1–2 Jahre.

#### Kind

– **APGAR 4/6/7**, NapH 7,22, **postnatale Anpassung gestört (Atemprobleme)**, für zwei Tage auf der Neugeborenen-Intensivstation überwacht, im Verlauf spontane Besserung, dann unauffälliger Verlauf,
– BZ postnatal: 3,4 mmol/l (1 h), 4,1 mmol/l (3 h), 3,8 mmol/l (5 h), 4,1 mmol/l (12 h)

Tab. 2.25.1: Angaben zum Kind (männlich).

| Gewicht | Länge | Kopfumfang | längen-bezogenes Gewicht | längenbezogenes Gewicht nach Korrektur mit den mütterlichen Maßen |
|---|---|---|---|---|
| 3335 g, eutroph: 10.–90. Perz. | 50 cm eutroph: 10.–90. Perz. | **36,5 cm hypertroph: 90.–95. Perz.** | 66.70 g/cm eutroph: 10.–90. Perz. | eutroph: 10.–90. Perz. |

## 2.25.5 Besonderheiten dieses Falles

In den letzten Jahrzehnten wird eine Zunahme von Begleiterkrankungen bei Schwangeren registriert. Dazu gehört auch die steigende Anzahl psychischer Erkrankungen mit Therapienotwendigkeit in gravitate, die weitere Komorbiditäten agravieren können.

Die 34-jährige Patientin litt nicht nur seit längerer Zeit an äußerst schmerzhaften Nierenbeschwerden, bereits präkonzeptionell lag eine endogene Depression mit paroxysmaler Tachykardieneigung vor. So war summarisch die erste Hälfte der Schwangerschaft von Appetitlosigkeit gekennzeichnet, aus der eine deutliche Gewichtsabnahme bei vorbestehender Adipositas III° resultierte. Eine Verbessung des Kohlenhydratstoffwechsels resultiert häufig bei Gewichtsabnahme, dennoch bestand hier ein GDM.

Der in der 24. SSW diagnostizierte GDM mit nachfolgend trotz hohem Insulinbedarf schwierig zu führende Blutzucker legt die Vermutung nahe, dass auch außerhalb der Schwangerschaft bereits Blutzuckerprobleme bestanden haben. Die Patientin war ungeachtet der Begleitumstände motiviert in der Umsetzung aller Empfehlungen, die Therapie über zwölf Wochen ergab am Ende ein normales kindliches Wachstum.

Feten mit einer Nabelschnurarterie bieten im Durchschnitt ein um 10 % geringeres Gewicht, inwieweit das bei der Therapie des GDM mit in die Blutzuckerziele einfließen sollte, ist bisher nicht beschrieben. Bleiben die Zielwerte so wie bei Feten mit regulären Nabelschnurgefäßen? Wäre das Anpassen des Blutzuckers bereits ab der 70. Perzentile (?) des AU denkbar oder unter dem Aspekt einer Verbesserung des fetalen Wachstums gegenteilig ein Hochsetzen der fetalen Abdomenumfangsgrenze auf die 80–90. Perzentile? Bisher standen diese Fragen nicht zur Diskussion, mit zunehmender Inzidenz des GDM werden jedoch Antworten darauf notwendig werden.

Ob die postnatal kurzzeitige respiratorische Anpassungsstörung auf der frühen Geburt mittels Sectio caesarea oder auf der Medikamenteneinnahme der Gravida basierte, bleibt spekulativ.

Aufgrund der Therapienotwendigkeit der maternal psychischen Erkrankung wurde die Wöchnerin nach neonatologischer Beratung abgestillt – hinsichtlich des Blutzuckerproblems der Mutter (und natürlich der Ernährung des Säuglings) eine ausgesprochen seltene Empfehlung.

Mehrmonatiges Stillen nach einer Schwangerschaft mit GDM führt über die negative Energiebilanz zu einer günstigen Beeinflussung des Glukosestoffwechsels.

**Tipp:** Grenzwerte für den Abdomenumfang bei Feten mit singulärer Nabelarterie existieren nicht gesondert. Bei Schwangeren ohne GDM liegt das Gewicht von Kindern mit singulärer Nabelarterie 10 % unter dem Durchschnitt von Kindern mit regulären Nabelschnurgefäßen.

## 2.26 Frühe fetale Makrosomie bei insulinpflichtigem GDM

### 2.26.1 Anamnese

- 26 Jahre, 2. Gravida/0. Para,
- Ausgangs-BMI: 29,7 kg/m² (Körpergröße 1,76 m; Gewicht 92 kg),
- **chronischer Hypertonus** seit drei Jahren, in Schwangerschaft α-Methyldopa 1 × 1/d, Nikotin negativ.

Familienanamnese: kein Diabetes mellitus

Schwangerschaften und Geburten bisher:
- 2011 Abruptio gravidarum.

#### Blutzuckerkontrollen vor 24. SSW

Gelegenheitsglukose/Nüchternblutzucker (NBZ): nein

50 g-oGTT: nein

75 g-oGTT: nein

#### Blutzuckerkontrollen nach 24. SSW

50 g-oGTT: 24. SSW (**9,28 mmol/l**)

75 g-oGTT: 24. SSW (4,38–**10,2**–7,58 mmol/l)

#### Fet

Sonographische Fehlbildungsdiagnostik: unauffällig

Gestationsaltersentsprechendes Wachstum: ja bis 25. SSW

### 2.26.2 Befunde bei Erstvorstellung in der Intensivschwangerenbetreuung 27. SSW

- Patientin beschwerdefrei, bisher + 3 kg (aktuell Gewicht 95 kg),
- Kindsbewegungen mind. 10 ×/d, CTG unauffällig,
- keine Zervixinsuffizienz.

Ernährungsberatung: 25. SSW erfolgt, danach von 97 kg auf 95 kg abgenommen

Blutzucker (BZ): alle im Normbereich für eutrophen Fetus

#### Fetalsonographie

Lage: SL

Fruchtwasser: normal Depot 5 cm

Plazentadicke und -lokalisation: 2,6 cm/HW

– Fetalentwicklung symmetrisch als **LGA-Fet** mit einem geschätzten Gewicht von **ca. 1260 g** und sonographisch einer **28 + 2 SSW** entsprechend,
– **AU: 79. Perzentile.**

Fetale und maternale Dopplersonographie: Normalbefund

**Beurteilung: frühe** fetale Makrosomie bei GDM. Tragzeitschema: SSW bestätigt.

**Procedere:** Ernährungsempfehlungen weiter umsetzen, Bewegung nach Anleitung intensivieren. Zielwerte des Blutzuckers nüchtern bis 4,7 mmol/l, 1 h nach dem Essen bis 6,6 mmol/l.

### 2.26.3 Befunde der folgenden Konsultationen

**29. SSW: BZ im Zielbereich für eutrophen Fetus.** Gewicht + 4 kg (96 kg). Fet in SL, **LGA/makrosom, ca. 1700 g, 94. Gewichtsperzentile, AU 80. Perzentile,** KU > 98. Perzentile, Femur 83. Perzentile, FW normal.

Empfehlung: Insulineinstellung, Novorapid 6/4/4 IE, BZ-Zielbereich füt makrosomen Fetus beachten.

**30. SSW: NBZ immer > 4,7 mmol/l,** postprandial tendenziell besser, aber nicht 90 % < 6,6 mmol/l. Maternal immer normoton, Medikation wurde beendet. Gewicht + 3 kg (95 kg). Fet in SL, **LGA/makrosom, ca. 2080 g, AU 96. Perzentile,** KU > 98. Perzentile, Femur 62. Perzentile, FW normal.

Empfehlung: Novorapid 8/6/6 IE, Protaphane dazu 6 IE z. N.

**32. SSW: BZ weiter im Zielbereich für eutrophen Fetus.** Gewicht + 5 kg (97 kg). Fet in SL, **LGA/makrosom, ca. 2360 g, AU 84. Perzentile,** KU 88. Perzentile, Femur 91. Perzentile, FW normal.

Empfehlung: CTG 2 ×/Woche organisieren.

**34. SSW: NBZ 4,6–5,2 mmol/l, postprandial zu 25 % > 6,6 mmol/l,** Gewicht + 5 kg (97 kg). Fet in SL, **LGA/makrosom, ca. 2980 g, AU 91. Perzentile,** subcutaner Fettsaum 5,0 mm, KU96. Perzentile, Femur 80. Perzentile, FW normal.

Empfehlung: Novorapid 10/8/8 IE, Protaphane 8 IE z. N.

**36. SSW:** NBZ 4,2–4,7 mmol/l, postprandial nur 10 % > 6,6 mmol/l (bis 7,8 mmol/l) im Zielbereich für eutrophen Fetus. Gewicht + 8 kg (100 kg). Fet in SL, **LGA/makrosom, ca. 3300 g, AU 76. Perzentile,** subcutaner Fettsaum 5,6 mm, KU 85. Perzentile, Femur 67. Perzentile, FW normal.

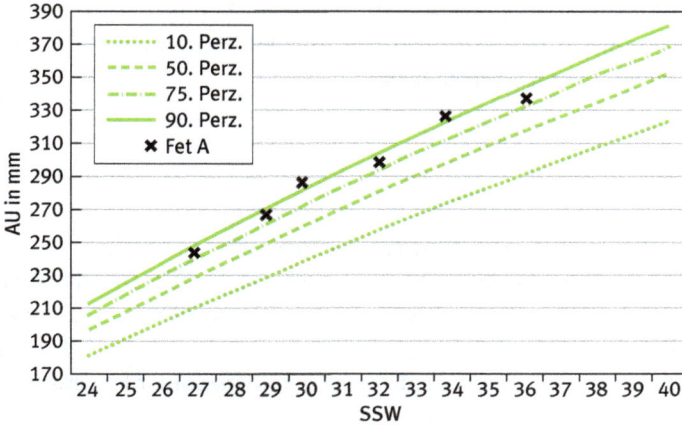

**Abb. 2.26.1:** Verlauf des fetalen Abdomenumfangs (AU) in Abhängigkeit vom Gestationsalter in SSW.

## 2.26.4  Partus

### Geburt

- Gewicht: + 8 kg, aktuell 100 kg,
- nach vorzeitigem Blasensprung Spontanpartus aus SL in 37 + 1 SSW, Insulin beendet.

### Wochenbett

- unauffällig, Wöchnerin voll stillend,
- Tages-Nacht-Profil (TNP) 2. Tag pp unauffällig (07:00 h 4,6 mmol/l, 09:00 h 7,3 mmol/l, 13:00 h 6,2 mmol/l, 19:00 h 6,5 mmol/l und 02:00 h 5,4 mmol/l),
- Empfehlung: Ernährungs- und Bewegungsempfehlungen weiter umsetzen und in 6–8 Wochen Kontrolle des 75 g-oGTT.

### Kind

**Tab. 2.26.1:** Angaben zum Kind (weiblich).

| Gewicht | Länge | Kopfumfang | längen-bezogenes Gewicht | längenbezogenes Gewicht nach Korrektur mit den mütterlichen Maßen |
|---|---|---|---|---|
| **3780 g** **hypertroph:** **> 95. Perz.** | 49 cm eutroph: 10.–90. Perz. | 35 cm eutroph: 10.–90. Perz. | **77,14 g/cm** **sehr stark** **hypertroph:** **> $x_q$ + 2s.** **Perz.** | **hypertroph:** **90.–95. Perz.** |

– Postnatale Anpassung: unauffällig (APGAR 8/9/10, NapH 7,23),
– **BZ postnatal: 1,9 mmol/l (1 h),** Maltoselösung und Frühfütterung, Kontrolle 2,8 mmol/l (2,5 h) im Verlauf normoglykämisch.

### 2.26.5 Besonderheiten dieses Falles

Selten manifestiert sich eine fetale Makrosomie vor der 30. SSW.

Die junge Patientin erhielt ab der 24. SSW eine äußerst zügige Diagnostik, drei Tage nach dem pathologischen 50 g-oGTT wurde bereits ein 75 g-oGTT veranlasst und ergab die Diagnose GDM.

Eine frühere Blutzuckerkontrolle beim anamnestischen Risikofaktor Hypertonus unterblieb leider.

Während der stationären Konsultation mit Ernährungsberatung, BZ-Schulung und Sonographie fiel das hypertrophe Gewicht des Fetus mit 1040 g auf. Die 90. Gewichtsperzentile nach Voigt et al. (2006) liegt für Mädchen bei 941 g. Die Umstellung der Ernährung erbrachte für die Patientin einen Gewichtsverlust von 2 kg in den ersten zwei Wochen. Im Rahmen der ersten Konsultation in der Intensivschwangerenbetreuung wurde ein Tragzeitschema erstellt, da der Fet symmetrisch groß war. Das Schwangerschaftsalter wurde nach Abgleich mit den Maßen der Frühschwangerschaft (im Mutterpass eingetragen) bestätigt.

Während der nächsten Konsultationen wurde die Patientin auf Insulin eingestellt und die Dosierung sukzessive gesteigert, bis zuletzt auch vollständig die BZ-Zielwerte für makrosome Feten eingehalten wurden. Da der Fet im gesamten Verlauf symmetrisch in den Proportionen wuchs, auch kein Wachstumssprung auffiel und ein perzentilengleiches fetales Wachstum vorlag, wurde Insulin nur blande erhöht.

Der frühe Geburtszeitpunkt lässt wieder den Gedanken nach einem ursächlich höheren Schwangerschaftsalter aufkommen, zu dem auch das Geburtsgewicht passen würde. Deutlich zu hoch war jedoch das längenbezogene Gewicht des Kindes, und auch die prompte Hypoglykämie nach einer Stunde spricht für einen fetalen Hyperinsulinismus als Ursache der Makrosomie. In diesem Fall wäre vermutlich eine schnellere und höhere Insulingabe notwendig gewesen.

**Tipp:** Eine fetale Makrosomie kann sich selten vor der 30. SSW manifestieren. Ein Tragzeitschema zum Überprüfen des Gestationsalters ist in dem Fall indiziert.

## 2.27 Unerkannte fetale Makrosomie bei persistierender BEL

### 2.27.1 Anamnese

- 24 Jahre, 1. Gravida/0. Para,
- Ausgangs-BMI: 23,5 kg/m² (Körpergröße 1,75 m; Gewicht 72 kg),
- kein Hypertonus, kein Nikotin, keine chronischen Erkrankungen.

Familienanamnese: kein Diabetes mellitus

Schwangerschaften und Geburten bisher: keine

#### Blutzuckerkontrollen vor 24. SSW

Gelegenheitsglukose/Nüchternblutzucker (NBZ): nein

50 g-oGTT: nein

75 g-oGTT: nein

#### Blutzuckerkontrollen nach 24. SSW

50 g-oGTT: nein

75 g-oGTT: 24. SSW (4,4–8,77– **8,88 mmol/l**)

#### Fet

Sonographische Fehlbildungsdiagnostik: unauffällig

Gestationsaltersentsprechendes Wachstum: ja

### 2.27.2 Befunde bei Erstvorstellung in der Intensivschwangerenbetreuung 28. SSW

- Patientin beschwerdefrei, bisher plus 6 kg (aktuell Gewicht 78 kg),
- Kindsbewegungen mind. 10 ×/d, CTG unauffällig,
- keine Zervixinsuffizienz.

Ernährungsberatung: erfolgt

Blutzucker (BZ): einmal NBZ bei 6,0 mmol/l, alle anderen BZ-Werte im Normbereich

#### Fetalsonographie

Lage: **BEL**

Fruchtwasser: **vermindert, nur ein Depot 4 cm, mehrfache Proben auf Fruchtwasserabgang negativ**

Plazentadicke und -lokalisation: 3,2 cm/VW + Nebenplazenta 2 × 7 cm Fundusbereich links

- Fetalentwicklung proportional mit einem geschätzten Gewicht von ca. 1480 g und sonographisch einer 29 + 4 SSW entsprechend,
- AU: 73. Perzentile.

Fetale und maternale Dopplersonographie: Normalbefund

**Beurteilung:** Fet scheint eine Woche weiter zu sein, FW tendentiell wenig, Kontrolle Amnicheck erneut negativ. Verlaufskontrolle, weitere BZ-Messungen.

### 2.27.3 Befunde der folgenden Konsultationen

**30. SSW:** BZ-Selbstmessungen auch in den 2 h-Kontrollen alle im Normbereich für eutrophen Fetus. Gewicht + 7 kg (79 kg). Fet in **BEL**, eutroph, ca. 1760 g, AU 61. Perzentile. FW weiter mit einem Depot 4 cm.

Empfehlung: keine neuen Festlegungen.

**32. SSW:** BZ–Selbstmessungen mit 2×Werten zwischen 8 und 9 mmol/l, sonst normoglykämisch. Gewicht + 9 (81 kg). Fet in persitierend **dorsoanteriorer BEL**, eutroph, ca. 2440 g, AU 52. Perzentile. FW wenig 3,8 cm Depot.

**35. SSW:** NBZ 4,6–5,2 mmol/l und postprandial insgesamt elf Messungen: alle im Normbereich, Gewicht + 11 kg (83 kg). Fet in **BEL,** eutroph, ca. 2900 g, AU 44. Perzentile. FW vermindert, Depot 3 cm.

**38. SSW:** Patientin war zwischenzeitlich zum Versuch der äußeren Wendung (nicht erfolgreich). Primäre Sectio nun gewünscht. Patientin macht nur wenige BZ-Kontrollen, 3 × NBZ im Normbereich, 6×postprandial im Normbereich in den letzten drei Wochen. Gewicht + 13 kg (85 kg), Fet in **dorsoanteriorer BEL**, eutroph, ca. 3590 g, AU 45. Perzentile. FW normal mit Depot 5 cm, CTG unauffällig.

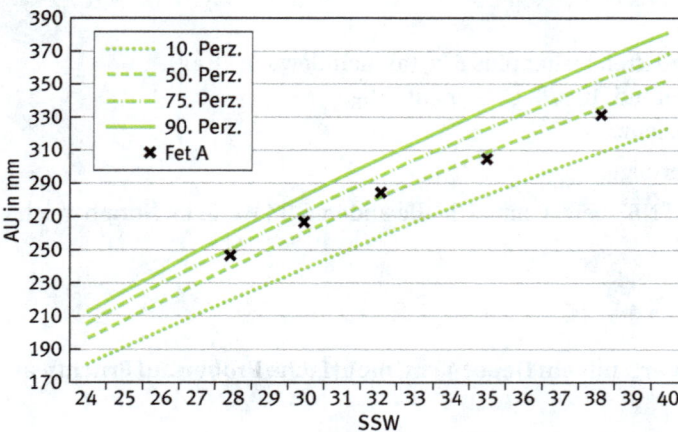

**Abb. 2.27.1:** Verlauf des fetalen Abdomenumfangs (AU) in Abhängigkeit vom Gestationsalter in SSW.

## 2.27.4 Partus

### Geburt

- Gewicht: + 12 kg, aktuell 84 kg,
- Primäre Sectio caesarea bei BEL und Erstparität in 39 + 1 SSW,

### Wochenbett

- unauffällig,
- Tages-Nacht-Profil (TNP) 2. Tag pp bei diätetisch geführtem GDM nicht erfolgt,
- Empfehlung: Fortführung der Ernährungs- und Bewegungsempfehlungen, in 6–8 Wochen Kontrolle des 75 g-oGTT ambulant, bei unauffälligem Befund alle 1–2 Jahre

### Kind

Tab. 2.27.1: Angaben zum Kind (weiblich).

| Gewicht | Länge | Kopfumfang | längen-bezogenes Gewicht | längenbezogenes Gewicht nach Korrektur mit den mütterlichen Maßen |
|---|---|---|---|---|
| 4240 g sehr stark hypertroph: > $x_q$ + 2s. Perz. | 53 cm eutroph: 10.–90. Perz. | 37 cm sehr stark hypertroph: > $x_q$ + 2s. Perz. | 80,00 g/cm sehr stark hypertroph: > $x_q$ + 2s. Perz. | sehr stark hypertroph: > $x_q$ + 2s. Perz. |

- Postnatale Anpassung: unauffällig (APGAR 9/9/10, NapH 7,27),
- BZ postnatal: **2,1 mmol/l (1 h)**, Frühfütterung, 2,9 mmol/l (3 h), 2,7 mmol/l (6 h) im weiteren Verlauf über 36 h niedrig normoglykämisch.

## 2.27.5 Besonderheiten dieses Falles

Die verminderte Fruchtwassermenge und persistierend dorsoanteriore BEL des Fetus führten im gesamten Schwangerschaftsverlauf offensichtlich zu einer Unterschätzung des kindlichen Gewichts. Alle Messungen erfolgten am selben Gerät und vom selben Untersucher. Bei überwiegend normoglykämischen Blutzuckerwerten, einer jungen und schlanken Patientin ohne übermäßige Gewichtszunahme in der Schwangerschaft oder positive Familienanamnese für Diabetes mellitus wurde die Patientin in den letzten fünf Schwangerschaftswochen bei vermutet normalem fetalen Wachstum auch nicht zu einer Ausweitung der BZ-Selbstkontrollen gedrängt.

Wenig Fruchtwasser, der Plazentasitz an der VW und die BEL des Fetus sind bekannte Einflussgrößen für eine kleinere Messung des Kindes bis hin zur Diagnostik eines SGA-Fetus. Das Fehlen weiterer Risikofaktoren für eine fetale Makrosomie darf nicht überschätzt werden. Erneut ging trotz guter postnataler Adaptation die Hypertrophie des Neugeborenen mit einem Hyperinsulinismus einher. Nach Hypoglykämie in der ersten Lebensstunde folgten persitierend niedrig normoglykämische Blutzuckerwerte über 1,5 Tage.

> **Tipp:** Bei BEL des Kindes und Fruchtwasserverminderung kann eine fetale Makrosomie übersehen werden.

## 2.28  Effiziente Bewegungstherapie bei diätetisch geführtem GDM

### 2.28.1  Anamnese

- 34 Jahre, 4. Gravida/II. Para,
- Ausgangs-BMI: 20,9 kg/m² (Körpergröße 1,68 m; Gewicht 59 kg),
- kein Hypertonus, keine chronischen Erkrankungen, Nikotin negativ.

Familienanamnese: **Vater** und Oma mütterlich **Diabetes mellitus**

Schwangerschaften und Geburten bisher:
- 2002 Spontanpartus 40. SSW Kind 3330 g
- 2008 Spontanpartus 39. SSW, Kind 3900 g
- 2013 Frühabort

### Blutzuckerkontrollen vor 24. SSW

Gelegenheitsglukose/Nüchternblutzucker (NBZ): nein

50 g-oGTT: nein

75 g-oGTT: 20. SSW (4,9–**10,1**–6,7 mmol/l)

### Fet

Sonographische Fehlbildungsdiagnostik: 22. SSW unauffällig

Gestationsaltersentsprechendes Wachstum: ja

### 2.28.2  Befunde bei Erstvorstellung in der Intensivschwangerenbetreuung 28. SSW

- Patientin mit bisher + **15 kg** (aktuell Gewicht 74 kg),
- Kindsbewegungen mind. 10 ×/d, CTG unauffällig,
- keine Zervixinsuffizienz.

Ernährungsberatung: erfolgt

Blutzucker (BZ): alle Messwerte im Normbereich

### Fetalsonographie

Lage: SL

Fruchtwasser: **Polyhydramnion Depot 7–8 cm**

Plazentadicke und -lokalisation: 2,8 cm/HW

- Fetalentwicklung proportional mit einem geschätzten Gewicht von ca. 1180 g und sonographisch einer 27 + 6 SSW entsprechend,
- AU: 47. Perzentile.

Fetale und maternale Dopplersonographie: Normalbefund

**Beurteilung:** Polyhydramnion, keine fetale Makrosomie. Ernährung und Bewegung weiter beachten.

### 2.28.3 Befunde der folgenden Konsultationen

**30. SSW:** sehr sorgfältige BZ-Messungen, seit einer Woche permanent am oberen Zielwert für eutrophen Fetus, Gewicht stabil + 15 kg (74 kg). Fet beginnend dyspro-portioniert, **makrosom** in SL, **ca. 1670 g, AU 78. Perzentile, KU 16. Perzentile, Polyhydramnion, Depot 9–10 cm.** Plazentadicke 4,1 cm.

Empfehlung: Insulingabe diskutiert, langes Gespräch über Pathophysiologie. Patien-tin sieht noch Reserven im Lifestyle.

**32. SSW:** BZ nüchtern im Normbereich, postprandial von 52 Messungen 11× > 8 mmol/l, nie über 9 mmol/l. Patientin geht nach jedem Essen 30–40 min zügig walken. Gewicht stabil + 15 kg (74 kg). Fet besser, eutroph in SL, ca. 1670 g, AU 66. Perzentile, FW normal, Depot 5 cm. Plazentadicke 3,2 cm.

Empfehlung: BZ weiter beachten, sonst alles so belassen.

**34. SSW:** BZ-Messungen alle im Normbereich, weiter viel Bewegung, Gewicht + 16 kg (75 kg). Fet eutroph in SL, ca. 2190 g, AU 38. Perzentile, FW normal, Plazentadicke 3,8 cm.

**36. SSW:** BZ-Messungen zu 90 % im Normbereich, Bewegung immer noch konsequent viel, Gewicht + **17 kg** (76 kg). Fet eutroph in SL, ca. 2720 g, AU 60. Perzentile, FW nor-mal, Depot 4 cm Plazentadicke 3,7 cm.

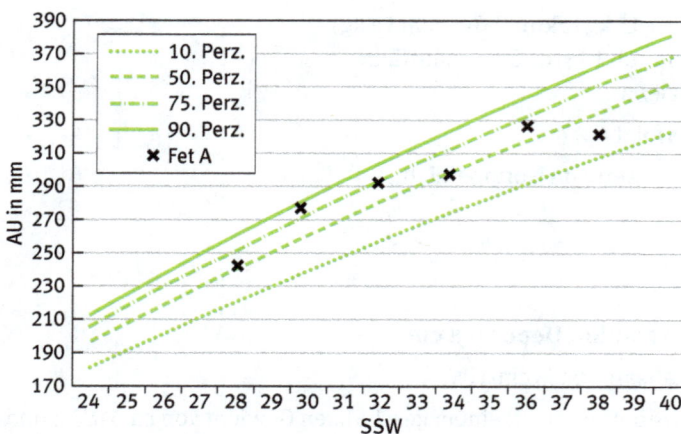

**Abb. 2.28.1:** Verlauf des fetalen Abdomenumfangs (AU) in Abhängigkeit vom Gestationsalter in SSW.

**38. SSW:** BZ-Messungen bis auf vier Werte im Normbereich, Bewegung noch weiter versucht, Gewicht + **18 kg** (77 kg). Fet eutroph in SL, ca. 3200 g, AU 20. Perzentile, FW vermindert, Depot 2 cm.

**Procedere:** abwarten bis zum errechneten Geburtstermin, dann stationäre Aufnahme nach Fruchtwasserkontrolle und Geburtseinleitung überlegen.

### 2.28.4 Partus

### Geburt

- Gewicht: + **19 kg**, aktuell 78 kg,
- nach spontanem Wehenbeginn Spontangeburt 40 + 0 SSW.

### Wochenbett

- unauffällig, Wöchnerin voll stillend,
- Tages-Nacht-Profil (TNP): unauffällig (07:00 h 4,7 mmol/l, 09:00 h 8,8 mmol/l, 13:00 h 8,3 mmol/l, 17:30 h 6,6 mmol/l und 02:00 h 4,2 mmol/l).
- Empfehlung: Fortführung der Ernährungs- und Bewegungsempfehlungen, in 6–8 Wochen Kontrolle des 75 g-oGTT ambulant, bei unauffälligem Befund alle 1–2 Jahre.

### Kind

Tab. 2.28.1: Angaben zum Kind (männlich).

| Gewicht | Länge | Kopfumfang | längen-bezogenes Gewicht | längenbezogenes Gewicht nach Korrektur mit den mütterlichen Maßen |
|---|---|---|---|---|
| 3530 g | 52 cm | 35 cm | 67,88 g/cm | |
| eutroph: | eutroph: | eutroph: | eutroph: | eutroph: |
| 10.–90. Perz. | 10.–90. Perz. | 10.–90. Perz. | 10.–90. Perz. | 10.–90. Perz. |

- Postnatale Anpassung: unauffällig (APGAR 9/10/10, NapH 7,43),
- BZ postnatal: **1,6 mmol/l (1 h)**, **Frühfütterung mit 20 ml Maltose**, Kontrolle 4,1 mmol/l (2 h) 3,7 mmol/l (3 h), im weiteren Verlauf normoglykämisch.

### 2.28.5 Besonderheiten dieses Falles

Sportlich aktive Frauen weisen eine sehr niedrige Rate hypertropher Kindern auf, wenn sie auch in der Schwangerschaft ein moderates Training beibehalten.

Die Patientin erhielt bei positiver Familienanamnese und schneller Gewichtszunahme in der Gravidität bereits in der 20. SSW einen 75 g-oGTT. Nach Ernährungsberatung und Blutzuckerschulung wurde sie in der 28. SSW erstmalig in der Sprechstunde vorstellig. Zu diesem Zeipunkt lagen normoglykämische BZ und ein eutrophes Kind vor, lediglich die Fruchtwassermenge gab einen Hinweis für die Stoffwechselbelastung des Kindes. Zwei Wochen später zeigten sich sonographisch ein Polyhydramnion und der fetale AU in der 78. Perzentile sowie grenzwertig normoglykämisch bis hyperglykämische BZ-Werte. Ein ausführliches Gespräch über die Pathophysiologie und Therapiemöglichkeiten schloss sich an.

Als Alternative zum Insulin besteht auch die Möglichkeit, den Glukosestoffwechsel durch konsequente Bewegungstherapie grundsätzlich zu verbessern. Dafür brachte die ausgebildete Polizistin eine gute Basis mit. Notwendig wäre die regelhafte sportliche Betätigung mindestens 30 min ohne Pause, das gemütliche langsame Gehen (z. B. mit dem Hund) nimmt keinen deutlichen Einfluss auf den Stoffwechsel.

In der folgenden Konsultation nach weiteren zwei Wochen berichtete die Schwangere, dass nach jeder der drei täglichen Hauptmahlzeiten ca. 30- bis 40-minütige zügige Spaziergänge erfolgt waren.

Sonographisch waren eine normale Fruchtwassermenge und ein normgewichtiger Fet zu sehen, der Blutzucker lag zu über 90 % im Zielbereich. Durch den Erfolg angespornt, behielt die Patientin das „Trainingsvolumen" bei und konnte am Ende von einem eutrophen Mädchen entbunden werden.

Postnatal trat eine deutliche Hypoglykämie auf, die durch eine einmalige Maltosegabe beherrschbar war. Hypoglykämien sind keine Komplikation, die ausschließlich makrosome oder hypothrophe Neugeborene betreffen können, auch eutrophe, klinisch unauffällige Kinder können bei GDM der Mutter auffällig werden. Regelmäßige BZ-Kontrollen aller Neugeborenen, deren Mütter einen GDM entwickelten, sind indiziert.

**Tipp:** Regelmäßige ausreichende Bewegung im Sinne von Trainingseinheiten kann eine Therapieoption bei mildem GDM darstellen.

## 2.29 Diätetisch geführter GDM bei Z. n. insulinpflichtigem GDM in Vorschwangerschaft

### 2.29.1 Anamnese

- 34 Jahre, 6. Gravida/I. Para,
- Ausgangs-BMI: 23,3 kg/m² (Körpergröße 1,72 m; Gewicht 69 kg),
- kein Hypertonus (**RR grenzwertig 140/90**), kein Nikotin, bei Hashimotothyreoiditis Einnahme von 112 µg L-Thyroxin/d.

Familienanamnese: **Mutter Diabetes mellitus**

Schwangerschaften und Geburten bisher:
- 2009 Sectio caesarea BEL 39. SSW, Kind 3215 g, **insulinpflichtiger GDM bei hohen postprandialen BZ-Werten (bis 11 mmol/l),**
- 2010–2012 **4 × Frühabort** (Thrombophiliediagnostik ohne pathologischen Laborbefund, Chromosomenanalyse der Patientin und des Partners unauffällig).

#### Blutzuckerkontrollen vor 24. SSW

Gelegenheitsglukose/Nüchternblutzucker (NBZ): NBZ mehrfach im Handmessgerät > 5,1 mmol/l

50 g-oGTT: nein

75 g-oGTT: 20. SSW (4,9–9,1–7,8 mmol/l)

#### Blutzuckerkontrollen nach 24. SSW

50 g-oGTT: nein

75 g-oGTT: nicht durchgeführt

#### Fet

Sonographische Fehlbildungsdiagnostik: zwei Softmarker positiv (Nasenbein < 5. Perzentile und kleine Mittelphalanx Digiti V), Amniocentese und NIPD nicht gewünscht

Gestationsaltersentsprechendes Wachstum: ja

### 2.29.2 Befunde bei Erstvorstellung in der Intensivschwangerenbetreuung 31. SSW

- Patientin beschwerdefrei, bisher + 13 kg (aktuell Gewicht 82 kg),
- Kindsbewegungen mind. 10 ×/d, CTG unauffällig,
- keine Zervixinsuffizienz.

Ernährungsberatung: in aktueller Schwangerschaft bisher nicht durchgeführt

Blutzucker (BZ): **nüchtern** > **5,5 mmol/l** postprandial 1 h nach dem Essen zu 90 % normoglykämisch

### Fetalsonographie

Lage: SL

Fruchtwasser: **Oligohydramnion, Depot 2,3 cm**

Plazentadicke und -lokalisation: 3,3 cm VW

– Fetalentwicklung **asymmetrisch** mit einem geschätzten Gewicht von ca. 1490 g und sonographisch einer 29 + 4 SSW entsprechend,
– **AU: 3. Perzentile.**

Fetale und maternale Dopplersonographie: Normalbefund

**Beurteilung:** Kontrolle des NBZ in Plasmaglukose am Folgetag: **6,0 mmol/l**, damit GDM. Ernährungsberatung möchte Patientin nicht wiederholen, BZ-Messungen und sonographische Kontrollen weiterhin. BZ-Ziele erhöhen: NBZ bis 5,8 mmol/l und postprandial bis 8,8 mmol/l.

### 2.29.3 Befunde der folgenden Konsultationen

**32. SSW:** Blutzuckerwerte überwiegend im Zielbereich, Gewicht + 13 kg (82 kg). Kindsbewegungen gut, Fet in SL, ca. 1875 g, AU 24. Perzentile. **FW weiter Oligohydramnion**

BZ-Zielwerte wieder reduzieren für eutrophen Fetus. Kontrollen des BZ alle 2 d ausreichend.

**34. SSW:** Blutzuckerwerte zu 90 % im Normbereich, NBZ aber immer bis 6 mmol/l, Gewicht weiter bei + 13 kg (82 kg). Kindsbewegungen gut, Fet in SL, ca. 2400 g, AU 45. Perzentile. **Oligohydramnion mit Depot 1,5 cm.** Plazentareife II°

Empfehlung: 2×/Woche CTG-Kontrollen.

**35. SSW:** Blutzuckerwerte jetzt alle im Zielbereich für eutrophen Fetus, Gewicht + 14 kg (83 kg). Kindsbewegungen gut, Fet in SL, ca. 2490 g, AU 12. Perzentile. FW wieder besser, Depot 2,5–3,0 cm. **Plazentareife II–III°.**

Empfehlung: weiter engmaschige Kontrollen. Auf Wunsch der Patientin Primäre Re-Sectio geplant.

**37. SSW:** BZ gut, Gewicht + 14 kg (83 kg). Kindsbewegungen gut, Fet in SL, ca. 2720 g, AU 15. Perzentile, **Oligohydramnion, Depot 1,9 cm.**

**38 + 5 SSW:** Aufnahme zur geplanten Re-Sectio. BZ gut, Gewicht + 14 kg (83 kg). Kindsbewegungen gut, Fet in SL, ca. 3150 g, AU 29. Perzentile, FW untere Norm, Depot 3 cm.

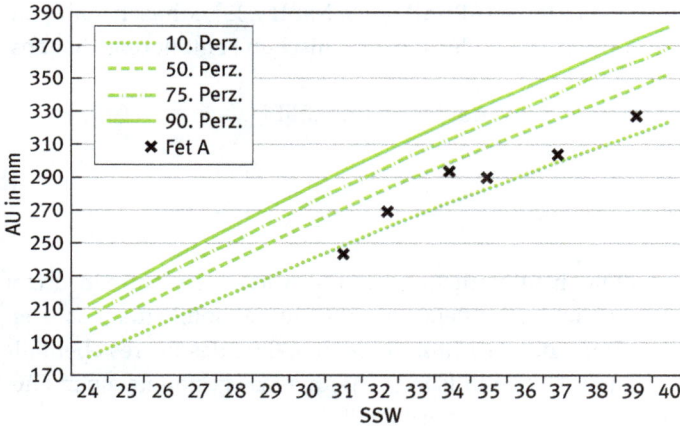

**Abb. 2.29.1:** Verlauf des fetalen Abdomenumfangs (AU) in Abhängigkeit vom Gestationsalter in SSW.

### 2.29.4 Partus

#### Geburt

- Gewicht: + 14 kg, aktuell 83 kg,
- Primäre Re-Sectio 38 + 6 SSW.

#### Wochenbett

- unauffällig, Wöchnerin voll stillend,
- Tages-Nacht-Profil (TNP) 2. Tag **grenzwertig** (**07:00 h 5,6 mmol/l, 09:00 h 9,5 mmol/l**, 13:00 h 6,4 mmol/l, 19:00 h 8,2 mmol/l und **03:00 h 6,2 mmol/l**),
- Empfehlung: Messung des BZ eine weitere Woche, Vorstellung beim Hausarzt, Fortführung der Ernährungs- und Bewegungsempfehlungen, weiter Stillen und in 6–8 Wochen Kontrolle des 75 g-oGTT ambulant, bei unauffälligem Befund alle 1–2 Jahre.

#### Kind

**Tab. 2.29.1:** Angaben zum Kind (weiblich).

| Gewicht | Länge | Kopfumfang | längen-bezogenes Gewicht | längenbezogenes Gewicht nach Korrektur mit den mütterlichen Maßen |
|---|---|---|---|---|
| 3200 g | 50 cm | 35 cm | 64,00 g/cm | |
| eutroph: | eutroph: | eutroph: | eutroph: | eutroph: |
| 10.–90. Perz. | 10.–90. Perz. | 10.–90. Perz. | 10.–90. Perz. | 10.–90. Perz. |

- Postnatale Anpassung: unauffällig (APGAR 8/9/9, NapH 7,38), klinisch völlig unauffällig bezüglich der Softmarker in der sonographischen Fehlbildungsdiagnostik,
- BZ postnatal: 3,7 mmol/l (1 h), im Verlauf auch unauffällig.

### 2.29.5 Besonderheiten dieses Falles

Nach einer Schwangerschaft mit insulinpflichtigem GDM erlitt die Patientin in kurzer
Zeit vier Fehlgeburten in der gleichen Partnerschaft. Die Thrombophiliediagnostik ergab keinen pathologischen Befund, eine Chromosomenanalyse des Paares ebenfalls
nicht. Lediglich eine Hashimoto-Thyreoiditis mit Hypothyreose gestattete einen Kau-
salzusammenhang zu den Aborten und wurde substituiert.

Bei rascher Schwangerschaftsfolge war die Patientin sehr um eine Optimierung
aller Einflussfaktoren bemüht und nahm die für den GDM empfohlenen Ernährungs-
und Bewegungsempfehlungen selbstständig wieder auf.

Durch eigene BZ-Kontrollen mit einem Handgerät fielen der Schwangeren erhöhte
NBZ auf, die durch einen unauffälligen 75 g-oGTT in der 20. SSW abgeklärt wurden.
Trotz positiver Familienanamnese und Z. n. insulinpflichtigem GDM blieben BZ-Kon-
trollen über den Frauenarzt im ersten und dritten Trimenon aus.

Sorgfältig wurde von der Patientin jedoch weiterhin gemessen und bei erneut epi-
sodenhaft zu hohem NBZ eine Vorstellung in unserer Sprechstunde vereinbart. Eine
NBZ-Messung von 6,0 mmol/l in der 31. SSW führte dann doch zur Diagnose GDM. Bei
SGA-Fet und Fruchtwasserverminderung vereinbarten wir weitere BZ-Kontrollen mit
höheren Zielwerten und sonographische Folgeuntersuchungen.

Trotz anamnestischer Risikokonstellation konnte die Patientin bis in die laufende
39. SSW prolongiert werden. Eine Insulineinstellung war nicht notwendig, das Neugeborene eutroph ohne Anpassungsstörungen oder Hypoglykämien.

Im TNP am 2. postpartalen Tag hatte die Wöchnerin noch kontrollbedürftige Blutzuckerwerte, einschränkend ist dabei die postoperative Situation (schmerzbedingter
Stress etc.) zu beachten.

**Tipp:** Nach insulinpflichtigem GDM muss nicht zwangsläufig in einer Folgeschwangerschaft Insulin zur Therapie eines erneut auftretenden GDM notwendig werden.

## 2.30  Diätetisch geführter GDM in zwei Folgeschwangerschaften

### 2.30.1  Anamnese

- 31 Jahre, 2. Gravida/I. Para,
- Ausgangs-BMI: 21,3 kg/m² (Körpergröße 1,65 m; Gewicht 58 kg),
- kein Hypertonus, kein Nikotin, Asthma bronchiale mit Bedarfsspray (sehr selten).

Familienanamnese: beide Großmütter mit Diabetes mellitus

Schwangerschaften und Geburten bisher:
- 2010 Spontanpartus 40. SSW, Kind 3420 g (**diätetisch geführter GDM**).

#### Blutzuckerkontrollen vor 24. SSW

Gelegenheitsglukose/Nüchternblutzucker (NBZ): nein

50 g-oGTT: 21. SSW (**8,09 mmol/l**)

75 g-oGTT: 22. SSW (4,1–9,3–**8,7 mmol/l**)

#### Fet

Sonographische Fehlbildungsdiagnostik: unauffällig

Gestationsaltersentsprechendes Wachstum: ja

### 2.30.2  Befunde bei Erstvorstellung in der Intensivschwangerenbetreuung 26. SSW

- Patientin beschwerdefrei, bisher + 5 kg (aktuell Gewicht 63 kg),
- Kindsbewegungen mind. 10 ×/d, CTG unauffällig,
- keine Zervixinsuffizienz.

Ernährungsberatung: erfolgt

Blutzucker (BZ): alle im Normbereich

#### Fetalsonographie

Lage: SL

Fruchtwasser: normal, Depot 5 cm

Plazentadicke und -lokalisation: 3 cm/VW

- Fetalentwicklung proportional mit einem geschätzten Gewicht von ca. 820 g und sonographisch einer 25 + 6 SSW entsprechend,
- **AU: 9. Perzentile.**

Fetale und maternale Dopplersonographie: Normalbefund

**Beurteilung:** BZ-Selbstkontrollen alle 2 d ausreichend, Zielwerte können hochnormal sein.

### 2.30.3 Befunde der folgenden Konsultationen

**28. SSW:** BZ postprandial bis 8,3 mmol/l, NBZ im Normbereich < 5,3 mmol/l, Gewicht + 7 kg (65 kg). Fet in SL, eutroph, ca. 1190 g, AU 24. Perzentile. FW normal, Depot 4 cm.

Empfehlung: BZ kann toleriert werden, Zielwerte für Feten im eutrophen Bereich.

**31. SSW:** BZ überwiegend im Zielbereich, Patientin setzt Ernährung sehr sorgsam um, geht viel und zügig mit dem Hund. Gewicht + 8 kg (66 kg). CTG unauffällig, KiBe gut. Fet in SL, eutroph, ca. 1650 g, AU 20. Perzentile. FW normal.

**34. SSW:** BZ alle 2 d, **NBZ 4,8–5,9 mmol/l, postprandial bis 8,9 mmol/l (20–30 %).** Maternal Wohlbefinden, Gewicht + 9 kg (67 kg). Fet in SL, eutroph, Gewicht ca. 2490 g, AU 31. Perzentile, FW normal. CTG unauffällig, KiBe gut.

Empfehlung: BZ kann noch toleriert werden.

**37. SSW:** BZ nüchtern und postprandial so geblieben, Patientin spart sehr an Kohlenhydraten. Gewicht + 9 kg (67 kg). Fet in SL, wieder eutroph, ca. 3045 g, AU 39. Perzentile. FW normal. CTG unauffällig. KiBe gut.

**40. SSW:** 4,6–5,4 mmol/l, **postprandial 3 × bis 10 mmol/l,** Gewicht + 10 kg (68 kg). Fet in SL, eutroph, ca. 3700 g, AU 50. Perzentile. FW normal. CTG unauffällig, KiBe regelmäßig.

Empfehlung: noch einige Tage unter engmaschiger Kontrolle abwarten.

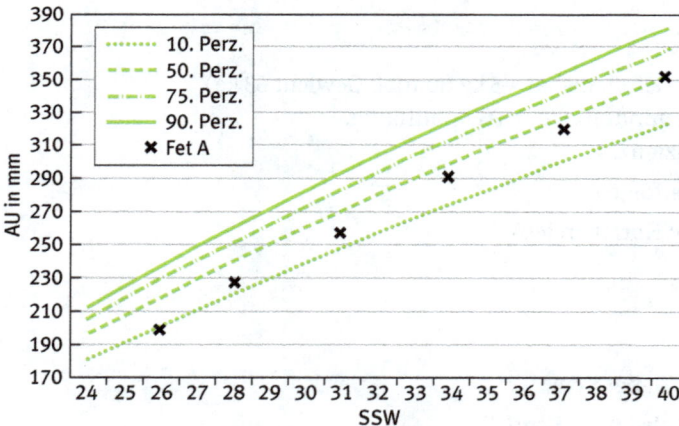

**Abb. 2.30.1:** Verlauf des fetalen Abdomenumfangs (AU) in Abhängigkeit vom Gestationsalter in SSW.

## 2.30.4 Partus

### Geburt

- Gewicht: + 10 kg, aktuell 68 kg,
- unkomplizierte Spontangeburt aus SL in 41 + 1 SSW.

### Wochenbett

- unauffällig, Wöchnerin voll stillend,
- Tages-Nacht-Profil (TNP) bei diätetisch geführtem GDM nicht durchgeführt,
- Empfehlung: Fortführung der Ernährungs- und Bewegungsempfehlungen und in 6–8 Wochen Kontrolle des 75 g-oGTT,

### Kind

Tab. 2.30.1: Angaben zum Kind (weiblich).

| Gewicht | Länge | Kopfumfang | längen-bezogenes Gewicht | längenbezogenes Gewicht nach Korrektur mit den mütterlichen Maßen |
|---|---|---|---|---|
| 3690 g eutroph: 10.–90. Perz. | 51 cm eutroph: 10.–90. Perz. | 35 cm eutroph: 10.–90. Perz. | 72,35 g/cm eutroph: 10.–90. Perz. | eutroph: 10.–90. Perz. |

- Postnatale Anpassung: unauffällig (APGAR 9/10/10, NapH 7,28),
- BZ postnatal: 2,8 mmol/l (1 h), 3,6 mmol/l (3 h), 4,2 mmol/l (6 h) auch im weiteren Profil unauffällig.

## 2.30.5 Besonderheiten dieses Falles

Patientinnen mit GDM in einer vorausgegangenen Schwangerschaft verfügen bereits über Kenntnisse des Glukosestoffwechsels und einer gesunden Ernährung. Auch wenn nach einer Geburt strenge „Diätpläne" ausgesetzt werden, mit Beginn einer weiteren Schwangerschaft geraten regelmäßige Bewegung und kontrolliertes Essverhalten erneut in den Fokus.

Unabhängig vom Therapieregime, ob diätetisch oder insulinabhängig, soll bei Z. n. GDM in einer vorherigen Gravidität bereits im ersten Trimenon eine Blutzuckertestung erfolgen. Das kann ein NBZ, Gelegenheitszucker oder im besten Fall ein 75 g-oGTT unter standardisierten Bedingungen sein.

Die schlanke Patientin mit diätetisch geführtem GDM in der letzten Schwangerschaft erhielt die erste Blutzuckerkontrolle in der 21. SSW als 50 g-oGTT und zügig einige Tage später einen 75 g-oGTT, der über einen grenzwertigen 2 h-Wert die erneute Diagnose eines GDM erbrachte.

Bereits seit Kenntnis der Schwangerschaft war sehr kohlenhydratarm gegessen worden. Auch die maternale Gewichtsentwicklung lag im unteren Durchschnitt. Bei zunächst relativ kleinem Fetus mit AU 9. Perzentile wurde in den weiteren sonographischen Kontrollen ein zeitentsprechendes Wachstum unter der 50. Perzentile registriert. Auffallend waren dabei die teilweise hohen Nüchternblutzucker und postprandialen Werte bis 10 mmol/l. Die Insulinresistenz verstärkte sich also sichtbar im Schwangerschaftsverlauf, der Blutzucker stieg maternal an, wurde jedoch nicht übermäßig ins fetale System transferiert. Ausreichende, regelmäßige Bewegung und teilweise asketisch anmutende Nahrungsmengen der Patientin ergaben in der Summe eine normale maternale Gewichtszunahme, ein eutrophes kindliches Wachstum und postnatal keinerlei Auffälligkeiten.

Über Schulungen der Patientinnen mit Vermittlung ausreichender Kenntnisse des Glukosestoffwechsels in der Schwangerschaft kann eine hohe Motivation erreicht werden.

**Tipp:** Bei zeitentsprechendem fetalen Wachtum können auch grenzwertig hohe maternale Blutzuckerwerte unter Bewegungs- und Diätmaßnahmen toleriert werden.

## 2.31 Frühe fetale Makrosomie bei insulinpflichtigem GDM mit suboptimaler BZ-Führung

### 2.31.1 Anamnese

- 32 Jahre, 2. Gravida/I. Para,
- Ausgangs-BMI: 24,6 kg/m² (Körpergröße 1,77 m; Gewicht 77 kg),
- kein Hypertonus, keine chronischen Erkrankungen, kein Nikotin.

Familienanamnese: **Vater** und Oma **Diabetes mellitus**

Schwangerschaften und Geburten bisher:
- 2009 Spontanpartus in 41. SSW, Kind 3720 g.

### Blutzuckerkontrollen vor 24. SSW

Gelegenheitsglukose/Nüchternblutzucker (NBZ): nein

50 g-oGTT: 12. SSW (**8,3 mmol/l**)

75 g-oGTT: 13. SSW (4,7–**10,5**–7,9 mmol/l)

### Fet

Sonographische Fehlbildungsdiagnostik: unauffällig

Gestationsaltersentsprechendes Wachstum: ja bis zum 2. Screening

### 2.31.2 Befunde bei Erstvorstellung in der Intensivschwangerenbetreuung 27. SSW

- Patientin beschwerdefrei, bisher + 7 kg (aktuell Gewicht 84 kg),
- Kindsbewegungen mind. 10 ×/d, CTG unauffällig,
- keine Zervixinsuffizienz.

Ernährungsberatung: **keine, Einstellung auf Novorapid 2/–/4 IE von einem niedergelassenen Diabetologen**

Blutzucker (BZ): **2 h-Werte sporadisch gemessen, davon 50 % hyperglykämisch, keine Messung der NBZ oder 1 h nach der Mahlzeit, HbA1c 4,9 % (26. SSW)**

### Fetalsonographie

Lage: SL

Fruchtwasser: obere Norm, Depot 7 cm

Plazentadicke und -lokalisation: 3,9 cm/VW

- **LGA-Fet,** Fetalentwicklung weitgehend proportional mit einem geschätzten Gewicht von ca. **1355 g** und sonographisch einer **28 + 6 SSW (94. Gewichtsperzentile)** entsprechend,
- **AU: 87. Perzentile.**

Fetale und maternale Dopplersonographie: Normalbefund

**Beurteilung:** LGA-Fet/fetale Makrosomie, BZ nur sporadisch gemessen, Blutzuckersituation nicht beurteilbar, HbA1c nicht aussagekräftig in der Schwangerschaft. Längeres Gespräch über Pathophysiologie, Ernährung und Bewegung. Jetzt Ernährungsberatung. BZ-Selbstkontrolle nüchtern und eine Stunde nach dem Essen zur Beurteilung wichtig. Insulin regelmäßig zu den Mahlzeiten dazu (6/4/4 IE), ggf. auch länger wirksames Insulin z. N. bei hohem NBZ. Zielwerte nüchtern bis 4,7 mmol/l und eine Stunde nach dem Essen bis 6,6 mmol/l. Wenn die Zielwerte über 3–4 d nicht erreicht werden, telefonische Rücksprache und Steigerung der Insulinmenge.

### 2.31.3 Befunde der folgenden Konsultationen

**30. SSW:** NBZ einmal **4,4 mmol/l** sonst **4,7 bis 6,3 mmol/l,** postprandialer **1 h-Wert zu 70 % nicht im Zielbereich, bis 10,3 mmol/l.** Gewicht stabil + 10 kg (87 kg). Fet in SL, weiter **makrosom, ca. 1940 g, AU 91. Perzentile.** FW verbessert, Depot 4 cm. Protaphane 6 IE gegen 22:00 h dazu, und Novorapid 8/6/6 IE und nach zwei Tagen steigern auf 10/8/8 IE.

**32. SSW:** Novorapid gesteigert auf 12/10/10 IE. BZ darunter nüchtern im Zielbereich, **nach dem Essen > 50 % hyperglykämisch bis 10 mmol/l.** Gewicht + 11 kg (88 kg). Fet in SL, weiter makrosom, **ca. 2300 g, AU 87. Perzentile.** FW normal Depot 6 cm. Novorapid weiter steigern 14/12/12 IE und um je 2 IE steigern, wenn nicht Normoglykämie. Protaphane 6/–/–/6 IE. CTG-Kontrollen 2 ×/Woche.

**34. SSW: Novorapid 20/18/18 IE** und Protaphane 2 × 6 IE, BZ-Werte sehr variabel und offenbar abhängig vom Umfang der maternalen Aktivität. Gewicht + 13 kg (90 kg). Fet in SL, **makrosom, ca. 2740 g, AU 95. Perzentile.** FW normal. Protaphane am Tag beenden, Novorapid mit zeitlichem Spritz-Ess-Abstand von 15 min. Telefonische Rücksprache regelmäßig wahrnehmen.

**36. SSW: 3 × hintereinander nächtliche Hypoglykämien bei 2,7 bis 3,2 mmol/l. Insulin reduziert oder ganz weggelassen. NBZ 4,2 bis 4,8 mmol/l, postprandial von 41 Messungen 32 × > 6,6 mmol/l (75 %) 10 % bis 10,8 mmol/l.** Gewicht + 16 kg (93 kg). Fet in SL, **makrosom, ca. 3480 g, AU 95. Perzentile, subkutaner Fettsaum 9 mm.** FW normal. Regelmäßige Mahlzeiten, Insulingaben und rhythmischer Tagesablauf in Aktivitätsmustern. Therapieregime mit Novorapid 12/10/10 IE und Protaphane 6 IE z. N.

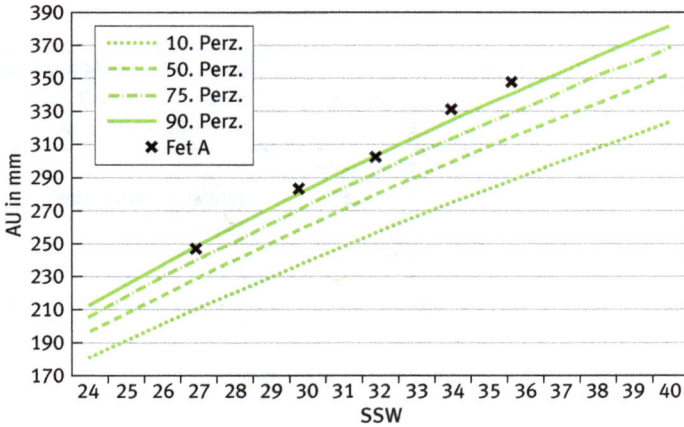

**Abb. 2.31.1:** Verlauf des fetalen Abdomenumfangs (AU) in Abhängigkeit vom Gestationsalter in SSW.

**Procedere:** ab 38. vollendeter SSW stationäre Aufnahme, Überwachung und ggf. Einleitung der Geburt planen.

### 2.31.4 Partus

#### Geburt

- Gewicht: + 16 kg, aktuell 93 kg,
- nach einmal Priming Wehenbeginn und Spontangeburt aus SL in 37 + 4 SSW in auswärtigem Haus.

#### Wochenbett

- unauffällig, Wöchnerin primär abgestillt,
- Tages-Nacht-Profil (TNP) 2. Tag pp unauffällig lt. Epikrise/BZ-Werte nicht angegeben,
- Empfehlung: Fortführung der Ernährungs- und Bewegungsempfehlungen und in 6–8 Wochen Kontrolle des 75 g-oGTT ambulant, bei unauffälligem Befund alle 1–2 Jahre.

#### Kind

- APGAR 8/9/10, NapH 7,45,
- BZ postnatal: unauffällig (Werte nicht mitgeteilt).

Tab. 2.31.1: Angaben zum Kind (männlich).

| Gewicht | Länge | Kopfumfang | längen-bezogenes Gewicht | längenbezogenes Gewicht nach Korrektur mit den mütterlichen Maßen |
|---|---|---|---|---|
| 4170 g sehr stark hypertroph: > $x_q$ + 2s. Perz. | 53 cm eutroph: 10.–90. Perz. | 35 cm eutroph: 10.–90. Perz. | 78,68 g/cm sehr stark hypertroph: > $x_q$ + 2s. Perz. | sehr stark hypertroph: > $x_q$ + 2s. Perz. |

## 2.31.5 Besonderheiten dieses Falles

Der umsichtigen, frühen Diagnostik bei positiver Familienanamnese durch die Frauenärztin folgte leider keine konsequente Therapie. Die Patientin wurde nicht geschult, Blutzuckerkontrollen erfolgten sporadisch zwei Stunden nach den Mahlzeiten und ohne einen einzigen NBZ. Der HbA1c spiegelt die Blutzuckersituation in der Schwangerschaft nicht wider und kann zu Fehleinschätzungen führen. Zögerlich dosierte Insulingaben reichten offensichtlich nicht aus, die Glukoselast für den Fetus zu verringern. Eine fetale Makrosomie resultierte somit schon in der 27. SSW.

Bereits am Tag der Erstkonsultation wurde die Patientin ambulant diätetisch beraten, nachdem ein ausführliches Gespräch über die vorliegenden Befunde und pathophysiologische Grundlagen geführt worden war.

Die Schwangere versuchte, die Empfehlungen so weit möglich umzusetzen.

Insulin wurde stufenweise höherdosiert und unter Beachtung der weiterbestehenden fetalen Makrosomie eine strenge Blutzuckerzielsetzung vorgegeben. Variable physische Aktivität und Fehleinschätzung von Nahrungsmengen führten zu sehr differenten Blutzuckerwerten. Im fortschreitenden Schwangerschaftsverlauf nahmen diese Schwierigkeiten eher zu. Als problematisch erwies sich erneut ein ungeregelter Tagesablauf. Aus organisatorischen Gründen wünschte die Patientin eine Einleitung vor der 38. vollendeten SSW und konnte dies heimatortnah auch umsetzen. Geboren wurde ein sehr stark hypertrophes Kind ohne berichtete Anpassungsstörungen oder Hypoglykämie. Leider wünschte die Wöchnerin das primäre Abstillen, empfehlenswert ist nicht nur bei dem GDM und der Makrosomie sowohl aus maternaler als auch aus neonataler Sicht eine mehrmonatige Stillzeit.

**Tipp:** Nach Diagnosestellung eines GDM sind zügig suffiziente Therapiemaßnahmen einzuleiten.

## 2.32 Fetale Makrosomie/LGA-Fet bei großer Patientin mit insulinpflichtigem GDM

### 2.32.1 Anamnese

- 36 Jahre, 1. Gravida/0. Para,
- Ausgangs-BMI: 26,9 kg/m² (Körpergröße 1,82 m; Gewicht 89 kg),
- kein Hypertonus, Nikotin negativ.

Familienanamnese: **Vater Diabetes mellitus**

Schwangerschaften und Geburten bisher: keine

#### Blutzuckerkontrollen vor 24. SSW

Gelegenheitsglukose/Nüchternblutzucker (NBZ): nein

50 g-oGTT: nein

75 g-oGTT: nein

#### Blutzuckerkontrollen nach 24. SSW

50 g-oGTT: 26. SSW (**9,8 mmol/l**)

75 g-oGTT: 27. SSW (4,67–9,65–**9,04 mmol/l**)

#### Fet

Sonographische Fehlbildungsdiagnostik: unauffällig

Gestationsaltersentsprechendes Wachstum: ja

### 2.32.2 Befunde bei Erstvorstellung in der Intensivschwangerenbetreuung 30. SSW

- Patientin beschwerdefrei, bisher + 10 kg (aktuell Gewicht 99 kg),
- Kindsbewegungen mind. 10 ×/d, CTG unauffällig,
- keine Zervixinsuffizienz.

Ernährungsberatung: erfolgt

Blutzucker (BZ): **NBZ 5,2–6,3 mmol/l**, postprandial von 43 Messungen 12× **(28 %)** hyperglykämisch (vor allem nach dem Frühstück)

#### Fetalsonographie

Lage: SL

Fruchtwasser: **Polyhydramnion, Depot 8,6 cm**

Plazentadicke und -lokalisation: 4,7 cm/HW

- Fetalentwicklung proportional mit einem geschätzten Gewicht von **ca. 2030 g** und sonographisch einer **32 + 2 SSW** entsprechend,
- **AU: 95. Perzentile.**

Fetale und maternale Dopplersonographie: Normalbefund

**Beurteilung:** fetale Makrosomie und Polyhydramnion, suboptimaler NBZ und 28 % hyperglykämische postprandiale Blutzuckerwerte. Ernährungsumstellung ausgereizt.

**Procedere:** Einstellung auf Insulin (Novorapid 6/4/4 IE und Protaphane zunächst 6 IE z. N. Zielwerte des Blutzuckers nüchtern bis 4,7 mmol/l, 1 h nach dem Essen bis 6,6 mmol/l.

### 2.32.3 Befunde der folgenden Konsultationen

**33. SSW: NBZ 5,0–5,7 mmol/l,** postprandial bis 8,8 mmol/l nach dem Frühstück, im Tagesverlauf im Zielbereich. Gewicht + 9 kg (98 kg). Fet in SL, **makrosom/LGA ca. 2710 g, AU 94. Perzentile,** KU 73. Perzentile, Femur 94. Perzentile, FW obere Norm, Depot 7 cm.

Empfehlung: Insulin erhöhen: Protaphane 8 IE z. N., nach zwei Tagen auf 10 IE erhöhen – wenn Zielbereich nicht erreicht wird, Novorapid 8/4/4 IE.

**35. SSW: NBZ wenn vor 07:00 h gemessen < 5,0 mmol/l** unter Protaphane 8 IE z. N., postprandial einmal 10 mmol/l (nach alkoholfreiem Bier), sonst normoglykämisch. Gewicht + 10 kg (99 kg). Fet in SL, **makrosom/LGA ca. 3330 g, AU 97. Perzentile,** KU 86. Perzentile, Femur 95. Perzentile, FW normal Depot 5 cm.

Empfehlung: Protaphane 10 IE z. N., Novorapid 10/6/6 IE.

**37. SSW: NBZ 4,5–5,3 mmol/l,** postprandial meistens < 7 mmol/l, Gewicht + 12 kg (101 kg). Fet in SL, **makrosom/LGA ca. 3450 g, AU 92. Perzentile,** FW normal.

Empfehlung: Protaphane 12 IE z. N.

**38. SSW:** NBZ alle < 5 mmol/l, postprandial alle < 7 mmol/l. Gewicht + 11 kg (100 kg). Fet in SL, **makrosom/LGA ca. 3870 g, AU 92. Perzentile, KU 78. Perzentile, Femur 81. Perzentile,** FW normal.

Empfehlung: bei etwas unklarer Einordnung des fetalen Gewichts (konstitutionell großes Kind bei großer Mutter versus fetale Makrosomie bei GDM) Angebot der Einleitung. Patientin möchte noch abwarten.

**39. SSW:** BZ alle im Zielbereich. Gewicht + 13 kg (102 kg). Fet in SL, **makrosom/LGA ca. 4230 g, AU 97. Perzentile (37,4 cm), subcutaner Fettsaum 4,8 mm, BIP 94. Perzentile (9,8 cm) KU 32. Perzentile (34 cm), Femur 90. Perzentile (8 cm),** FW normal.

Empfehlung: sehr langes Gespräch, Frage der Geburtseinleitung – Patientin stimmt der stationären Aufnahme in 39 + 5 SSW zu.

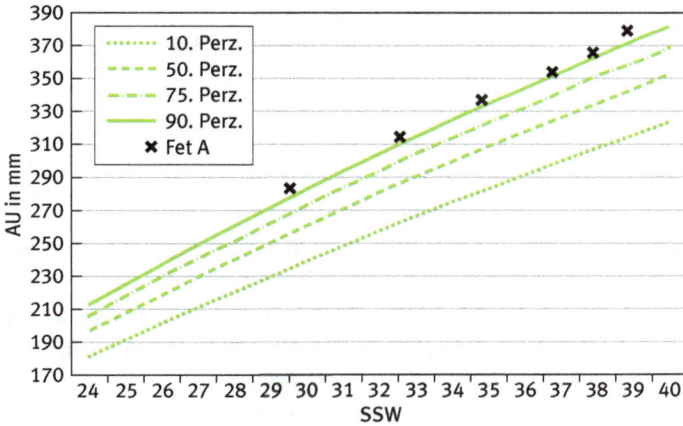

**Abb. 2.32.1:** Verlauf des fetalen Abdomenumfangs (AU) in Abhängigkeit vom Gestationsalter in SSW.

### 2.32.4 Partus

#### Geburt

– Gewicht: + 13 kg, aktuell 102 kg,
– nach einmal Priming Spontanpartus aus SL in 40 + 0 SSW, keine Geburtsverletzungen, Insulin beendet.

#### Wochenbett

– unauffällig, Wöchnerin voll stillend,
– Tages-Nacht-Profil (TNP) 2. Tag pp unauffällig (07:00 h 5,1 mmol/l, 10:30 h 7,5 mmol/l, 13:00 h 7,5 mmol/l, 19:30 h 8,0 mmol/l und 03:00 h 5,8 mmol/l),
– Empfehlung: Ernährungs- und Bewegungsempfehlungen weiter umsetzen und in 6–8 Wochen Kontrolle des 75 g-oGTT.

#### Kind

**Tab. 2.32.1:** Angaben zum Kind (weiblich).

| Gewicht | Länge | Kopfumfang | längen-bezogenes Gewicht | längenbezogenes Gewicht nach Korrektur mit den mütterlichen Maßen |
|---|---|---|---|---|
| 4450 g sehr stark hypertroph: > $x_q$ + 2s. Perz. | 53 cm eutroph: 10.–90. Perz. | 36 cm eutroph: 10.–90. Perz. | 83,96 g/cm sehr stark hypertroph: > $x_q$ + 2s. Perz. | hypertroph: 90.–95. Perz. |

– Postnatale Anpassung: unauffällig (APGAR 9/10/10, NapH 7,23),
– BZ postnatal: 3,6 mmol/l (1 h), 2,6 mmol/l (3 h), 4,0 mmol/l (6 h) im Verlauf normoglykämisch.

### 2.32.5 Besonderheiten dieses Falles

Die maternale, genetisch vorgegebene Konstitution ist ein wesentlicher Einflussfaktor des neonatalen Wachstums. Ob ein Fet mit allen somatischen Messwerten an der 90. Perzentile auch im Abdomenumfang über der 75. Perzentile liegen kann, ist für die Therapieentscheidung und BZ-Zielsetzung bei GDM-Patientinnen bisher unbeantwortet.

Leichter fällt die Indikation zur Eskalation der Behandlung, wenn gleichzeitig hyperglykämische BZ-Werte vorliegen. Die Sichtung der erhobenen BZ-Selbstkontrollen wird objektivierbar, wenn die Ergebnisse auch numerisch erfasst und prozentual berechnet werden. Beim „Durchblättern" des BZ-Heftes werden die Hyperglykämien ansonsten eher unterschätzt.

Unsere überdurchschnittlich große Patientin wies in wiederholten sonographischen Befunderhebungen ab der 30. SSW stets Maße eines LGA-Wachstums des Fetus auf. Die Insulingaben wurden unter dem Aspekt, dass der Fet genetisch auch über der 50. Perzentile im Wachstum liegen kann, sukzessive in kleinen Schritten gesteigert. Postpartal ergibt sich jedoch das Bild eines für die Geburtslänge zu schweren Kindes, auch unter Berücksichtigung der maternalen Ausgangsmaße vor der Gravidität.

In der Behandlersituation die maßvolle, notwendige Insulindosierung zu finden, bleibt auch unter Berücksichtigung aller möglichen Einflussfaktoren individuellen Erfahrungen vorbehalten.

Hinsichtlich der positiven Familienanamnese der Patientin mit Diabetes mellitus beim Vater wäre eine frühere Blutzuckerkontrolle in der Schwangerschaft wünschenswert und indiziert gewesen.

**Tipps:**
– Die Unterscheidung zwischen fetaler Makrosomie durch den GDM versus konstitutionell (genetisch) großen Feten gelingt sonographisch nicht sicher.
– Ein numerisches und prozentuales Erfassen macht die Blutzuckerkontrollen in der Einschätzung objektiver.

## 2.33  LGA-Fet bei adipöser Patientin und insulinpflichtigem GDM

### 2.33.1  Anamnese

- 30 Jahre, 3. Gravida/II. Para,
- Ausgangs-BMI: **35,4 kg/m²** (Körpergröße 1,73 m; Gewicht 106 kg),
- kein Hypertonus, kein Nikotin.

Familienanamnese: kein Diabetes mellitus

Schwangerschaften und Geburten bisher:
- 2004 **Sekundäre Sectio bei Präeklampsie** 41. SSW, Kind 4210 g,
- 2009 Primäre Re-Sectio 40. SSW, Kind 3990 g.

#### Blutzuckerkontrollen vor 24. SSW

Gelegenheitsglukose/Nüchternblutzucker (NBZ): nein

50 g-oGTT: nein

75 g-oGTT: nein

#### Blutzuckerkontrollen nach 24. SSW

50 g-oGTT: 24. SSW (**7,56 mmol/l**)

75 g-oGTT: 30. SSW (**5,95**–9,15–6,38 mmol/l)

#### Fet

Sonographische Fehlbildungsdiagnostik: unauffällig

Gestationsaltersentsprechendes Wachstum: ja

### 2.33.2  Befunde bei Erstvorstellung in der Intensivschwangerenbetreuung 33. SSW

- Patientin beschwerdefrei, bisher 4 kg (aktuell Gewicht 110 kg),
- Kindsbewegungen mind. 10 ×/d, CTG unauffällig,
- keine Zervixinsuffizienz.

Ernährungsberatung: erfolgt

Blutzucker (BZ): nach Einstellung auf Protaphane 4/–/–10 IE, **NBZ 5,5–6,2 mmol/l** (Messung zwischen 06 und 07:00 h) postprandial nur nach dem Abendbrot gemessen 6,1–7,7 mmol/l

## Fetalsonographie

Lage: SL

Fruchtwasser: normal, Depot 4 cm

Plazentadicke und -lokalisation: 3,1 cm/VW

– **LGA** Fetalentwicklung proportional mit einem geschätzten Gewicht von ca. **2660 g** und sonographisch einer **35 + 2 SSW** entsprechend,
– **AU: 96. Perzentile, KU 95. Perzentile,** Femur 68. Perzentile.

Fetale und maternale Dopplersonographie: Normalbefund

**Beurteilung:** LGA-Fet/fetale Makrosomie bei spät diagnostiziertem GDM, maternale Adipositas I.–II.°, NBZ nicht im Zielbereich, postprandial wenige Messungen

Empfehlung: Insulin erhöhen: Protaphane 6/–/–12 IE, z. N. nach 2 d steigern auf 14 IE. Zielwerte neu: NBZ < 5 mmol/l und nach dem Essen bis 6,6 mmol/l

## 2.33.3 Befunde der folgenden Konsultationen

**35. SSW:** BZ-Selbstmessungen unter Protaphane 6/–/–16 IE verbessert. **NBZ 5,0 bis 5,4 mmol/l**. Postprandial im 1 h-Wert zu 90 % normoglykämisch. Gewicht + 6 kg (112 kg). Fet in SL, **LGA/makrosom, ca. 3145 g, AU 88. Perzentile, KU 94. Perzentile.** FW normal, Depot 6 cm.

Insulin so belassen.

**37. SSW:** BZ normoglykämisch. Gewicht + 9 kg (115 kg). Fet in SL, **symmetrische LGA/ makrosom, ca. 3690 g, AU 96. Perzentile, KU 86. Perzentile.** FW normal.

Auf Wunsch der Patientin Primäre Re-Re-Sectio geplant. Insulin so belassen.

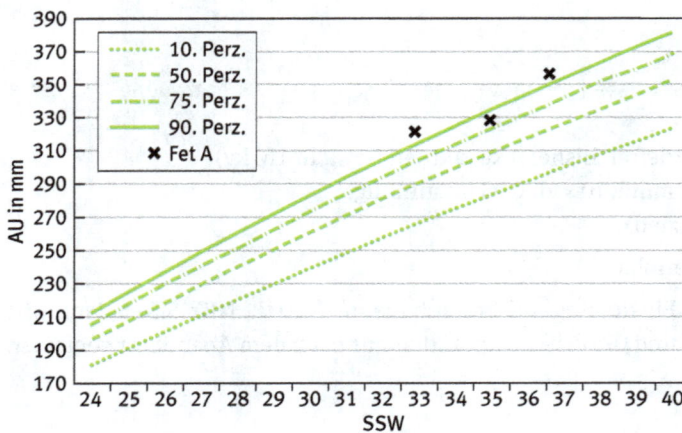

**Abb. 2.33.1:** Verlauf des fetalen Abdomenumfangs (AU) in Abhängigkeit vom Gestationsalter in SSW.

### 2.33.4 Partus

#### Geburt

- Gewicht: + 9 kg, aktuell **115 kg.**
- Primäre Re-Re-Sectio in 38 + 1 SSW, Insulin beendet.

#### Wochenbett

- unauffällig,
- Tages-Nacht-Profil (TNP) 2. Tag pp unauffällig (07:00 h 5,9 mmol/l, 09:00 h 6,4 mmol/l, 13:00 h 5,8 mmol/l, 19:00 h 5,8 mmol/l und 03:00 h 6,6 mmol/l),
- Empfehlung: Fortführung der Ernährungs- und Bewegungsempfehlungen, in 6–8 Wochen Kontrolle des 75 g-oGTT ambulant, bei unauffälligem Befund alle 1–2 Jahre.

#### Kind

**Tab. 2.33.1:** Angaben zum Kind (männlich).

| Gewicht | Länge | Kopfumfang | längen-bezogenes Gewicht | längenbezogenes Gewicht nach Korrektur mit den mütterlichen Maßen |
|---|---|---|---|---|
| 3880 g | 52 cm | 37 cm | 74,62 g/cm | |
| hypertroph: | eutroph: | hypertroph: | hypertroph: | eutroph: |
| 90.–95. Perz. | 10.–90. Perz. | 90.–95. Perz. | 90.–95. Perz. | 10.–90. Perz. |

- Postnatale Anpassung: unauffällig (APGAR 9/9/10, NapH 7,33),
- BZ postnatal: 2,7 mmol/l (1 h), im weiteren Verlauf normoglykämisch.

### 2.33.5 Besonderheiten dieses Falles

Erste Blutzuckerwerte wurden auch bei dieser Patientin mit Risikofaktor Adipositas nicht vor der 24. SSW erhoben. Nach grenzwertig pathologischem 50 g-oGTT vergingen durch organisatorische Schwierigkeiten sechs Wochen bis zur Diagnostik des GDM mittels 75 g-oGTT. Es resultierte eine zügige Einstellung auf Protaphane zunächst nur z. N., nach einer Woche BZ-Kontrollmessungen auch tagsüber. Aus zeitlichen Problemen heraus war der eine einfach zu handhabende Therapie gewünscht worden. Postprandiale BZ-Kontrollen konnten nicht regelhaft erbracht werden. Bereits in der Erstkonsultation war der Eindruck eines Fetus mit großem KU und AU bei durchschnittlicher Femurlänge entstanden. Die Femurlänge gibt einen Anhalt für die erwartete Körperlänge – allerdings nur sehr vage. Diese fetale Konstitution wurde in zwei weiteren Konsultationen bestätigt und die Insulindosierung danach auch beibehalten.

Aus familienorganisatorischen Gründen wünschte die Schwangere eine frühzeitige Entbindung in der 38 + 1 SSW per Re-Re-Sectio. Postnatal bestätigten sich die normale Geburtslänge, ein leicht erhöhtes Geburtsgewicht und der große Kopfumfang des Kindes. In der Neugeborenenklassifikation des längenbezogenen Geburtsgewichts wurde das Kind zwischen der 90. und 95. Gewichtsperzentile eingeordnet. Kopfumfang und das anteilig resultierende Gewicht hatten dabei maßgeblichen Einfluss auf die Einordnung als hypertrophes Neugeborenes. Bei guter Anpassung und ohne Hypoglykämie ist ohne eindeutig stoffwechselbedingt makrosome Neonatalmaße von einer adäquaten Therapie auszugehen.

**Tipp:** Die Einordnung als hypertrophes Neugeborenes kann auch anteilmäßig durch größere Kopfmaße begründet sein.

## 2.34 Eutrophes kleines Neugeborenes mit geringem Kopfumfang

### 2.34.1 Anamnese

- 34 Jahre, 3. Gravida/0. Para,
- Ausgangs-BMI: 19,5 kg/m² (Körpergröße 1,60 m; Gewicht 50 kg),
- kein Hypertonus, keine chronischen Erkrankungen, kein Nikotin.

Familienanamnese: kein Diabetes mellitus

Schwangerschaften und Geburten bisher:
- 2001 Abruptio gravidarum,
- 2013 Abort 6. SSW.

#### Blutzuckerkontrollen vor 24. SSW

Gelegenheitsglukose/Nüchternblutzucker (NBZ): nein

50 g-oGTT: nein

75 g-oGTT: nein

#### Blutzuckerkontrollen nach 24. SSW

50 g-oGTT: 28. SSW (**9,25 mmol/l**)

75 g-oGTT: 29. SSW (4,4–9,13–**11,0 mmol/l**)

#### Fet

Sonographische Fehlbildungsdiagnostik: 22. SSW unauffällig

Gestationsaltersentsprechendes Wachstum: ja

### 2.34.2 Befunde bei Erstvorstellung in der Intensivschwangerenbetreuung 28. SSW

- Patientin mit Wohlbefinden bisher + **17 kg** (aktuell Gewicht 67 kg),
- Kindsbewegungen mind. 10 ×/d, CTG unauffällig,
- Patientin **stationär bei bisher zervixunwirksamen Kontraktionen.**

Ernährungsberatung: noch keine

Blutzucker (BZ): noch keine Messung, 75 g-oGTT noch ausstehend

#### Fetalsonographie

Lage: **SL**

Fruchtwasser: normal, Depot 4 cm

Plazentadicke und -lokalisation: 3,1 cm/rechtsparietal

– Fetalentwicklung proportional mit einem geschätzten Gewicht von ca. 1220 g und sonographisch einer 28 + 3 SSW entsprechend,
– AU: 16. Perzentile.

Fetale und maternale Dopplersonographie: Normalbefund

**Beurteilung:** unauffälliger sonographischer Befund bei pathologischem 50 g-oGTT, 75 g-oGTT zeitnah empfohlen.

### 2.34.3 Befunde der folgenden Konsultationen

**29. SSW: GDM** diagnostiziert, Ernährungsberatung und BZ-Selbstkontrollen organisiert. Sorgfältige BZ-Messungen, normoglykämisch. Bewegung wenig bei **Kontraktionsneigung**. Gewicht stabil + **17 kg** (67 kg). Fet eutroph in SL, ca. 1300 g, AU 22. Perzentile, Fruchtwasser normal.

Empfehlung: alle 2 d BZ-Messungen ausreichend.

**31. SSW:** BZ-Messungen alle normoglykämisch. Bewegung weiter eingeschränkt bei **Kontraktionsneigung**. Gewicht stabil + **17 kg** (67 kg). Fet eutroph an der Grenze zur SGA, SL, ca. 1650 g, AU 14. Perzentile, Fruchtwasser normal.

Empfehlung: keine speziellen Festlegungen.

**34. SSW:** BZ-Messungen alle im Normbereich. Bewegung jetzt wieder etwas mehr ab 34. SSW. Gewicht stabil + **17 kg** (67 kg). Fet weiter mit symmetrischer SGA-Tendenz, SL, ca. 2060 g, AU 12. Perzentile, KU < 2. Perzentile, Femur 10. Perzentile, Fruchtwasser normal. Doppler fetal und maternal unauffällig.

Empfehlung: Ernährung lockern, BZ-Zielwerte können hochnormal geändert werden.

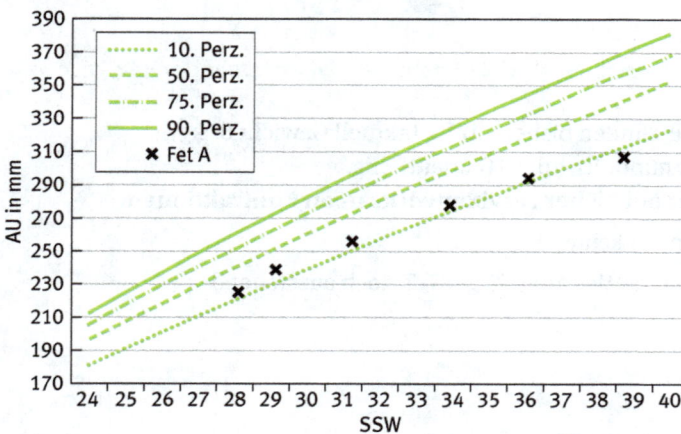

**Abb. 2.34.1:** Verlauf des fetalen Abdomenumfangs (AU) in Abhängigkeit vom Gestationsalter in SSW.

**36. SSW:** BZ-Messungen trotz keinerlei diätetischer Bemühungen normoglykämisch. Gewicht konstant +**17 kg** (67 kg). Fet an unterer Normgrenze mit kleinem KU und Femur, SL, ca. 2460 g, AU 11. Perzentile, Fruchtwasser normal. Plazenta unauffällig, Doppler fetal und maternal im Normbereich.

Empfehlung: auf Kindsbewegungen achten und regelmäßige CTG-Kontrollen organisieren.

**39. SSW:** BZ ohne Kosteinschränkungen im Normbereich. Gewicht stabil +**21 kg** (71 kg). Fet hypotroph in allen Messungen (mehrfach), SL, ca. 2620 g, AU < 2. Perzentile, KU und Femur auch < 2. Perzentile. Fruchtwasser normal, Depot 4 cm, Plazenta Reifegrad 1, Doppler fetal und maternal unauffällig. Kindsbewegungen und CTG unauffällig.

**Procedere:** Bei guten Kindsbewegungen und unauffälligem CTG Abwarten bis zum Entbindungstermin möglich. Ab 40 + 1 SSW stationäre Aufnahme und Einleitungsversuch überlegen.

### 2.34.4 Partus

### Geburt

- Gewicht: +**21 kg**, aktuell 71 kg,
- nach vorzeitigem Blasensprung Beginn regelmäßiger Wehen und Spontangeburt 39 + 4 SSW.

### Wochenbett

- unauffällig, Wöchnerin voll stillend,
- Tages-Nacht-Profil (TNP): nicht durchgeführt,
- Empfehlung: Kontrolle des 75 g-oGTT nach Abschluss des Wochenbetts ambulant, bei unauffälligem Befund alle 1–2 Jahre.

### Kind

Tab. 2.34.1: Angaben zum Kind (weiblich).

| Gewicht | Länge | Kopfumfang | längen-bezogenes Gewicht | längenbezogenes Gewicht nach Korrektur mit den mütterlichen Maßen |
|---------|-------|------------|--------------------------|--------------------------------------------------------------------|
| 3030 g eutroph: 10.–90. Perz. | 46 cm sehr stark hypotroph: < $x_q$ – 2s. Perz. | 32 cm sehr stark hypotroph: < $x_q$ – 2s. Perz. | 65,87 g/cm eutroph: 10.–90. Perz. | eutroph: 10.–90. Perz. |

- Postnatale Anpassung: unauffällig (APGAR 9/10/10, NapH 7,22),
- BZ postnatal: 5,1 mmol/l (1 h), auch im weiteren Verlauf normoglykämisch.

### 2.34.5 Besonderheiten dieses Falles

Als Patientin ohne anamnestische Risikofaktoren erhielt die Schwangere erst in der laufenden 28. SSW einen 50 g-oGTT und bei pathologischem Befund nach einer Woche einen 75 g-oGTT. Zwischenzeitlich führten zervixunwirksame Kontraktionen zur kurzfristigen stationären Überwachung, so dass Messdaten des Fetus bereits aus der 28. SSW vorlagen.

Zu diesem Zeitpunkt war eine übermäßige maternale Gewichtszunahme auffällig. Chronische Erkrankungen lagen nicht vor und Infektionen waren im Diagnostikzeitraum nicht aufgetreten. Nach Ernährungsumstellung wurden trotz wenig Bewegungsvolumen durch die vorzeitigen Kontraktionen ausschließlich normoglykämische Blutzucker gemessen. Erst nach Lockerung der Kost nahm die Patientin an Gewicht zu.

Parallel zeigte der Fet eher ein vermindertes fetales Wachstum an der Grenze zur SGA. Beide Eltern waren sehr schlank, bei durchschnittlicher Körpergröße. Aufgrund der Abwesenheit von Risikofaktoren und ohne sonographische Zeichen einer Plazentainsuffizienz oder fetomaternalen Vaskularisationsstörung wurde das fetale Wachstum als konstitutionell eingeordnet.

Nach pathologischem 50 g-Screening und 75 g-oGTT steht die Diagnose eines GDM. Dabei ist ein grenzwertig hypotrophes fetales Wachstum ohne jegliche BZ-Pathologie unter Normalkost und/oder ohne erhebliche körperliche Aktivität der Schwangeren und keinerlei anamnestischen Risikofaktoren (z. B. Adipositas, Nikotinabusus, Hypertonus, Anämie, Stress, Durchblutungsstörungen fetomaternal, ...) extrem selten zu beobachten. Zweifel an der Diagnose bestanden durch die Befundkombination.

Postnatal bestätigten die kurze Geburtslänge und der kleinere Kopfumfang die pränatale Messung. Ein Geburtsgewicht > 3000 g war nicht vermutet worden, die Abweichung vom Schätzgewicht ist jedoch bei starken Abweichungen einzelner Faktoren häufiger. Eine präpartale Gewichtsschätzung mit homogener Verteilung aller Einzelfaktoren erhöht die Messgenauigkeit.

Resultiert bei sehr kleiner Körperlänge und geringem Kopfumfang des Neugeborenen ein eutrophes Gewicht, stellt sich die Frage, wo die schwersten oder größten Anteile an diesem Gewicht zu finden sind. Beim GDM besteht die Korrelation mit dem Abdomenumfang. Dieser wird jedoch nicht erhoben. Ein symmetrisch hypotrophes Kind läge auch mit dem Geburtsgewicht und längenbezogenen Geburtsgewicht im Bereich unter der 10. Perzentile.

Ob die Therapie des GDM in der vorliegenden Konstellation optimal gestaltet wurde, müsste dann hinterfragt werden.

**Tipp:** Die diätetische Therapie kann allein zur Behandlung eines GDM ausreichen.

## 2.35 Insulinpflichtiger GDM bei Patientin mit Vielfachrisiko

### 2.35.1 Anamnese

- 32 Jahre, 6. Gravida/II. Para,
- Ausgangs-BMI: **36,8 kg/m²** (Körpergröße 1,72 m; Gewicht 109 kg),
- **chronischer Hypertonus seit einem Jahr, Betablockertherapie (Metoprolol 1 × 1/d),**
- **Nikotinabusus, in Schwangerschaft bereits deutlich reduziert auf 10–15 Zigaretten/d.**

Familienanamnese: kein Diabetes mellitus

Schwangerschaften und Geburten bisher:
- 2002 Abruptio gravidarum,
- 2003 **Abort bei Trisomie 18,**
- 2005 Spontanpartus 40. SSW, Kind 3810 g, gesund,
- 2007 Abruptio gravidarum,
- 2008 Spontangeburt 40. SSW, **Kind 3800 g mit komplexem kongenitalen Vitium, verstorben mit 14 Monaten,**

#### Blutzuckerkontrollen vor 24. SSW

Gelegenheitsglukose/Nüchternblutzucker (NBZ): nein

50 g-oGTT: nein

75 g-oGTT: nein

#### Blutzuckerkontrollen nach 24. SSW

50 g-oGTT: 24. SSW (**9,58 mmol/l**)

75 g-oGTT: 26. SSW (**5,5–10,5**–6,8 mmol/l)

#### Fet

Sonographische Fehlbildungsdiagnostik: unauffällig

Gestationsaltersentsprechendes Wachstum: ja

### 2.35.2 Befunde bei Erstvorstellung in der Intensivschwangerenbetreuung 28. SSW

- Patientin beschwerdefrei, bisher plus 6 kg (aktuell Gewicht 115 kg),
- Kindsbewegungen mind. 10 ×/d, CTG unauffällig,
- keine Zervixinsuffizienz.

Ernährungsberatung: durchgeführt

Blutzucker (BZ): Aufzeichnung vergessen, laut anamnestischen Angaben **nüchtern immer über 5,5 mmol/l,** postprandial 1 h nach dem Essen immer normal

### Fetalsonographie

Lage: **BEL**

Fruchtwasser: normal, Depot 4 cm

Plazentadicke und -lokalisation: 3,1 cm HW

- Fetalentwicklung symmetrisch mit einem geschätzten Gewicht von ca. 1340 g und sonographisch einer 28 + 5 SSW entsprechend,
- AU: 41. Perzentile.

Fetale und maternale Dopplersonographie: Normalbefund

**Beurteilung:** Risikokonstellation mit Adipositas II°, Nikotinabusus, chronischem Hypertonus, anamnestisch hyperglykämischem NBZ bei GDM und belasteter geburtshilflicher Anamnese. Vorlage der BZ-Aufzeichungen und Einstellung auf Protaphane 6 IE z. N. Regelmäßige CTG-Kontrollen und gut auf Kindsbewegungen achten. Eine weitere Reduktion der Nikotinmenge ist der Patientin nicht möglich.

### 2.35.3 Befunde der folgenden Konsultationen

**31. SSW:** zwischenzeitlich bei hohen postprandialen Werten Einstellung zusätzlich auf Novorapid 6/4/4 IE. Blutzuckerwerte im Zielbereich für eutrophen Fetus. Gewicht + 7 kg (116 kg). Kindsbewegungen und CTG gut, Fet **makrosom** in SL, ca. 2120 g, **AU 87. Perzentile.** FW normal, Depot 6 cm.

Empfehlung: Steigerung des Insulins um je 2 IE auf Novorapid 8/6/6 IE und Protaphane 8 IE z. N. Zielwerte anpassen: NBZ bis 4,7 mmol/l, nach dem Essen bis 6,6 mmol/l.

**33. SSW: Pat. erscheint nicht zum Termin.**

**35. SSW:** Blutzuckerwerte nüchtern bis 6,1 mmol/l, postprandial zu 90 % im Zielbereich, Gewicht + 5 kg (114 kg). Kindsbewegungen und CTG gut, Fet **makrosom** in SL, ca. 2650 g, **AU 89. Perzentile.** FW normal.

Empfehlung: Protaphane auf 10 IE z. N. erhöhen.

**38 + 3 SSW:** Blutzuckerwerte im Zielbereich für eutrophen Fetus, das reicht nicht aus. Gewicht + 6 kg (115 kg). CTG und Kindsbewegungen gut, RR unter Therapie normoton. Fet **makrosom** in SL, ca. 3830 g **bis 4300 g, AU > 98. Perzentile. Polyhydramnion, Depot bis 9 mmol/l.**

**Procedere:** Geburtseinleitung im Gesamtaspekt, stationäre Aufnahme 38 + 5 SSW.

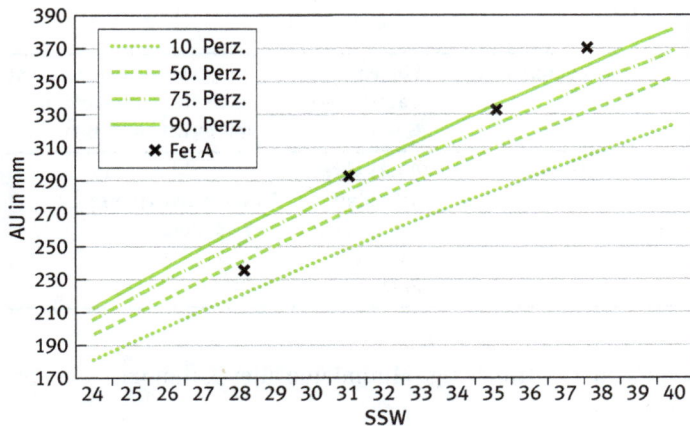

**Abb. 2.35.1:** Verlauf des fetalen Abdomenumfangs (AU) in Abhängigkeit vom Gestationsalter in SSW.

### 2.35.4 Partus

#### Geburt

- Gewicht: + 6 kg, aktuell 115 kg,
- vorzeitiger Blasensprung in 38 + 4 SSW und Spontanpartus in 38 + 5 SSW, Insulin beendet.

#### Wochenbett

- unauffällig, Wöchnerin voll stillend,
- Tages-Nacht-Profil (TNP) 2. Tag **grenzwertig (07:00 h 7,3 mmol/l,** 09:00 h 5,9 mmol/l, 13:00 h 6,0 mmol/l, 19:00 h 6,1 mmol/l und 02:00 h 5,5 mmol/l),
- Empfehlung: Messung des BZ eine weitere Woche, Vorstellung beim Hausarzt, Fortführung der Ernährungs- und Bewegungsempfehlungen, weiter Stillen und in 6–8 Wochen Kontrolle des 75 g-oGTT ambulant, bei unauffälligem Befund alle 1–2 Jahre.

#### Kind

- Postnatale Anpassung: unauffällig (APGAR 8/9/10, NapH 7,31), Überwachung auf Neugeborenen-ITS bei Betablockertherapie der Mutter,
- BZ postnatal: 2,7 mmol/l (1 h), frühes Anlegen, im Verlauf unauffällig.

### 2.35.5 Besonderheiten dieses Falles

Nach dem Verlust eines Kindes konzentriert sich die Betreuung in einer Folgeschwangerschaft besonders auf die Optimierung aller Bedingungen, um die Geburt eines ge-

**Tab. 2.35.1:** Angaben zum Kind (männlich).

| Gewicht | Länge | Kopfumfang | längen-bezogenes Gewicht | längenbezogenes Gewicht nach Korrektur mit den mütterlichen Maßen |
|---|---|---|---|---|
| 4250 g sehr stark hypertroph: > $x_q$ – 2s. Perz. | 51 cm eutroph: 10.–90. Perz. | 36 cm eutroph: 10.–90. Perz. | 83,33 g/cm sehr stark hypertroph: > $x_q$ – 2s. Perz. | stark hypertroph: > 95. Perz. |

sunden Kindes zu ermöglichen. Das frühzeitige Minimieren aller pathologischen Einflüsse gelingt jedoch selten.

Neben der Normalisierung des Körpergewichts vor einer weiteren Schwangerschaft gehört der Nikotinverzicht zu den Möglichkeiten, die eigenverantwortlich umgesetzt werden könnten. Dem entgegen steht jedoch bei einem Teil der Patientinnen die Komplexität der Gewohnheiten.

Kommen weitere therapiepflichtige Risikofaktoren wie Hypertonus und Gestationsdiabetes mellitus dazu, erhöht sich die Frequenz der Kontrollintervalle in der Schwangerschaft.

Der Wunsch nach einem weiteren Kind führte bei der vorgestellten Patientin in der Schwangerschaft zu einer Reduktion des Nikotinabusus über die Hälfte und nach Ernährungsberatung zu einer tolerablen Gewichtszunahme von 6 kg im Schwangerschaftsverlauf. Glücklicherweise lag keine fetale Fehlbildung vor und der arterielle Hypertonus ließ sich mittels Betablockergabe ausreichend therapieren.

Wegen suboptimaler Nüchternblutzucker wurde eine Insulineinstellung ab der 28. vollendeten SSW begonnen. Die sich entwickelnde fetale Makrosomie ab der 31. SSW wurde nicht ausreichend beherrscht. Zu überlegen wären wöchentliche Fetometriekontrollen mit Anpassung der Insulindosis, das davon profitierende Kollektiv ließe sich aus anamnestischen Daten jedoch vermutlich nicht hinreichend detektieren und stellt für den größeren Anteil der GDM-Patientinnen einen unnötigen Aufwand dar.

Durch den Geburtsbeginn nach vorzeitigem Blasensprung in 38 + 4 SSW wurde die Indikation zur Geburtseinleitung bei fetaler Makrosomie nichtig. Die Schwangere gebar komplikationslos, das Neugeborene zeigte keine Anpassungsstörungen. Wie präpartal gemessen, war der Knabe makrosom als Ausdruck einer ungenügenden Stoffwechselkontrolle, dies war unter der Therapie mit Betablockern und bei Nikotinabusus aber in der 38. SSW so nicht zu erwarten.

**Tipp:** Nikotinabusus und Betablockertherapie verhindern trotz Insulineinstellung eine neonatale Makrosomie nicht.

# 2.36  GDM nach totalem Muttermundverschluss

## 2.36.1  Anamnese

- 37 Jahre, 5. Gravida/I. Para,
- Ausgangs-BMI: 19,5 kg/m² (Körpergröße 1,60 m; Gewicht 50 kg),
- kein Hypertonus, keine chronischen Erkrankungen, kein Nikotin.

Familienanamnese: Oma Diabetes mellitus

Schwangerschaften und Geburten bisher:
- 1990 Abruptio gravidarum,
- 2007 Spontanpartus 42. SSW, Kind 3440 g, gesund,
- **2009 Spätabort 18. SSW mit Partialprolaps uteri,**
- **2012 Spätabort 15. SSW mit Partialprolaps uteri.**

### Blutzuckerkontrollen vor 24. SSW

Gelegenheitsglukose/Nüchternblutzucker (NBZ): nein

50 g-oGTT: nein

75 g-oGTT: nein

### Blutzuckerkontrollen nach 24. SSW

50 g-oGTT: 26. SSW (**8,2 mmol/l**)

75 g-oGTT: 26. SSW (4,3–9,8–**9,1 mmol/l**)

### Fet

Sonographische Fehlbildungsdiagnostik: unauffällig

Gestationsaltersentsprechendes Wachstum: Fet in 20. SSW ca. eine Woche kleiner

## 2.36.2  Befunde bei Erstvorstellung in der Intensivschwangerenbetreuung 30. SSW

- Patientin beschwerdefrei, bisher + 10 kg (aktuell Gewicht 60 kg),
- Kindsbewegungen mind. 10 ×/d, CTG unauffällig,
- **in 16. SSW bei erneut drohendem Spätabort: totaler Muttermundverschluss.**

Ernährungsberatung: erfolgt

Blutzucker (BZ): NBZ 3,9–4,6 mmol/l, postprandial 5,5–7,5 mmol/l, **2 × Werte > 10 mmol/l**

**Fetalsonographie**

Lage: SL

Fruchtwasser: obere Norm, Depot 7 cm

Plazentadicke und -lokalisation: 3 cm/HW

- Fetalentwicklung proportional mit einem geschätzten Gewicht von ca. 1410 g und sonographisch einer 29 + 1 SSW entsprechend,
- AU: 26. Perzentile.

Fetale und maternale Dopplersonographie: Normalbefund

**Beurteilung:** trotz weitgehender körperlicher Schonung gute BZ-Führung mit seltenen Hyperglykämien. FW etwas vermehrt. Weitere Prolongation versuchen. BZ-Kontrollen alle 2 d ausreichend.

### 2.36.3 Befunde der folgenden Konsultationen

**32. SSW:** BZ nüchtern immer und postprandial zu > 90 % im Normbereich. Maternal Wohlbefinden, Gewicht + 11 kg (61 kg). Fet in SL, eutroph, ca. 1720 g, AU 23. Perzentile. FW mit Depot 5 cm normal.

Empfehlung: keine weiteren Festlegungen.

**34. SSW:** BZ alle Werte im mittleren Zielbereich. Gewicht + 11 kg (61 kg). CTG unauffällig, KiBe gut. Fet in SL, eutroph, ca. 2100 g, AU 12. Perzentile. FW normal.

Empfehlung: Planung der Primären Sectio in 38 + 0 SSW.

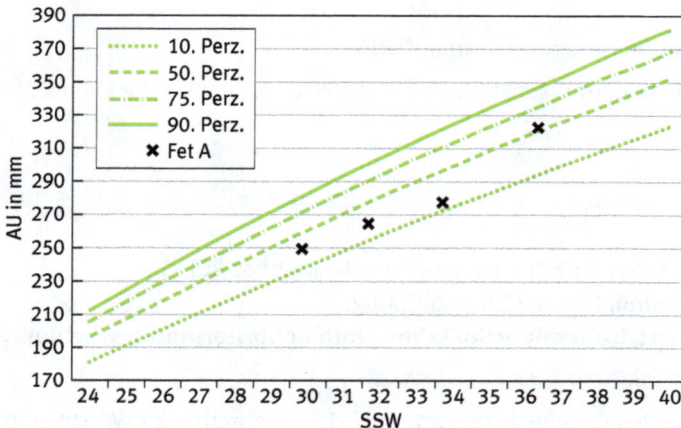

**Abb. 2.36.1:** Verlauf des fetalen Abdomenumfangs (AU) in Abhängigkeit vom Gestationsalter in SSW.

**37. SSW:** BZ trotz weiterer körperlicher Schonung unter Diät unauffällig. Gewicht + 13 kg (63 kg). Fet in SL, eutroph, ca. 2880 g, AU 56. Perzentile. FW mit Depot 5 cm normal. CTG unauffällig, KiBe regulär.

Empfehlung: Primäre Schnittentbindung 38 + 0 SSW.

### 2.36.4 Partus

#### Geburt

– Gewicht: + 13 kg, aktuell 63 kg,
– vorzeitiger Blasensprung und Sekundäre Sectio 37 + 6 SSW.

#### Wochenbett

– unauffällig, Wöchnerin voll stillend,
– Tages-Nacht-Profil (TNP) bei diätetisch geführtem GDM nicht erfolgt,
– Empfehlung: in 6–8 Wochen Kontrolle des 75 g-oGTT ambulant, bei unauffälligem Befund alle zwei Jahre.

#### Kind

Tab. 2.36.1: Angaben zum Kind (männlich).

| Gewicht | Länge | Kopfumfang | längen-bezogenes Gewicht | längenbezogenes Gewicht nach Korrektur mit den mütterlichen Maßen |
|---|---|---|---|---|
| 2880 g eutroph: 10.–90. Perz. | 49 cm eutroph: 10.–90. Perz. | 33 cm eutroph: 10.–90. Perz. | 58.78 g/cm eutroph: 10.–90. Perz. | eutroph: 10.–90. Perz. |

– Postnatale Anpassung unmittelbar: unauffällig (APGAR 9/10/10, NapH 7,41), **Betreuung auf Neugeborenen-ITS bei Ichthyosis congenita** – durch pflegerische Maßnahmen schrittweise Besserung,
– BZ postnatal: 3,5 mmol/l (1 h), im weiteren Profil unauffällig.

### 2.36.5 Besonderheiten dieses Falles

Bei dringendem Kinderwunsch nach belasteter geburtshilflicher Anamnese erhielt die schlanke Schwangere in der 16. SSW einen totalen Muttermundverschluss und hielt strikte körperliche Schonung ein. Damit fiel nach der Diagnose des GDM eine Therapieoption weg und die Blutzuckerführung musste mit einer Ernährungsumstellung gestaltet werden. Das gelang der Patientin trotz großer psychischer Belastung sehr gut. Die Ultraschallkontrollen zeigten ein zeitentspechendes fetales Wachstum ohne Hinweiszeichen der Glukoseüberlastung und die Schwangerschaft wurde bis in die laufende 38. SSW erfolgreich prolongiert.

Nach vorzeitigem Blasensprung gebar die Frau per Sekundärer Sectio ein eutrophes Kind ohne Anpassungsprobleme oder Hypoglykämien. Grund für die neonatologische Intensivtherapie war eine Ichthyosis congenita, die sich unter pflegerischen Maßnahmen grundsätzlich besserte.

**Tipp:** Auch ohne Bewegungstherapie kann ein GDM diätetisch geführt werden.

## 2.37 Diätetisch geführter GDM bei komplett pathologischem oGTT

### 2.37.1 Anamnese

- 29 Jahre, 1. Gravida/0. Para,
- Ausgangs-BMI: 19,4 kg/m² (Körpergröße 1,73 m; Gewicht 58 kg),
- kein Hypertonus, kein Nikotin, keine chronischen Erkrankungen.

Familienanamnese: **Mutter Diabetes mellitus (hatte in Schwangerschaft mit der Patientin GDM)**

Schwangerschaften und Geburten bisher: keine

#### Blutzuckerkontrollen vor 24. SSW

Gelegenheitsglukose/Nüchternblutzucker (NBZ): nein

50 g-oGTT: nein

75 g-oGTT: nein

#### Blutzuckerkontrollen nach 24. SSW

50 g-oGTT: 25. SSW (**8,9 mmol/l**)

75 g-oGTT: 28. SSW (**5,67–13,7–10,9 mmol/l**)

#### Fet

Sonographische Fehlbildungsdiagnostik: unauffällig

Gestationsaltersentsprechendes Wachstum: ja

### 2.37.2 Befunde bei Erstvorstellung in der Intensivschwangerenbetreuung 31. SSW

- Patientin beschwerdefrei, bisher + 11 kg (aktuelles Gewicht 69 kg),
- Kindsbewegungen mind. 10 ×/d, CTG unauffällig,
- keine Zervixinsuffizienz.

Ernährungsberatung: erfolgt

Blutzucker (BZ): 1 h postprandial im Zielbereich für eutrophen Fetus, NBZ zwischen 5,2 und 5,9 mmol/l (2 × > 6 mmol/l, allerdings zwischen 08:00 und 09:00 h gemessen)

#### Fetalsonographie

Lage: SL

Fruchtwasser: normal, Depot 3 cm

Plazentadicke und -lokalisation: 3,1 cm/VW

- Fetalentwicklung proportional mit einem geschätzten Gewicht von ca. 1840 g und sonographisch einer 31 + 3 SSW entsprechend,
- AU: 61. Perzentile.

Fetale und maternale Dopplersonographie: Normalbefund

**Beurteilung:** NBZ noch suboptimal, etwas früher messen (bis 07:00 h), keine sonographischen Hinweise für Glukosebelastung des Fetus. Weiter gesunde Ernährung und regelmäßige Bewegung.

### 2.37.3 Befunde der folgenden Konsultationen

**33. SSW:** Patientin hält sich streng an die Empfehlungen. BZ nüchtern verbessert (bis 5,6 mmol/l), nach dem Essen alles normoglykämisch. Gewicht + 12 kg, (70 kg). Fet in SL, eutroph, ca. 2030 g, AU 30. Perzentile. FW normal, Depot 5 cm.

Empfehlung: alle 2 d BZ-Messung ausreichend

**36. SSW:** NBZ > 90 % normoglykämisch, postprandial auch. Gewicht + 12 kg, (70 kg). Fet in SL, eutroph, ca. 2500 g, AU 13. Perzentile. FW normal, Depot 5 cm.

Empfehlung: Ernährung kann wieder etwas gelockert werden.

**39. SSW:** Patientin hat nur noch NBZ gemessen, da postprandial immer im Zielbereich. Alle Werte normoglykämisch. Gewicht + 14 kg, (72 kg). Fet in SL, eutroph ca. 3210 g, AU 36. Perzentile. **FW vermindert, Depot 2 cm.**

Empfehlung: Ab 40 + 0 SSW Kontrolle Fruchtwassermenge.

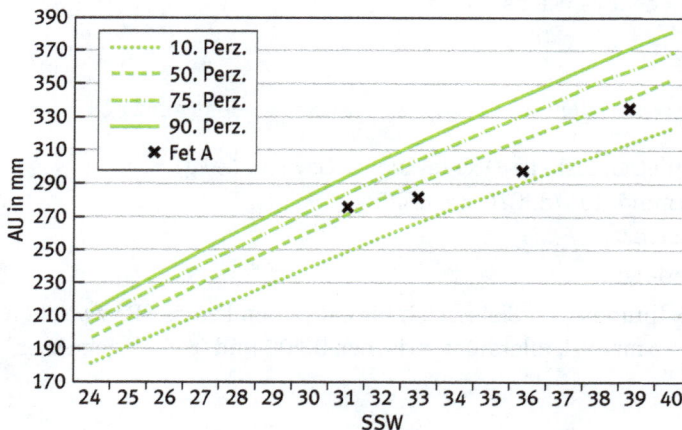

**Abb. 2.37.1:** Verlauf des fetalen Abdomenumfangs (AU) in Abhängigkeit vom Gestationsalter in SSW.

## 2.37.4 Partus

### Geburt

- Gewicht: + 14 kg, aktuell 72 kg,
- nach vorzeitigem Blasensprung, Wehenbeginn innerhalb von 24 h und Spontanpartus in 39 + 5 SSW.

### Wochenbett

- unauffällig, Wöchnerin voll stillend,
- Tages-Nacht-Profil (TNP) 2. Tag pp bei diätetisch geführtem GDM nicht durchgeführt,
- Empfehlung: Ernährungs- und Bewegungsempfehlungen bleiben bestehen, in 6–8 Wochen Kontrolle des 75 g-oGTT ambulant, bei unauffälligem Befund alle 1–2 Jahre.

### Kind

Tab. 2.37.1: Angaben zum Kind (männlich).

| Gewicht | Länge | Kopfumfang | längen-bezogenes Gewicht | längenbezogenes Gewicht nach Korrektur mit den mütterlichen Maßen |
|---|---|---|---|---|
| 3510 g eutroph: 10.–90. Perz. | 51 cm eutroph: 10.–90. Perz. | 34 cm eutroph: 10.–90. Perz. | 68,82 g/cm eutroph: 10.–90. Perz. | eutroph: 10.–90. Perz. |

- APGAR 9/10/10, NapH 7,36, postnatale Anpassung unauffällig,
- BZ postnatal: 3,0 mmol/l (1 h), im weiteren Verlauf auch normoglykämisch.

## 2.37.5 Besonderheiten dieses Falles

Sind alle Werte im oGTT pathologisch, kann eine ausgeprägte Störung im Glukosestoffwechsel vermutet werden. Ist die Schwangere dazu noch übergewichtig oder adipös, reicht oft die Umstellung auf eine gesunde Ernährung oder Steigerung des Bewegungsvolumens nicht zur Therapie aus und eine Insulinierung wird notwendig.

Bei schlanken Patientinnen mit hohem Engagement zur Umsetzung der gegebenen Empfehlungen kann unter sonographischer fetaler Wachstumskontrolle aber die Eskalation der Therapie auch vermieden werden.

Die vorgestellte Gravida mit positiver Familienanamnese erhielt die ersten Blutzuckerkontrollen nach der 24. SSW und hielt die vorgeschlagenen Modifikationen der

Nahrungsmittelauswahl und körperlichen Aktivität sehr gründlich ein. Es resultierte dadurch nicht nur eine geringere eigene Gewichtszunahme, sondern auch eine verminderte abdominale Umfangszunahme des Fetus. Erst nach der Lockerung der Diät wurde der AU von der 13. auf die 36. Perzentile gesteigert. Der Einfluss der Ernährung darf nicht unterschätzt werden.

Die Blutzuckerkontrolle gelang postprandial recht schnell, lediglich der morgendliche Nüchternwert stellte sich erst langsam in den Zielbereich ein.

Ob Schwangere mit GDM selbst intrauterin einem GDM-Milieu ausgesetzt sind, wird anamnestisch nie eruiert und wurde auch im aktuellen Fall nur zufällig bekannt. Über die damaligen Therapiemaßnahmen, das eigene Geburtsgewicht und nähere Umstände der eigenen Geburt konnten keine weiteren Daten erhoben werden.

Nach der Betreuung in der Schwangerschaft bleiben auch der peripartale Verlauf, die Maße und Daten des Neugeborenen und die neonatale Anpassung in der Gesamteinschätzung eines erfolgreichen Betreuungskonzeptes von Interesse. Alle genannten Parameter konnten hier als unauffällig eingeordnet werden.

**Tipp:** Aus der Anzahl und Höhe der pathologischen Werte im oGTT kann nicht sicher auf die notwendigen Therapiemaßnahmen geschlossen werden.

# 2.38 Insulinpflichtiger GDM bei Patientin mit Adipositas und „Wunschkost"

## 2.38.1 Anamnese

- 25 Jahre, 1. Gravida/0. Para,
- Ausgangs-BMI: **33,1 kg/m²** (Körpergröße 1,62 m; Gewicht 87 kg),
- kein Hypertonus, Nikotin negativ, keine chronischen Erkrankungen.

Familienanamnese: Großvater Diabetes mellitus

Schwangerschaften und Geburten bisher: keine

### Blutzuckerkontrollen vor 24. SSW

Gelegenheitsglukose/Nüchternblutzucker (NBZ): nein

50 g-oGTT: nein

75 g-oGTT: nein

### Blutzuckerkontrollen nach 24. SSW

50 g-oGTT: 24. SSW (**10,9 mmol/l**)

75 g-oGTT: 28. SSW (**5,5–11,2**–6,2 mmol/l)

### Fet

Sonographische Fehlbildungsdiagnostik: unauffällig

Gestationsaltersentsprechendes Wachstum: ja

## 2.38.2 Befunde bei Erstvorstellung in der Intensivschwangerenbetreuung 28. SSW

- Patientin beschwerdefrei, bisher **plus 10 kg** (aktuell Gewicht 97 kg),
- Kindsbewegungen mind. 10 ×/d, CTG unauffällig,
- keine Zervixinsuffizienz.

Ernährungsberatung: noch nicht erfolgt

Blutzucker (BZ): noch keine Messungen

### Fetalsonographie

Lage: SL

Fruchtwasser: untere Norm Depot 3,1 cm

Plazentadicke und -lokalisation: 2,8 cm/VW

– Fetalentwicklung proportional mit einem geschätzten Gewicht von ca. 1480 g und sonographisch einer 29 + 4 SSW entsprechend,
– AU: 51. Perzentile.

Fetale und maternale Dopplersonographie: Normalbefund

**Beurteilung:** erstmalig diagnostizierter GDM mit eutrophem Fetus, wenig Fruchtwasser.

**Procedere:** Ernährungsberatung und BZ-Selbstkontrollen. Bewegung nach Anleitung intensivieren.

### 2.38.3 Befunde der folgenden Konsultationen

**31. SSW: BZ nach dem Frühstück immer hyperglykämisch > 9 mmol/l,** sonst im Zielbereich für eutrophen Fetus. **Patientin ist mit der Beschränkung der Nahrungsmittel nicht zufrieden. Therapiemaximierung gewünscht.** Gewicht + **11 kg** (98 kg). Fet in SL, eher makrosom, 2050 g, **AU 83. Perzentile**, FW normal, Depot 4–5 cm.

Empfehlung: Insulineinstellung, Novorapid 6/4/4 IE, BZ-Zielbereich füt makrosomen Fetus beachten.

**33. SSW: BZ nach dem Frühstück weiter > 50 % 8 mmol/l,** alle anderen BZ im Normbereich. Patientin spritzt je nach Zusammensetzung der Mahlzeit auch mehr Insulin, ist zufrieden. Gewicht + **12 kg** (99 kg). Fet in SL, eutroph, 2250 g, AU 50. Perzentile, FW wieder untere Norm, Depot 3 cm.

Empfehlung: Insulin so belassen, Zielwerte wieder im mittleren Bereich.

**35. SSW:** BZ zu > 90 % im Zielbereich für eutrophen Fetus, postprandial nicht > 9 mmol/l. Gewicht + **14 kg** (101 kg). Fet in SL, eutroph, 2870 g, AU 53. Perzentile, FW normal, Depot 5 cm.

Empfehlung: alles so belassen.

**37. SSW:** NBZ im Normbereich, postprandial nach Wunschkost ohne Insulinanpassung bis 10 mmol/l, Patientin versucht dann zu korrigieren. Gewicht + **16 kg** (103 kg). Fet in SL, eutroph 3220 g, AU 73. Perzentile, **FW vermindert, Depot 2,6 cm. Plazenta Reifegrad III.**

Empfehlung: BE genau berechnen, wenn keine Diät möglich ist. Auf Kindsbewegungen achten und CTG weiter 2×/Woche.

**38 + 4 SSW:** BZ wieder verbessert, zu 90 % im Zielbereich für eutrophen Fetus, ohne hyperglykämische Werte ab 9 mmol/l. Gewicht + **14 kg** (101 kg). Fet in SL, eutroph 3300 g, AU 47. Perzentile, **Oligohydramnion, Depot 1,3 cm, Plazenta Reifegrad III.**

**Procedere: stationäre Aufnahme, Einleitung versuchen.**

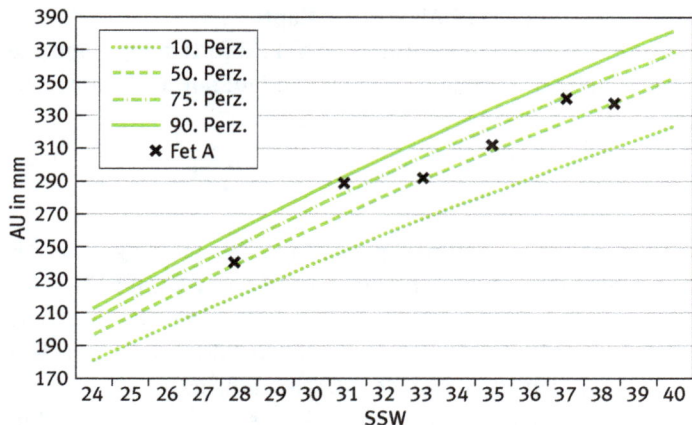

**Abb. 2.38.1:** Verlauf des fetalen Abdomenumfangs (AU) in Abhängigkeit vom Gestationsalter in SSW.

### 2.38.4 Partus

#### Geburt

- Gewicht: + **14 kg,** aktuell 101 kg,
- Spontanpartus aus SL in 38 + 6 SSW, Insulin beendet.

#### Wochenbett

- unauffällig, Wöchnerin voll stillend,
- Tages-Nacht-Profil (TNP) 2. Tag pp unauffällig (07:00 h 5,8 mmol/l, 09:00 h 7,3 mmol/l, 13:00 h 6,8 mmol/l, 21:00 h 7,0 mmol/l und 01:00 h 5,6 mmol/l),
- Empfehlung: Ernährungs- und Bewegungsempfehlungen weiter umsetzen und in 6–8 Wochen Kontrolle des 75 g-oGTT.

#### Kind

Tab. 2.38.1: Angaben zum Kind (weiblich).

| Gewicht | Länge | Kopfumfang | längen-bezogenes Gewicht | längenbezogenes Gewicht nach Korrektur mit den mütterlichen Maßen |
|---|---|---|---|---|
| 3465 g | 50 cm | 34 cm | 69,30 g/cm | |
| eutroph: | eutroph: | eutroph: | eutroph: | eutroph: |
| 10.–90. Perz. | 10.–90. Perz. | 10.–90. Perz. | 10.–90. Perz. | 10.–90. Perz. |

- Postnatale Anpassung: unauffällig (APGAR 9/10/10, NapH 7,22),
- BZ postnatal: **2,3 mmol/l (1 h),** Maltoselösung und Frühfütterung, Kontrolle 4,1 mmol/l (2 h), 3,1 mmol/l (6 h), 3,2 mmol/l (12 h) im Verlauf normoglykämisch.

### 2.38.5 Besonderheiten dieses Falles

Die Blutzuckerdiagnostik wurde bei der adipösen jungen Schwangeren erst in der 28. SSW abschließend durchgeführt. Nach Einleitung der konservativen Therapie lag das Hauptproblem für die Patientin in der Nahrungsrestriktion. Bei Zunahme des fetalen Abdomenumfangs und erhöhten postprandialen BZ-Werten nach dem Frühstück war eine zügige Insulineinstellung ab der 31. SSW indiziert.

Durch Einhaltung der diätetischen Empfehlungen wäre vermutlich eine Insulin-einstellung zu verhindern gewesen, die Patientin, selbst Krankenschwester, forderte jedoch eine Eskalation der Therapie, um die gewohnten Nahrungsmittel und -mengen auch in der Schwangerschaft weiter nutzen zu können. Trotz langer, intensiver Gespräche über pathophysiologische Zusammenhänge, den Sinn der Ernährungsmodifikation und die Bedeutung des GDM im Gesamtkontext der eigenen Gesundheit blieb die Gravida bei den bisherigen Gewohnheiten.

Alle zur Verfügung stehenden Therapieinstrumente wurden damit eingefordert, die Chance der funktionalen physischen Besserung verstrich ungenutzt.

Im Hinblick auf die elterliche Vorbildfunktion bei der Ernährungserziehung des Kindes überträgt sich die ungesunde Lebensweise auf die nächste Generation. Neben intrauterinen Faktoren spielen unmittelbar neonatal und frühkindlich langjährig eingeübte Verhaltensweisen eine Rolle bei der Gesundheitserziehung der Kinder.

Wegen der Gefahr einer akuten Plazentainsuffizienz bei sonographisch vorgereifter Plazenta und Oligohydramnion wurde die Patientin in der 38 + 4 SSW stationär aufgenommen, nach Gabe eines Wehencocktails setzten Wehen ein, die in der Geburt eines eutrophen Neugeborenen mündeten. Postnatal wurde eine passagere Hypoglykämie mit Maltosezufuhr und Frühfütterung beherrscht.

**Tipp:** Der Einsatz von Insulin kann die Schwangere erneut zur vermehrten Aufnahme energiedichter, hochkalorischer Nahrungsmittel verleiten.

# 2.39 „Wunschkost" bei diätetisch geführtem GDM

## 2.39.1 Anamnese

- 28 Jahre, 1. Gravida/0. Para,
- Ausgangs-BMI: 28,2 kg/m² (Körpergröße 1,63 m; Gewicht 75 kg),
- kein Hypertonus, kein Nikotin, keine chronischen Erkrankungen.

Familienanamnese: **Mutter mit Diabetes mellitus**

Schwangerschaften und Geburten bisher: keine

### Blutzuckerkontrollen vor der Schwangerschaft

wegen primärer Sterilität präkonzeptionelle Diagnostik: **PCO-Syndrom und Insulin-resistenz**

Eintritt einer spontanen Schwangerschaft ohne Einnahme von Medikamenten

### Blutzuckerkontrollen vor 24. SSW

Gelegenheitsglukose/Nüchternblutzucker (NBZ): nein

50 g-oGTT: nein

75 g-oGTT: 21 + 3 SSW (4,35–**11,6–10,9 mmol/l**)

### Fet

Sonographische Fehlbildungsdiagnostik: unauffällig

Gestationsaltersentsprechendes Wachstum: ja

## 2.39.2 Befunde bei Erstvorstellung in der Intensivschwangerenbetreuung 24. SSW

- Patientin beschwerdefrei, bisher + 5 kg (aktuell Gewicht 80 kg),
- Kindsbewegungen mind. 10 ×/d,
- keine Zervixinsuffizienz.

Ernährungsberatung: erfolgt

Blutzucker (BZ): nach Übungsphase alle im Normbereich

### Fetalsonographie

Lage: **SL**

Fruchtwasser: normal, Depot 5 cm

Plazentadicke und -lokalisation: 2,4 cm/HW

–   Fetalentwicklung proportional mit einem geschätzten Gewicht von ca. 680 g und
    sonographisch einer 24 + 1 SSW entsprechend,
–   AU: 23. Perzentile.

Fetale und maternale Dopplersonographie: Normalbefund

**Beurteilung:** zeitentsprechende Einlingsschwangerschaft, diätetische Maßnahmen
weiter ausreichend.

### 2.39.3  Befunde der folgenden Konsultationen

**27. SSW:** BZ -Selbstmessungen alle im Normbereich für eutrophen Fetus. Gewicht
+ 5 kg (80 kg). Fet in SL, eutroph, ca. 1070 g, AU 17. Perzentile. FW normal.

Empfehlung: keine neuen Festlegungen.

**30. SSW:** BZ-Selbstmessungen über 95 % normoglykämisch. Gewicht + 6 kg (81 kg). Fet
in SL eutroph, ca. 1650 g, AU 43. Perzentile. FW normal.

**33. SSW:** BZ erneut sehr sorgfältig gemessen, unauffällig, Gewicht + 7 kg (82 kg). Fet in
SL, eutroph, ca. 2015 g, AU 24. Perzentile. FW normal.

**36. SSW:** weiter ausgesprochen sorgfältige Dokumentation von Ernährung und BZ,
NBZ 5,3–5,6 mmol/l (wenn nachts Milch getrunken wurde), postprandial kein Wert
> 9 mmol/l. Gewicht + 8 kg (83 kg), Fet in SL, eutroph, ca. 2930 g, AU 37. Perzentile
**Polyhydramnion.**

**38. SSW:** Wieder sorgfältige Dokumentation, BZ im Normbereich. Gewicht + 11 kg
(86 kg), Fet in SL, eutroph, ca. 3370 g, AU 60. Perzentile FW vermehrt, Depot 7 cm.

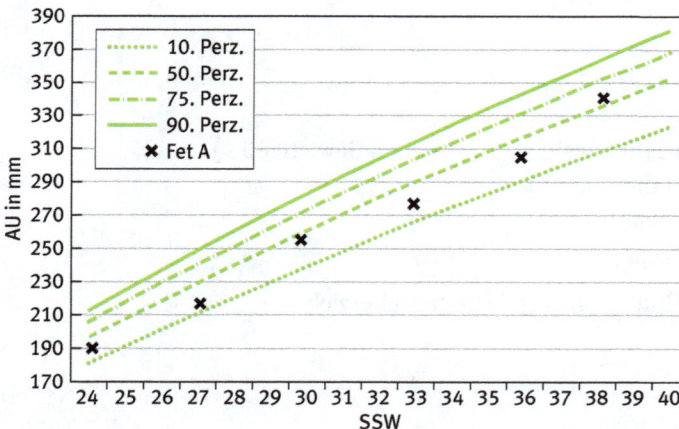

**Abb. 2.39.1:** Verlauf des fetalen Abdomenumfangs (AU) in Abhängigkeit vom Gestationsalter in SSW.

### 2.39.4 Partus

#### Geburt

- Gewicht: + 12 kg, aktuell 87 kg,
- Sekundäre Sectio caesarea bei pathologischem CTG und Geburtsstillstand in 40 + 4 SSW in auswärtigem Krankenhaus.

#### Wochenbett

- unauffällig,
- Tages-Nacht-Profil (TNP) 2. Tag pp bei diätetisch geführtem GDM nicht erfolgt,
- Empfehlung: Fortführung der Ernährungs- und Bewegungsempfehlungen, in 6–8 Wochen Kontrolle des 75 g-oGTT ambulant, bei unauffälligem Befund alle 1–2 Jahre.

#### Kind

Tab. 2.39.1: Angaben zum Kind (weiblich).

| Gewicht | Länge | Kopfumfang | längen-bezogenes Gewicht | längenbezogenes Gewicht nach Korrektur mit den mütterlichen Maßen |
|---|---|---|---|---|
| 3220 g eutroph: 10.–90. Perz. | 53 cm eutroph: 10.–90. Perz. | 36 cm eutroph: 10.–90. Perz. | 60,75 g/cm eutroph: 10.–90. Perz. | eutroph: 10.–90. Perz. |

- Postnatal **respiratorische Anpassungsstörung:** (APGAR 5/9/10, **NapH 7,18**),
- BZ postnatal: unter Frühfütterung und Traubenzuckergaben im Verlauf über 36 h normoglykämisch, Überwachung auf Neugeborenen-ITS.

### 2.39.5 Besonderheiten dieses Falles

Beim Gestationsdiabetes wird eine abwechslungsreiche, gemüsebetonte Mischkost empfohlen. Weizenmehlprodukte und zuckerhaltige Nahrungsmittel, Säfte und Softdrinks sollen reduziert oder vermieden, Vollkornprodukte, ballaststoffhaltige Lebensmittel und kalorienfreie Getränke vermehrt konsumiert werden.

Viele Schwangere beschäftigen sich erstmals im Rahmen der Diagnostik und Therapie des GDM mit den einzelnen Komponenten ihrer Mahlzeiten. Die Ausgabe von Informationsmaterial, nützliche Internetseiten und Beispieltagespläne für die Ernährung stellen eine direkte Hilfe für die Patientin dar, der Kenntnisstand über Zubereitungsmöglichkeiten und Varianz des Essens differiert jedoch beträchtlich.

**Tab. 2.39.2:** NBZ, Dokumentation der konsumierten Lebensmittel und postprandialer Blutzucker-werte (1 h).

| Nüchtern-BZ in mmol/l | Frühstück und BZ in mmol/l nach 1 h | Mittag und BZ in mmol/l nach 1 h | Abendessen und BZ in mmol/l nach 1 h |
|---|---|---|---|
| (nachts Milch) | Roggenbrot, Ei, Fleisch-salat, Tomate, Wasser | Weizennudeln, Gulasch, Käse, Softdrink (Light-Produkt) | Tortelini-Sahne-Auflauf, Wasser |
| 5,3 | 5,0 | 7,3 | 6,4 |
| | Roggenbrot, Fleisch-salat, Kohlrabi, Wasser | Kartoffelpüree, Brat-wurst, Gemüse, Wasser | Roggenbrötchen, Butter, Salami, Käse, Wurst |
| 4,5 | 7,2 | 7,9 | 6,5 |
| | Dinkelbrötchen, Fleisch-salat, Tomate, Wasser | Weizennudeln, Spinat, Sahne, Wurst, Parmesan, Wasser | Mischbrot, Butter, Leberwurst, ein halber Schokoriegel Softdrink (Light-Produkt) |
| 4,8 | 7,6 | 7,3 | 8,8 |
| | Dinkelbrötchen, Fleisch-salat, Kohlrabi, Wasser | Nudel-Reis-Hackfleisch-Pfanne mit Tomaten, Wasser | Cheeseburger, Pommes frites, Kirschtasche, Softdrink (Light-Produkt) |
| 4,6 | 7,2 | 6,1 | 7,9 |
| | Roggenbrot, Butter, Schinken, Quark, Wasser | Tagliatelle, Scampi, Basilikum-Pesto, Sahne, Käse, Blattspinat, Softdrink (Light-Produkt) | Weizennudeln, Sahne, Spinat, Parmesan, Jagdwurst, Zwiebeln, Wasser |
| 4,4 | 7,2 | 8,3 | 6,9 |
| (nachts Milch) | Dinkelbrötchen, Fleisch-salat, Kohlrabi, Wasser | Vollkorn-Roggen-Pfannkuchen, Mischbrot, Wurst, Quark, Wasser | Roggenbrot, Wurst, Butter, Quark, Tomaten-Mozarella-Salat mit Basilikum |
| 5,6 | 7,7 | 8,1 | 6,2 |

Am Anfang der Therapie schafft das Aufzeichnen der verwendeten Nahrungsmittel und der erhobenen Blutzuckermessung einen Überblick nicht nur für die Schwangere, sondern auch für den Therapeuten und Ernährungsberater. Individuelle Vorlieben werden sichtbar und Tips zum Austausch günstigerer Lebensmittel sind damit möglich.

Im vorliegenden Fall versuchte die Patientin so weit möglich, Weizenmehlpro-dukte und Süßigkeiten zu vermeiden. Der morgendlich konsumierte Kakao ergab am Beginn der Therapie einen BZ von 10,1 mmol/l nach dem Frühstück und wurde durch Tee und Wasser ersetzt, auch den Obstverzehr schränkte die Gravida ein und griff stattdessen zu Gemüse.

Ein Blick auf die hier auszugsweise aufgeführte Lebensmittelauswahl verät dabei jedoch auch einen ungünstig hohen Fleisch- und Fettverzehr, beginnend bereits am Morgen, und den gehäuften Einsatz von Fertigprodukten. Auch die auf Nachfragen berichteten verzehrten Mengen lagen im Bereich eines körperlich schwer arbeitenden Mannes. In den Konsultationen zeigte sich die Schwangere wiederholt sehr froh, dass ein eutrophes Wachstum des Kindes trotz der „sehr strengen Diät" beobachtet werden konnte. Letztendlich wurde sie auswärts von einem eutrophen Kind entbunden, Hypoglykämien wurden epikritisch nicht berichtet.

**Tipp:** Die Reduktion von kohlenhydratreichen Nahrungsmitteln kann den Blutzuckerspiegel effektiv senken, führt jedoch häufig zwangsläufig zu einem übermäßigen Fleisch- und Fettverzehr.

## 2.40 Patientin mit GDM und Z. n. Lebersegmentresektion

### 2.40.1 Anamnese

- 28 Jahre, 1. Gravida/0. Para,
- Ausgangs-BMI: 29,1 kg/m² (Körpergröße 1,75 m; Gewicht 89 kg),
- **V. a. chronischen arteriellen Hypertonus seit 14. SSW, 2 × 1 Tbl. α-Methyl-dopa/d,**
- **Nikotin positiv (1–2 Zigaretten/d),**
- **Z. n. Cholezystektomie 2010 und bei rezidivierenden Cholangitiden, Leber-segmentresektion 2013, Leberenzyme im Normbereich, Eintritt der Schwan-gerschaft vor Ablauf eines Jahres nach OP,**
- **Endogene Depression seit 2012, Venlafaxin 150/–/75 mg/d,** fortlaufende psychologische Begleittherapie, Kur geplant.

Familienanamnese: **Mutter Diabetes mellitus,** beide Eltern Hypertonus

Schwangerschaften und Geburten bisher: keine

### Blutzuckerkontrollen vor 24. SSW

Gelegenheitsglukose/Nüchternblutzucker (NBZ): nein

50 g-oGTT: nein

75 g-oGTT: nein

### Blutzuckerkontrollen nach 24. SSW

Gelegenheitsglukose/Nüchternblutzucker (NBZ): nein

50 g-oGTT: 25. SSW (**10,88 mmol/l**)

75 g-oGTT: 26. SSW (**5,61–10,35**–8,56 mmol/l)

### Fet

Sonographische Fehlbildungsdiagnostik: 21. SSW unauffällig

Gestationsaltersentsprechendes Wachstum: ja

### 2.40.2 Befunde bei Erstvorstellung in der Intensivschwangerenbetreuung 30. SSW

- Patientin mit bisher plus 12 kg (aktuell Gewicht 101 kg),
- Kindsbewegungen mind. 10 ×/d, CTG unauffällig,
- keine Zervixinsuffizienz.

Ernährungsberatung: erfolgt

Blutzucker (BZ): unter Novorapid 6/4/4 IE und Protaphane 6 IE z. N. NBZ 4,7–**5,8 mmol/l,** postprandial 5,3–**9,9 mmol/l,** Patientin ist selbstständig und hat sehr unregelmäßigen Tagesablauf

### Fetalsonographie

Lage: **BEL**

Fruchtwasser: **obere Norm Depot 7 cm**

Plazentadicke und -lokalisation: 3,7 cm/HW

- Fetalentwicklung grenzwertig proportional mit einem geschätzten Gewicht von ca. 1510 g und sonographisch einer 29 + 5 SSW entsprechend,
- **AU: 8. Perzentile.**

Fetale und maternale Dopplersonographie: Normalbefund

**Beurteilung:** leichte Fruchtwasservermehrung, Fet unter Berücksichtigung der Lage grenzwertig SGA, Insulin so belassen. Zielwerte können korrigiert werden nüchtern bis 5,8 mmol/l, nach dem Essen bis 8,8 mmol/l. Eine Veränderung des Arbeitsvolumens und der täglichen Abläufe ist der Patientin nicht möglich.

### 2.40.3 Befunde der folgenden Konsultationen

**32. SSW: Protaphane wurde auf 8 IE erhöht,** NBZ 5,7–5,9 mmol/l, wird erst zwischen 08:00 und 10:00 h gemessen, postprandiale BZ zu 25 % > 7,8 mmol/l, einmal > 10 mmol/l. Arbeit weiterhin in größerem Umfang. RR normoton unter Medikation, Transaminasen hochhormal. Venlafaxin weiter in der Dosierung notwendig. Gewicht stabil + 11 kg (100 kg). Fet eutroph in SL, ca. 2150 g, AU 56. Perzentile, FW normal, Depot 6 cm.

Empfehlung: Insulingabe moderat erhöhen, Novorapid 8/6/6 IE und Protaphane 10 IE z. N. Zielwerte wieder für eutrophen Bereich nüchtern, vor 08:00 h bis 5,3 mmol/l, nach dem Essen bis 7,8 mmol/l.

**35. SSW:** BZ nüchtern zu 50 % > 5,3 mmol/l, bis > 6 mmol/l trotz früherer Messung 07–08:00 h. Postprandial von 44 Messungen 7 × > 7,8 mmol/l, nie über 9 mmol/l. Patientin berichtet gehäuft über **Kopfschmerzen am Vormittag, RR tendenziell im 24 h-RR vormittags bis 170/90,** α-Methyldopa jetzt morgens 1,5 Tbl, abends einmal 1 Tbl. Transaminasen stabil. Venlafaxin so belassen. Gewicht stabil + 12 kg (101 kg). Fet eutroph in SL, ca. 2690 g, AU 37. Perzentile, FW normal, Depot 6 cm. Dopplersonographie unauffällig.

Empfehlung: Insulin so belassen, α-Methyldopa erhöhen 2/1/1 pro d. Bei Zunahme der Beschwerden stationäre Aufnahme. Das lehnt die Patientin mit Verweis auf die Berufstätigkeit ab.

**37. SSW:** BZ-Messungen zu 90 % im Normbereich für eutrophen Fetus. Kopfschmerzen nachlassend unter Medikation, RR im Sitzen nach der Sonographie 130/90. Transaminasen unauffällig. Venlafaxin belassen, Arbeit nur noch einige Tage. Gewicht + 13 kg (102 kg). Fet eutroph in SL, ca. 2920 g, AU 14. Perzentile, FW normal.

**39. SSW:** BZ-Messungen nüchtern zu 90 % im Normbereich, seit einer Woche postprandial zu > 50 % hyperglykämisch. Wohlbefinden, Gewicht + 15 kg (104 kg). Fet eutroph in SL, ca. 3350 g, AU 16. Perzentile, **Polyhydramnion,** Depot 7–8 cm.

Empfehlung: Novorapid erhöhen auf 10/8/8 IE. In 40 + 0 SSW Vorstellung im Kreißsaal.

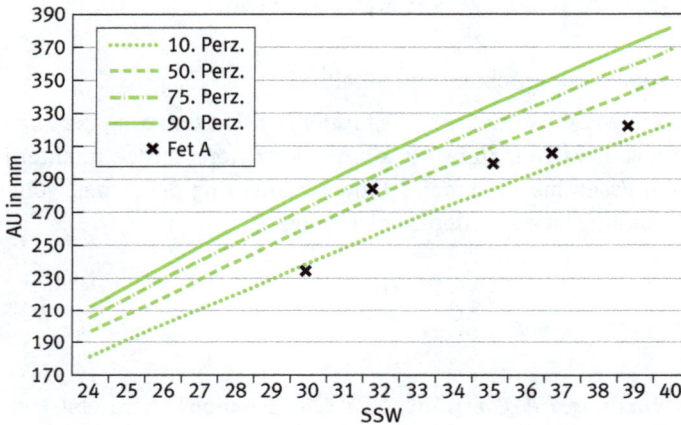

**Abb. 2.40.1:** Verlauf des fetalen Abdomenumfangs (AU) in Abhängigkeit vom Gestationsalter in SSW.

### 2.40.4 Partus

#### Geburt

- Gewicht: + **16 kg**, aktuell 105 kg,
- nach vorzeitigem Blasensprung in 40 + 0 SSW (grünes Fruchtwasser), spontaner Wehenbeginn und rasche Muttermunderöffnung über 3 h. Spontangeburt 40 + 0 SSW. Insulin beendet.

#### Wochenbett

- unauffällig, Wöchnerin voll stillend, RR bei 130/80, Transaminasen im Normbereich, Venlafaxin beibehalten,
- Tages-Nacht-Profil (TNP): unauffällig (07:00 h 4,8 mmol/l, 09:00 h keine Messung, 13:00 h 6,8 mmol/l, 19:30 h 8,3 mmol/l und 03:00 h 6,4 mmol/l),

– Empfehlung: Fortführung der Ernährungs- und Bewegungsempfehlungen, in 6–8 Wochen Kontrolle des 75 g-oGTT ambulant, bei unauffälligem Befund alle 1–2 Jahre.

## Kind

**Tab. 2.40.1:** Angaben zum Kind (männlich).

| Gewicht | Länge | Kopfumfang | längen-bezogenes Gewicht | längenbezogenes Gewicht nach Korrektur mit den mütterlichen Maßen |
|---------|-------|------------|--------------------------|-------------------------------------------------------------------|
| 3550 g eutroph: 10.–90. Perz. | 53 cm eutroph: 10.–90. Perz. | 35 cm eutroph: 10.–90. Perz. | 66,98 g/cm eutroph: 10.–90. Perz. | eutroph: 10.–90. Perz. |

– Postnatale Anpassung: **durch Mekoniumaspiration erheblich gestört (APGAR 3/7/8, NapH 7,12), Kind unmittelbar postnatal zyanotisch ohne Spontanatmung,** Absaugen, CPAP-Atemhilfe, perinatale Infektion der Lunge, Antibiose-Therapie auf Neugeborenen-ITS, im Verlauf Stabilisierung und Entlassung am 14. Lebenstag,
– BZ postnatal: 6,7 mmol/l (1 h), im weiteren Verlauf normoglykämisch.

## 2.40.5 Besonderheiten dieses Falles

Schwangere mit hohem täglichen Arbeitsvolumen, z. B. in der Selbstständigkeit, müssen seltener auf Insulin eingestellt werden, da stressbedingt oft ein kleinerer fetaler Abdomenumfang, begleitet mit einem Oligohydramnion, resultiert. In dem Fall können die Blutzuckerzielwerte auch hochnormal belassen werden.

In der vorliegenden Befundkombination war die Schwangere erheblichem Termindruck und hoher örtlicher Flexibilität im Rahmen ihres Berufes ausgesetzt. Zusammen mit dem Hypertonus, den BZ-Schwankungen und den vorbestehenden Erkrankungen (endogene Depression und Z. n. Lebersegmentresektion) war eine Beendigung der Arbeit oder mindestens Halbierung der Arbeitszeit dringend zu veranlassen. Dem konnte die Patientin aus verschiedenen Gründen jedoch nicht nachkommen.

Bei Einschränkung der Nahrungsmittelauswahl im Rahmen der rezidivierenden Cholangitiden war die Gravida nach der Diagnose des GDM gleich auf Insulin eingestellt worden. Auch die fehlende sportliche Bewegung, nicht zu erübrigende Zeit zum frischen Zubereiten einer Mahlzeit im Tagesverlauf und die Verwendung hochkalorischer Lebensmittel mit hohem glykämischen Index waren dafür weitere Gründe.

Erfreulicherweise blieb eine weitere Cholangitis während der Schwangerschaft aus und nach konsiliarischer Entscheidung die Möglichkeit der Spontangeburt real.

Besonderes Fingerspitzengefühl verlangt die Begleitung der Schwangeren bei Koexistenz und Therapienotwendigkeit psychischer Erkrankungen und einer hohen Anzahl Komorbiditäten. Von wünschenswerten Therapiezielen (z. B. in dem Blutzuckermanagement und der Lebensmittelauswahl) muss Abstand genommen werden. Eine Balance zu finden zwischen empfohlenen Maßnahmen (und der Anzahl der Kontrolluntersuchungen, die wiederum den Zeitplan und Stresspegel der Frau belasten), ärztlicher Sorgfaltspflicht und Erkennung der persönlichen Notlage der Schwangeren stellt eine Herausforderung dar.

Mit moderaten Insulinmengen konnte die Patientin bis zur 40. SSW geführt werden, die perinatalen Komplikationen sind vermutlich am ehesten auf die maternale Therapie mit Venlafaxin zurückzuführen. Die Entbindung in einer Klinik mit der Möglichkeit intensivmedizinischer neonatologischer Betreuung ist in diesem Fall angezeigt. Die Blutzuckerkontrollen im Wochenbett sind ebenfalls den aktuell vorliegenden Begleitumständen (Komorbiditäten, Sorge um das Neugeborene bei intensivmedizinischer Betreuung etc.) zuzuordnen, einzelne hyperglykämische Blutzuckerwerte können zunächst kontrolliert werden.

**Tipp:** Die Therapiemaßnahmen des GDM müssen den individuellen Komorbiditäten und Lebensumständen der Patientin angepasst werden.

# 2.41 Insulinpflichtiger GDM und Proteinurie

### 2.41.1 Anamnese

- 24 Jahre, 1. Gravida/0. Para,
- Ausgangs-BMI: 24,6 kg/m² (Körpergröße 1,65 m; Gewicht 67 kg),
- kein Hypertonus, kein Nikotin, keine chronischen Erkrankungen.

Familienanamnese: kein Diabetes mellitus

Schwangerschaften und Geburten bisher: keine

### Blutzuckerkontrollen vor 24. SSW

Gelegenheitsglukose/Nüchternblutzucker (NBZ): nein

50 g-oGTT: nein

75 g-oGTT: 20. SSW (**5,16**–8,35–7,14 mmol/l), Betreuung beim Diabetologen, ab 32. SSW
**Einstellung auf Actrapid 6/4/6 IE bis 8/4/6 IE** bei postprandialem BZ bis 8,9 mmol/l

### Fet

Sonographische Fehlbildungsdiagnostik: unauffällig

Gestationsaltersentsprechendes Wachstum: ja

### 2.41.2 Befunde bei Erstvorstellung in der Intensivschwangerenbetreuung 36. SSW

- Patientin beschwerdefrei, bisher + 14 kg (aktuell Gewicht 81 kg), keine Proteinurie im Urinstatus,
- Kindsbewegungen mind. 10 ×/d, CTG unauffällig,
- keine Zervixinsuffizienz.

Ernährungsberatung: im Selbststudium

Blutzucker (BZ): unter Normalkost wie vor der Schwangerschaft normoglykämisch

### Fetalsonographie

Lage: SL

Fruchtwasser: normal, Depot 3–4 cm

Plazentadicke und -lokalisation: 3,2 cm HW

- Fetalentwicklung **asymmetrisch im Sinne einer SGA** mit einem geschätzten Gewicht von **ca. 2400 g** und sonographisch einer 34 + 1 SSW entsprechend,
- **AU: < 2. Perzentile,** KU 43. Perzentile.

Fetale und maternale Dopplersonographie: Normalbefund

**Beurteilung:** Insulin beenden, BZ-Zielwerte anpassen NBZ bis 5,8 mmol/l und postprandial bis 8,8 mmol/l.

### 2.41.3 Befunde der folgenden Konsultationen

**37 + 4 SSW:** Blutzuckerwerte ohne Insulingaben im Zielbereich, Gewicht + 14 kg (81 kg). Kindsbewegungen gut, **SGA-Fet in SL, ca. 2650 g, AU 8. Perzentile. Oligohydramnion mit Depot 1,8 cm,** Dopplersonographie fetal und maternal unauffällig.

**Massive Proteinurie von 9 g im 24 h-Sammelurin** (Norm bis 0,2), **Thrombozytopenie 100 Gpt/l** (Norm 145–450), diskrete Ödeme an Händen und Füßen, keine Lidödeme, keine Kopfschmerzen, keine Flanken- oder Bauchschmerzen, keine Dysurie, anamnestisch keine rezidivierenden Harnwegsinfekte oder Nierenerkrankungen bekannt, kein Hypertonus.

**Procedere: V. a. HELLP-Syndrom, Präeklampsie.** Stationär engmaschige klinische und laborchemische Kontrollen und Entbindung anstreben.

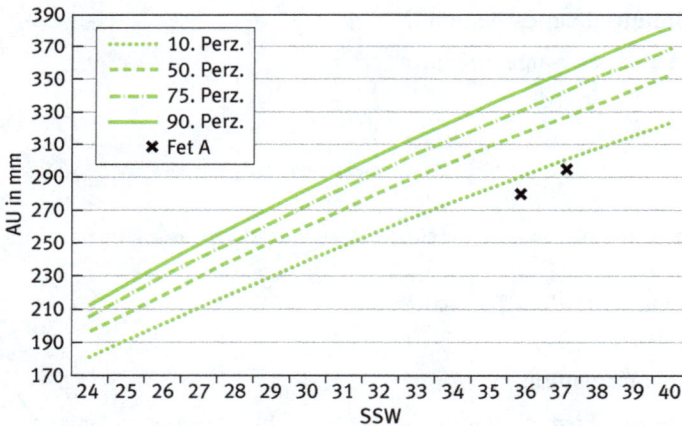

**Abb. 2.41.1:** Verlauf des fetalen Abdomenumfangs (AU) in Abhängigkeit vom Gestationsalter in SSW.

### 2.41.4 Partus

#### Geburt

- Gewicht: + 14 kg, aktuell 81 kg,
- nach einmaligem Zervixpriming Spontanpartus 37 + 5 SSW, Thrombozyten stabil bei 105 gpt/l.

## Wochenbett

- unauffällig, Wöchnerin voll stillend, am 2. postpartalen Tag **Proteinurie im 24 h-Sammelurin rückläufig auf 4,9 g,** Kontrolle in einer Woche, nephrologische Konsultation
- Thrombozytenzahl 103–120 Gpt/l, RR 140/90,
- Tages-Nacht-Profil (TNP) bei zuletzt diätetisch geführtem GDM nicht durchgeführt,
- Empfehlung: Messung des BZ eine weitere Woche, Vorstellung beim Hausarzt, Fortführung der Ernährungs- und Bewegungsempfehlungen, weiter Stillen und in 6–8 Wochen Kontrolle des 75 g-oGTT ambulant, bei unauffälligem Befund alle 1–2 Jahre.

## Kind

Tab. 2.41.1: Angaben zum Kind (weiblich).

| Gewicht | Länge | Kopfumfang | längen-bezogenes Gewicht | längenbezogenes Gewicht nach Korrektur mit den mütterlichen Maßen |
|---|---|---|---|---|
| 2580 g eutroph: 10.–90. Perz. | 47 cm eutroph: 10.–90. Perz. | 34 cm eutroph: 10.–90. Perz. | 54,89 g/cm eutroph: 10.–90. Perz. | eutroph: 10.–90. Perz. |

- Postnatale Anpassung: klinisch unauffällig (APGAR 9/10/10, **NapH 7,09**) neonatale pH-Kontrolle nach 10 min 7,29, im Verlauf unauffällig,
- BZ postnatal: 3,6 mmol/l (1,5 h), **2,5 mmol/l (6 h)**–5 ml Maltosefütterung, 2,7 mmol/l (8 h); 2,9 mmol/l (12 h) im Verlauf unauffällig.

## 2.41.5 Besonderheiten dieses Falles

Bei der anamnestisch und aktuell gesunden jungen Frau erfolgte die Diagnostik des GDM in der Mitte der Schwangerschaft über einen 75 g-oGTT. Der NBZ war grenzwertig und die Vorstellung beim Diabetologen wurde veranlasst. Nach einigen Wochen normoglykämischer Blutzuckerwerte wurden ab der 30. SSW tendenziell erhöhte postprandiale Werte registriert, die zur Einstellung auf geringe Dosen Actrapid und zur prompten Normalisierung des Blutzuckers führten.

Eine Vorstellung in unserer Sprechstunde nach 4-wöchiger Insulintherapie ergab einen SGA-Fetus, Insulin wurde umgehend beendet und höhere BZ-Zielwerte festgelegt. Im Rahmen einer bis dahin leitliniengemäßen zweimalig wöchentlichen CTG-Kontrolle wurde parallel dazu eine plötzlich beginnende Proteinurie zunächst über den Urinstatus detektiert und umgehend quantitativ über eine 24 h-Sammelurinprobe abgeklärt. Blutdruckentgleisungen oder massive Ödeme bot die Schwangere nicht.

Eine Woche nach Erstvorstellung wurde die Patientin aufgrund der massiven Proteinurie erneut vorgestellt und unter dem Bild einer Präeklampsie mit beginnendem HELLP-Syndrom rasch entbunden. Klinische Symptome der laborchemisch erhobenen Befunde wies die Gravida nicht auf, insofern führte die engmaschige Befundkontrolle im Rahmen des GDM vermutlich zufällig zur frühen therapeutischen Intervention.

Nephrologische Kontrollen nach der Entlassung sind wie auch begleitende Konsultationen in einer möglichen Folgeschwangerschaft zu empfehlen.

Im Kontext einer Präeklampsie kann auch die isolierte Proteinurie eine mögliche Folge des unbehandelten GDM darstellen, beim regelrecht therapierten GDM und ohne Vorerkrankungen ist dies ein seltener Verlauf.

**Tipp:** Auch bei anamnestisch gesunden Schwangeren und regelrecht therapiertem GDM ohne zusätzliche Risikofaktoren können plötzlich Komorbiditäten auftreten.

# 3 GDM bei Mehrlingsschwangerschaften – Fallbeschreibungen

## 3.1 Dichorial-diamniale Geminigravidität mit fetaler Makrosomie

### 3.1.1 Anamnese

- 33 Jahre, 2. Gravida/I. Para,
- Ausgangs-BMI: **31,5 kg/m²** (Körpergröße 1,70 m; Gewicht 91 kg),
- kein Hypertonus, keine chronischen Erkrankungen, kein Nikotin.

Familienanamnese: kein Diabetes mellitus

Schwangerschaften und Geburten bisher:
- 2009 Sekundäre Sectio caesarea bei cephalo-pelvinem Missverhältnis in 42. SSW, **Kind 4990 g.**

#### Blutzuckerkontrollen vor 24. SSW

Gelegenheitsglukose/Nüchternblutzucker (NBZ): nein

50 g-oGTT: nein

75 g-oGTT: nein

#### Blutzuckerkontrollen nach 24. SSW

Gelegenheitsglukose/Nüchternblutzucker (NBZ): nein

50 g-oGTT: 26. SSW (**8,32 mmol/l**)

75 g-oGTT: 28. SSW (**5,72**–9,84–6,29 mmol/l)

#### Feten

Sonographische Fehlbildungsdiagnostik: unauffällig

Gestationsaltersentsprechendes Wachstum: ja

### 3.1.2 Befunde bei Erstvorstellung in der Intensivschwangerenbetreuung 32. SSW

- Patientin beschwerdefrei, bisher **plus 20 kg** (aktuell Gewicht 111 kg),
- Kindsbewegungen beide mind. 10 ×/d, CTG 2× unauffällig,
- keine Zervixinsuffizienz.

Ernährungsberatung: erfolgt

Blutzucker (BZ): NBZ-Werte 4,1–5,0 mmol/l, **einmal 5,8 mmol/l**, 1 h nach der Mahlzeit alle im Zielbereich bis 7,8 mmol/l

### Fetalsonographie

### Fet A: Mädchen

Lage: **BEL**, Fet schlecht zugänglich

Fruchtwasser: normal, Depot 3–4 cm

Plazentadicke und -lokalisation: 3,3 cm/VW

- Fetalentwicklung weitgehend proportional mit einem geschätzten Gewicht von ca. 2150 g und sonographisch einer 33 + 0 SSW entsprechend,
- AU: 63. Perzentile.

Fetale und maternale Dopplersonographie: Normalbefund

### Fet B: Mädchen

Lage: **BEL**

Fruchtwasser: normal, Depot 3–4 cm

Plazentadicke und -lokalisation: 3,6 cm/Fundus

- Fetalentwicklung **dysproportional** mit einem geschätzten Gewicht von ca. **2480 g** und sonographisch einer **34 + 3 SSW** entsprechend,
- **AU: 94. Perzentile.**

Fetale Dopplersonographie: Normalbefund

**Beurteilung:** fetale Makrosomie mindestens bei Fet B, maternale Adipositas und Z. n. fetaler Makrosomie in erster Schwangerschaft, späte Diagnostik, übermäßige maternale Gewichtszunahme.

Protaphane 2 × 6 IE beginnen, nach zwei Tagen steigern auf 2 × 8 IE. Zielwerte nüchtern bis 4,7 mmol/l und 1 h nach dem Essen bis 6,6 mmol/l. Wenn die Zielwerte über 3–4 d nicht erreicht werden, telefonische Rücksprache und Steigerung der Insulinmenge.

### 3.1.3 Befunde der folgenden Konsultation

**34. SSW:** Blutzucker im Zielbereich für makrosome Feten. Gewicht + 21 kg (112 kg).

- **Fet A: BEL**, schlechte Sicht, eutroph, ca. 2505 g, AU 54. Perzentile. FW normal, Depot 5 cm.
- **Fet B: SL**, eutroph, ca. 2720 g, AU 72. Perzentile, FW normal, Depot 3–4 cm

Insulin so belassen.

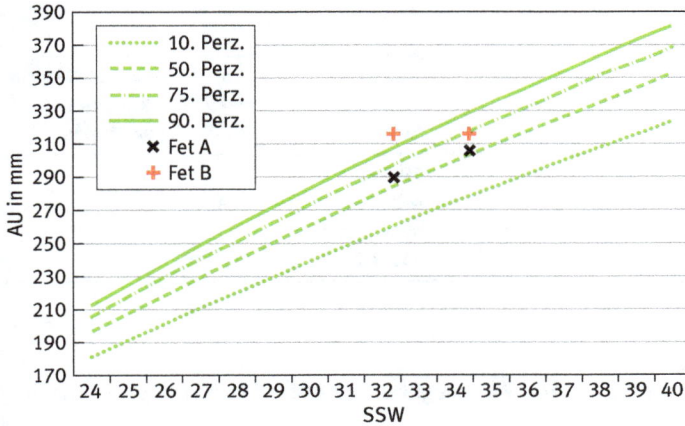

**Abb. 3.1.1:** Verlauf des fetalen Abdomenumfangs (AU) bei Fet A (×) und Fet B (+) in Abhängigkeit vom Gestationsalter in SSW **(Perzentilwerte wie bei Einlingen)**.

### 3.1.4 Partus

#### Geburt

– Gewicht: **+ 22 kg,** aktuell 113 kg,
– nach vorzeitigem Blasensprung Sekundäre Re-Sectio bei BEL Fet A und SL Fet B in 35 + 5 SSW.

#### Wochenbett

– unauffällig, Wöchnerin voll stillend,
– Tages-Nacht-Profil (TNP) 2. Tag pp unauffällig (06:00 h 5,3 mmol/l, 09:00 h 7,2 mmol/l, 13:15 h 8,0 mmol/l, 18:30 h 5,9 mmol/l und 03:00 h 4,8 mmol/l),
– Empfehlung: Fortführung der Ernährungs- und Bewegungsempfehlungen und in 6–8 Wochen Kontrolle des 75 g-oGTT ambulant, bei unauffälligem Befund alle 1–2 Jahre.

#### Kinder

Einordnung der Körpermaße bei Mehrlingen nach Voigt et al. „Neue Perzentilwerte für die Körpermaße neugeborener Zwillinge: Ergebnisse der deutschen Perinatalerhebung der Jahre 2007–2011 unter Beteiligung aller 16 Bundesländer", Z Geburtsh Neonatol 2014; 254–260.

**Tab. 3.1.1:** Angaben zum Kind A (weiblich).

| Gewicht | Länge | Kopfumfang | längen-bezogenes Gewicht | längenbezogenes Gewicht nach Korrektur mit den mütterlichen Maßen |
|---|---|---|---|---|
| 2930 g<br>sehr stark hypertroph:<br>> $x_q$ + 2s. Perz. | 49 cm<br>hypertroph:<br>90.–95. Perz. | 33 cm<br>eutroph:<br>10.–90. Perz. | 59,80 g/cm<br>sehr stark hypertroph:<br>> $x_q$ + 2s. Perz. | k. A. |

– APGAR 8/9/10, NapH 7,30,
– BZ postnatal: **initial 1,6 mmol/l**, Maltosegabe, in Kontrollen normoglykämisch.

**Tab. 3.1.2:** Angaben zum Kind B (weiblich).

| Gewicht | Länge | Kopfumfang | längen-bezogenes Gewicht | längenbezogenes Gewicht nach Korrektur mit den mütterlichen Maßen |
|---|---|---|---|---|
| 2900 g<br>sehr stark hypertroph:<br>> $x_q$ + 2s. Perz. | 47 cm<br>eutroph:<br>10.–90. Perz. | 33 cm<br>eutroph:<br>10.–90. Perz. | 61,70 g/cm<br>sehr stark hypertroph:<br>> $x_q$ + 2s. Perz. | k. A. |

– APGAR 9/10/10, NapH 7,31,
– BZ postnatal: **initial 1,6 mmol/l**, Maltosegabe, in Kontrollen normoglykämisch.

### 3.1.5 Besonderheiten dieses Falles

Gesonderte Therapieschemata des GDM zu Normwerten des Blutzuckers oder Perzentilen des AU gibt es für Mehrlinge nicht. Notgedrungen orientieren sich alle Maßnahmen an den grundsätzlichen Kenntnissen der Entwicklungsverhältnisse von Mehrlingen unter Berücksichtigung der Chorionizität und Amnionizität und der erhobenen Blutzuckerselbstkontrollen der Schwangeren mit Beachtung anamnestischer Risikokonstellationen.

Bei dichorial-diamniotischen Gemini kann nach bisherigen pathophysiologischen Erkenntnissen kein Stoffaustausch zwischen den Kindern über die Plazenten stattfinden. Anders ist es bei monochorial oder monochorial-monoamniotischen Gemini/Mehrlingen – hier können chronisch oder akut auftretende Schwankungen über anastomosierende Gefäßverbindungen der Plazenta eine Volumen- und Nährstoffvarianz auslösen, die sich auch in biometrischen Daten der Feten (und den typischen

Fruchtwasserunterschieden, Harnblasenfüllungszuständen und Dopplerpathologien) widerspiegeln können. Die biometrischen Unterschiede bei monochorialen Gemini sind zuallererst in den anatomischen Ursachen zu vermuten.

Dazu gilt es zu bedenken, dass die Folgen des GDM bezüglich des Wachstums der Kinder erst jenseits der 30. SSW zu erwarten sind. Viele Mehrlinge erreichen dieses Schwangerschaftsalter nicht, eine fetale Makrosomie als Grund für eine Therapieeskalation findet sich also selten.

Dem gegenüber stehen die höhere Prävalenz der Frühgeburtlichkeit, die langdauernde Hospitalisierung und das Augenmerk auf körperliche Schonung bei Mehrlingsschwangerschaften (oft ab Feststellung derselben), die den primären Therapieansatz des GDM – die körperliche Bewegung – in den Hintergrund geraten lassen. Erschwerend stellt sich zudem die Tatsache dar, dass ein erheblicher Anteil der Mehrlingsschwangeren aus Sterilitätsbehandlungen resultieren und begleitende Risikofaktoren (Alter, BMI etc.) in den Maßnahmen zu berücksichtigen sind. Die individuelle Therapieentscheidung muss daher auch den eventuell vermuteten Verlauf sozusagen präventiv miteinbeziehen.

Werden die Kinder von jeweils eigenen Plazenten versorgt, ist die Höhe der antiinsulinären Hormone höher, die Glukoselast ist aus Kapazitätsgründen aber begrenzt. Eine schlanke Schwangere mit Geminigravidität kann nicht so viel Glukose umsetzen wie eine adipöse Patientin. Zunehmende Begrenzungen der Nahrungsaufnahme mit fortschreitender Schwangerschaft sind gerade bei Mehrlingsschwangerschaften häufig. Kleine Mahlzeiten werden gehäuft im Tagesverlauf konsumiert, postprandiale Glukosespitzen so vermieden.

**Tipp:** Eine fetale Makrosomie kann beim GDM selten auch in Mehrlingsschwangerschaften resultieren.

## 3.2 Dizygote Geminigravidität mit GDM und Nikotinabusus

### 3.2.1 Anamnese

- 34 Jahre, 2. Gravida/I. Para, beide Schwangerschaften nach **Sterilitätsbehandlung,**
- Ausgangs-BMI: 29,4 kg/m² (Körpergröße 1,63 m; Gewicht 78 kg),
- kein Hypertonus,
- Autoimmunthyreoiditis, substituiert mit L-Thyroxin 125 µg/d,
- **Nikotin positiv 10 Zigaretten/d.**

Familienanamnese: **zwei Tanten mütterlicherseits mit Diabetes mellitus Typ I**

Schwangerschaften und Geburten bisher:
- 2007 Sekundäre Sectio caesarea bei CTG-Pathologie 41. SSW, **Kind 4250 g.**

#### Blutzuckerkontrollen vor 24. SSW

Gelegenheitsglukose/Nüchternblutzucker (NBZ): nein

50 g-oGTT: nein

75 g-oGTT: nein

#### Blutzuckerkontrollen nach 24. SSW

Gelegenheitsglukose/Nüchternblutzucker (NBZ): nein

50 g-oGTT: nein

75 g-oGTT: 24. SSW (**5,45**–7,88–8,06 mmol/l)

#### Feten

Sonographische Fehlbildungsdiagnostik in 23. SSW: **Fet A (weiblich) mit „white spot" im linken Ventrikel, Fet B (männlich) mit Fruchtwasservermehrung,** Gewichtsdifferenz ca.100 g

Gestationsaltersentsprechendes Wachstum: ja

### 3.2.2 Befunde bei Erstvorstellung in der Intensivschwangerenbetreuung 28. SSW

- Patientin beschwerdefrei, bisher plus 10 kg (aktuell Gewicht 88 kg),
- Kindsbewegungen beide mind. 10 ×/d, CTG 2 × unauffällig,
- keine Zervixinsuffizienz.

Ernährungsberatung: erfolgt

Blutzucker (BZ): NBZ-Werte und 1 h nach der Mahlzeit alle im Zielbereich für eutrophe Feten

## Fetalsonographie

### Fet A: Mädchen

Lage: SL

Fruchtwasser: obere Norm, Depot 7 cm

Plazentadicke und -lokalisation: 3,6 cm/HW

- Fetalentwicklung grenzwertig proportional mit einem geschätzten Gewicht von ca. 1130 g und sonographisch einer 28 + 3 SSW entsprechend,
- **AU: 8. Perzentile.**

Fetale und maternale Dopplersonographie: Normalbefund

### Fet B: Junge

Lage: **BEL**

Fruchtwasser: normal, Depot 5–6 cm

Plazentadicke und -lokalisation: 3,7 cm/VW

- Fetalentwicklung proportional mit einem geschätzten Gewicht von ca. 1380 g und sonographisch einer 29 + 3 SSW entsprechend,
- AU: 55. Perzentile.

Fetale Dopplersonographie: Normalbefund

**Beurteilung:** grenzwertig diskordantes fetales Wachstum bei Dizygotie (Mädchen, Junge). Fet A tendenziell mit SGA-Wachstum. Diätetische Maßnahmen ausreichend, BZ-Kontrollen alle 2 d notieren. Nikotinabusus reduzieren, besser beenden. Wachstumskontrollen indiziert.

### 3.2.3 Befunde der folgenden Konsultationen

**30. SSW:** Blutzucker weiterhin im Zielbereich für eutrophe Feten. Gewicht + 11 kg (89 kg). **Nikotin weiterhin.**

- **Fet A:** SL eutroph, ca. 1420 g, AU 50. Perzentile. FW normal.
- **Fet B:** BEL, eutroph, ca. 1700 g, AU 74. Perzentile, FW normal.

Gewichtsdifferenz stabil. Keine Therapieänderung.

**31. SSW:** Blutzucker erneut im Zielbereich für eutrophe Feten. Gewicht + 11 kg geblieben (89 kg). **Patientin hat Nikotin nicht reduzieren können.**

- **Fet A:** SL eutroph, ca. 1540 g, AU 23. Perzentile. FW normal, Depot 5–6 kg.
- **Fet B:** BEL, eutroph, ca. 1790 g, AU 59. Perzentile, FW normal, Depot 6 cm

Gewichtsdifferenz weiter konstant. Alles so belassen.

**32. SSW:** Blutzucker unverändert im Normbereich. Ebenso Gewicht + 11 kg (89 kg) stabil. **Nikotin weiterhin.**

– **Fet A:** SL eutroph, ca. 1880 g, AU 32. Perzentile. FW normal, Depot 6 cm.
– **Fet B: BEL**, eutroph, ca. 2090 g, AU 47. Perzentile, FW obere Norm, Depot 7 cm

Gutes fetales Wachstum mit konstanter Gewichtsdifferenz. Keine Therapieänderung.

**34. SSW:** Blutzucker weiterhin gut. Gewicht + 13 kg (91 kg). **Nikotin weiterhin.**

– **Fet A:** SL eutroph, ca. 2310 g, AU 29. Perzentile. FW normal, Depot 5 cm.
– **Fet B: BEL**, eutroph, ca. 2620 g, AU 52. Perzentile, FW normal, Depot 5 cm.

Gewichtsdifferenz 310 g, im Verlauf aber weitgehend stabil. Alles so belassen.

**36. SSW:** Blutzucker weiterhin im Zielbereich für eutrophe Feten. Gewicht + 18 kg (96 kg). **Nikotin weiterhin.**

– **Fet A:** SL eutroph, ca. 2710 g, AU 25. Perzentile. FW normal.
– **Fet B: BEL**, eutroph, ca. 3045 g, AU 52. Perzentile, FW normal.

Gewichtsdifferenz leicht zunehmend, nunmehr ca. 335 g.

Patientin wünscht letztendlich Primäre Re-Sectio caesarea.

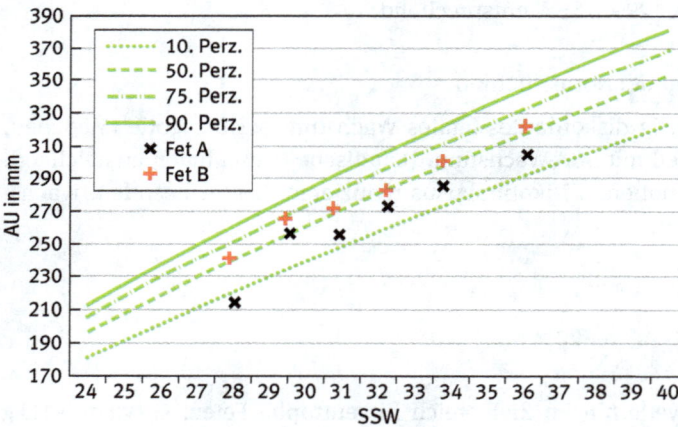

**Abb. 3.2.1:** Verlauf des fetalen Abdomenumfangs (AU) bei Fet A (×) und Fet B (+) in Abhängigkeit vom Gestationsalter in SSW (Perzentilwerte wie bei Einlingen).

### 3.2.4 Partus

### Geburt

– Gewicht: + 19 kg, aktuell 97 kg,
– Primäre Re-Sectio bei SL Fet A und Querlage Fet B in 38 + 0 SSW.

## Wochenbett

- unauffällig, Wöchnerin teilstillend,
- Tages-Nacht-Profil (TNP) 2. Tag pp bei diätetisch geführtem GDM nicht durchgeführt,
- Empfehlung: Fortführung der Ernährungs- und Bewegungsempfehlungen und in 6–8 Wochen Kontrolle des 75 g-oGTT ambulant, bei unauffälligem Befund alle 1–2 Jahre.

## Kinder

**Tab. 3.2.1:** Angaben zum Kind A (weiblich).

| Gewicht | Länge | Kopfumfang | längenbezogenes Gewicht | längenbezogenes Gewicht nach Korrektur mit den mütterlichen Maßen |
|---|---|---|---|---|
| 2910 g eutroph: 10.–90. Perz. | 49 cm eutroph: 10.–90. Perz. | 33 cm eutroph: 10.–90. Perz. | 59,39 g/cm eutroph: 10.–90. Perz. | k. A. |

- APGAR 9/10/10, NapH 7,26,
- BZ postnatal: nicht gemessen.

**Tab. 3.2.2:** Angaben zum Kind B (männlich).

| Gewicht | Länge | Kopfumfang | längenbezogenes Gewicht | längenbezogenes Gewicht nach Korrektur mit den mütterlichen Maßen |
|---|---|---|---|---|
| 3280 g, eutroph: 10.–90. Perz. | 50 cm eutroph: 10.–90. Perz. | 35 cm eutroph: 10.–90. Perz. | **65,60 g/cm grenzwertig eutroph: 90. Perz.** | k. A. |

- APGAR 9/10/10, NapH 7,31,
- BZ postnatal: nicht gemessen.

### 3.2.5 Besonderheiten dieses Falles

Beide Schwangerschaften der Patientin traten unter reproduktionsmedizinischen Maßnahmen ein. Trotz Geminigravidität und GDM-Diagnose gelang es der Patientin leider nicht, den übermäßigen Nikotinkonsum zu reduzieren oder zu beenden.

Nach Geburt eines makrosomen Kindes – bei eigenem erheblichen Übergewicht und Diabetesheredität – fiel im Rahmen der Feindiagnostik eine Fruchtwasservermehrung auf, die zur wenig überraschenden Diagnose eines GDM führte.

Nach Ernährungsumstellung mit weitgehender maternaler Gewichtskonstanz zwischen der 24. und 34. SSW blieben die selbst gemessenen Blutglukosekontrollen im Normbereich. Die beobachtete fetale Gewichtsdiskordanz verstärkte sich zwar bis zur Geburt, die Abdomenumfänge der Kinder bewegten sich jedoch überwiegend im Normbereich für Einlinge und wurden durch die postnatalen Messungen bestätigt.

Eher zu erwarten wäre bei Nikotinabusus und Geminischwangerschaft ein hypotrophes Wachstum. Der Junge erreichte jedoch sogar die 90. längenbezogene Gewichtsperzentile.

Leider unterblieben Blutzuckererhebungen bei den als eutroph eingestuften Kindern, damit kann deren intrauterine Stoffwechselsituation nicht abschließend eingeschätzt werden.

**Tipp:** Auch in Mehrlingsschwangerschaften kann beim GDM mit Risikofaktoren (Nikotinabusus) ein eutrophes fetales Wachstum resultieren.

## 3.3 Geminigravidität mit GDM und vorzeitigem Blasensprung 19. SSW

### 3.3.1 Anamnese

- 26 Jahre, 1. Gravida/0. Para, **dichorial-diamniale Zwillingsschwangerschaft nach Sterilitätstherapie,**
- Ausgangs-BMI: **33,2 kg/m²** (Körpergröße 1,71 m; Gewicht 97 kg),
- kein Hypertonus, kein Nikotin,
- Hypothyreose substituiert.

Familienanamnese: kein Diabetes mellitus

Schwangerschaften und Geburten bisher: keine

### Blutzuckerkontrollen vor der Schwangerschaft

Im Rahmen der Kinderwunschtherapie **Insulinresistenz mit HOMA-Index 2,4 Metformin 2 × 850 mg/d bis zur 15. SSW,** dann abgesetzt

### Blutzuckerkontrollen vor 24. SSW

Gelegenheitsglukose/Nüchternblutzucker (NBZ): nein

50 g-oGTT: nein

75 g-oGTT: nein

### Feten

Sonographische Fehlbildungsdiagnostik: 22. SSW unauffällig

Gestationsaltersentsprechendes Wachstum: ja

### 3.3.2 Befunde bei Notfall-Erstvorstellung in der Intensivschwangerenbetreuung 19 + 6 SSW

- **Schwallartiger Flüssigkeitsabgang 19 + 6 SSW** nach dem morgendlichen Aufstehen, mit Rettungsdienst Liegendtransport in die Klinik,
- klinische Untersuchung: weiterbestehend erheblicher Flüssigkeitsabgang vaginal (mindestens ein Liter) – **vorzeitiger Blasensprung bei Fet A,**
- bisher plus 4 kg (aktuell Gewicht 101 kg),
- Kindsbewegungen zaghaft,
- keine Zervixinsuffizienz.

Ernährungsberatung: nicht erfolgt

Blutzucker (BZ): keine Werte bisher in der gesamten Schwangerschaft

## Fetalsonographie

### Fet A: Junge

Lage: SL, Fet schlecht zugänglich

Fruchtwasser: **nach vorzeitigem Blasensprung Oligohydramnion mit Restdepot 8 mm**

Plazentadicke und -lokalisation: 2,1 cm/HW

– Fetalentwicklung weitgehend proportional mit einem geschätzten Gewicht von ca. 350 g und sonographisch einer 20 + 2 SSW entsprechend,
– AU: 58. Perzentile.

Umbilikale und maternale Dopplersonographie: Normalbefund

### Fet B: Junge

Lage: **BEL**

Fruchtwasser: **Polyhydramnion, Depot 8 cm**

Plazentadicke und -lokalisation: 1,7 cm/VW

– Fetalentwicklung proportional mit einem geschätzten Gewicht von ca. 370 g und sonographisch einer 20 + 4 SSW entsprechend,
– AU: 60. Perzentile.

Umbilikale Dopplersonographie: Normalbefund

**Beurteilung:** maternale Adipositas und vorbestehende Insulinresistenz. In der Schwangerschaft keinerlei BZ-Kontrollen. Nach Absetzen des Metformins keine Ultraschallkontrollen. Klinisch nach vorzeitigem Blasensprung bei Fet A Abgang erheblicher Fruchtwassermengen. Ein Polyhydramnion muss auch bei diesem Fetus bestanden haben. Somit 2× Polyhydramnion und dringender V. a. GDM.

Stationäre Aufnahme und konservative Therapie zur Prolongation der Schwangerschaft. Blutzuckerkontrollen im Tages-Nacht-Profil. Ernährungsberatung, bei hyperglykämischen Werten – Beginn mit Insulin.

### 3.3.3 Befunde der folgenden Konsultationen

**20. SSW:** Blutzucker nüchtern 6,5 mmol/l, postprandial 9,2 mmol/l Beginn mit Protaphane 6 IE z. N. und Novorapid 6/4/4 IE zu den Mahlzeiten. Gewicht + 4 kg (101 kg).

– **Fet A:** SL, schlechte Sicht, eutroph, ca. 350 g, AU 52. Perzentile. **Anhydramnion „stuck twin"**
– **Fet B:** SL, eutroph, ca. 400 g, AU 48. Perzentile, FW noch vermehrt

**21. SSW:** Blutzucker nüchtern nach aktuell Protaphane 18 IE z. N. 5,2–5,8 mmol/l, postprandial unter inzwischen Novorapid 10/6/4 IE über die Hälfte hyperglykämisch bis 8,8 mmol/l. Gewicht + 4 kg (101 kg).

- **Fet A:** SL, eutroph, ca. 430 g, AU 25. Perzentile. **Oligohydramnion mit Depot 9 mm**
- **Fet B:** SL, eutroph, ca. 460 g, AU 48. Perzentile, FW normal Depot 5 cm

Empfehlung: Protaphane 6 IE vormittags dazu.

**22. SSW:** Blutzucker jetzt überwiegend normoglykämisch. Feindiagnostik 2 × unauffällig.

- **Fet A:** SL, eutroph, ca. 530 g, AU 34. Perzentile. **Oligohydramnion, Depot 1 cm**
- **Fet B:** SL, eutroph, ca. 520 g, AU 42. Perzentile, FW normal

**24. SSW: Fetale Lungenreifeinduktion erfolgt.** Blutzucker in der Zeit hyperglykämisch, danach nüchtern bis 6,5 mmol/l, und postprandial im Normbereich unter Protaphane 6/–/–/20 IE und Novorapid 10/6/6 IE. Gewicht + 3 kg (100 kg).

- **Fet A:** SL, Sicht noch eingeschränkt, eutroph, ca. 760 g, AU 27. Perzentile. **Oligohydramnion, Depot 8 mm**
- **Fet B:** SL, eutroph, ca. 700 g, AU 28. Perzentile, FW normal, Depot 4 cm

Empfehlung: Protaphane abends 2 IE dazu.

**26. SSW:** Blutzucker tolerabel. Gewicht + 3 kg (100 kg).

- **Fet A:** SL, Sicht eingeschränkt, eutroph, ca. 900 g, AU 25. Perzentile. **Oligohydramnion, Depot < 1 cm**
- **Fet B:** SL, eutroph, ca. 990 g, AU 27. Perzentile, FW normal, Depot 4 cm

**28. SSW:** Blutzucker unter Protaphane 6/–/–/32 IE und Novorapid 18/10/10 IE jetzt sehr gut im Normbereich. Patientin bemerkt weiterbestehend Fruchtwasserabgang. Gewicht + 1 kg (98 kg).

- **Fet A:** SL, Sicht weiter eingeschränkt, eutroph, ca. 1200 g, AU 20. Perzentile. **Oligohydramnion, Depot 7 mm**
- **Fet B:** SL, eutroph, ca. 1240 g, AU 14. Perzentile, FW normal, Depot 4–5 cm

Empfehlung: alles so belassen.

**30. SSW:** Blutzucker bei unverändertem Insulin stabil normoglykämisch nüchtern 4,7–5,2 mmol/l, postprandial 5,9–8,0 mmol/l. Gewicht + 3 kg (100 kg).

- **Fet A:** SL, Sicht weiter eingeschränkt, eutroph, ca. 1550 g, AU 10. Perzentile. **Oligohydramnion, Depot 1 cm**
- **Fet B:** SL, eutroph, ca. 1340 g, AU 10. Perzentile, FW normal, Depot 5 cm

Empfehlung: alles so belassen.

**31. SSW:** Blutzucker stabil. Gewicht + 4 kg (101 kg).

- **Fet A:** SL, Sicht weiter eingeschränkt, eutroph, ca. 1600 g, AU 6. Perzentile. **Oligohydramnion, Depot 5 mm**
- **Fet B:** SL, eutroph, ca. 1630 g, AU 5. Perzentile, FW normal, Depot 4–5 cm

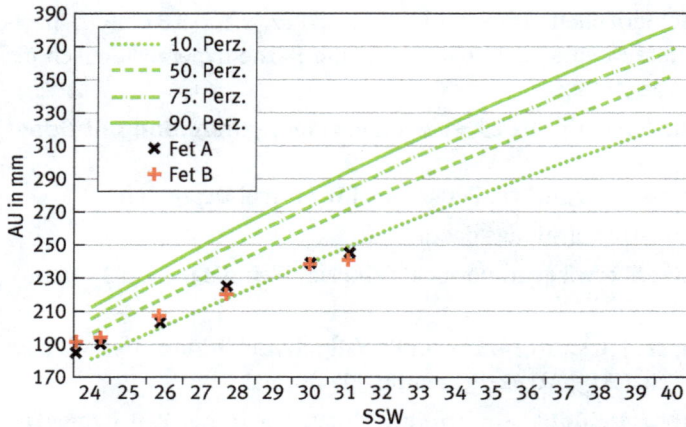

**Abb. 3.3.1:** Verlauf des fetalen Abdomenumfangs (AU) bei Fet A (×) und Fet B (+) in Abhängigkeit vom Gestationsalter in SSW (Perzentilwerte wie bei Einlingen).

Empfehlung: Insulin jeweils um 2 IE reduzieren. Zielwerte nüchtern bis 5,8 mmol/l und postprandial bis 8,8 mmol/l.

### 3.3.4 Partus

#### Geburt

- Gewicht: **+ 4 kg,** aktuell 101 kg,
- bei Anhydramnion des Fetus A nach vorzeitigem Blasensprung und weiterbestehendem Fruchtwasserabgang Sekundäre Sectio in 32 + 1 SSW

#### Wochenbett

- unauffällig, Wöchnerin teilstillend,
- Tages-Nacht-Profil (TNP) 2. Tag pp unauffällig (06:00 h 4,8 mmol/l, 09:00 h 7,8 mmol/l, 13:00 h 6,8 mmol/l, 18:00 h 5,7 mmol/l und 03:00 h 4,7 mmol/l),
- Empfehlung: Fortführung der Ernährungs- und Bewegungsempfehlungen und in 6–8 Wochen Kontrolle des 75 g-oGTT ambulant, bei unauffälligem Befund alle 1–2 Jahre.

## Kinder

**Tab. 3.3.1:** Angaben zum Kind A (männlich).

| Gewicht | Länge | Kopfumfang | längen-bezogenes Gewicht | längenbezogenes Gewicht nach Korrektur mit den mütterlichen Maßen |
|---|---|---|---|---|
| 1830 g eutroph: 10.–90. Perz. | 42 cm eutroph: 10.–90. Perz. | 30 cm eutroph: 10.–90. Perz. | 43,57 g/cm eutroph: 10.–90. Perz. | k. A. |

- APGAR 7/8/8, NapH 7,38,
- BZ postnatal: initial 5,4 mmol/l, unter neonatologischer Intensivtherapie stabil normoglykämisch, Entlassung am 35. Lebenstag (2610 g) nach Hause.

**Tab. 3.3.2:** Angaben zum Kind B (männlich).

| Gewicht | Länge | Kopfumfang | längen-bezogenes Gewicht | längenbezogenes Gewicht nach Korrektur mit den mütterlichen Maßen |
|---|---|---|---|---|
| 1680 g eutroph: 10.–90. Perz. | 44 cm eutroph: 10.–90. Perz. | 29,5 cm eutroph: 10.–90. Perz. | 38,18 g/cm eutroph: 10.–90. Perz. | k. A. |

- APGAR 8/8/9, NapH 7,43,
- BZ postnatal: initial 4,5 mmol/l, unter neonatologischer Intensivtherapie stabil normoglykämisch, Entlassung am 35. Lebenstag (2585 g) nach Hause.

Die Eltern stellen sich sehr glücklich nach einem halben Jahr mit den sich völlig normal entwickelnden Brüdern vor. Blutzuckerkontrollen waren nach Abschluss des Wochenbettes unauffällig.

## 3.3.5 Besonderheiten dieses Falles

Nach einem vorzeitigen Blasensprung in der 19 + 6 SSW sind die Voraussetzungen zur Fortführung einer Schwangerschaft im Allgemeinen nicht günstig. Hier konnte mit viel Glück und unter Ausschöpfung aller therapeutischen Optionen ein guter Verlauf beobachtet werden.

Leider war es bei der jungen adipösen Sterilitätspatientin mit bekannter Insulinresistenz und Metformingabe nicht zu Blutzuckerkontrollen in der ersten Schwangerschaftshälfte gekommen, das sich bei beiden Kindern entwickelnde Polyhydramnion wurde ebenso nicht bemerkt.

Erst nach dem Blasensprung und mit Nüchternblutzuckerwerten deutlich > 6 mmol/l wurde die Patientin zügig mit Insulin therapiert. Die strenge Bettruhe bei fortwährendem Fruchtwasserabgang machte eine körperliche Bewegung unmöglich, es resultierten hohe Insulinmengen.

Unter der fetalen Lungenreifeinduktion mit Betamethason sind hyperglykämische Blutzuckerwerte durch die kontrainsuläre Wirkung plausibel. Mit einer geringen Erhöhung des Insulins um jeweils 2 IE kann gegengesteuert werden. Häufig reicht auch ein abwartendes Vorgehen.

Sonographische Kontrollen der Feten zeigten ein normales Wachstum mit Fruchtwassernormalisierung des Fet B und bis zur 30. SSW ein eutrophes Wachstum beider Kinder. Erst in der 31. SSW fielen die Abdomenumfänge unter die 10. Perzentile.

Das Anhydramnion bei Fet A führte letztendlich in Abstimmung mit den Neonatologen zur Geburt. Beide Kinder lagen postnatal in den Körpermaßen zwischen der 25.–50. Perzentile.

**Tipp:** Geminischwangerschaften mit Polyhydramnion müssen unabhängig von der Schwangerschaftswoche zügig auch einer Diagnostik des Glukosestoffwechsels zugeführt werden.

# 3.4 Dichorial-diamniale Geminigravidität mit suboptimal geführtem GDM

### 3.4.1 Anamnese

- 31 Jahre, 2. Gravida/0. Para,
- Ausgangs-BMI: 25,5 kg/m² (Körpergröße 1,68 m; Gewicht 72 kg),
- kein Hypertonus, keine chronischen Erkrankungen, kein Nikotin,
- im 15. Lebensjahr Enukleation eines großen Zervixmyoms per Querlaparotomie.

Familienanamnese: **Vater Diabetes mellitus**

Schwangerschaften und Geburten bisher:
- 2013 Abruptio gravidarum

#### Blutzuckerkontrollen vor 24. SSW

Gelegenheitsglukose/Nüchternblutzucker (NBZ): nein

50 g-oGTT: nein

75 g-oGTT: nein

#### Blutzuckerkontrollen nach 24. SSW

Gelegenheitsglukose/Nüchternblutzucker (NBZ): nein

50 g-oGTT: nein

75 g-oGTT: 30. SSW (5,03–9,11–**9,08 mmol/l**)

#### Feten

Sonographische Fehlbildungsdiagnostik: unauffällig

Gestationsaltersentsprechendes Wachstum: ja

### 3.4.2 Befunde bei Erstvorstellung in der Intensivschwangerenbetreuung 33. SSW

- Patientin hatte am Vortag ca. 2–3 h **leichte vaginale Blutung**, bisher + **32 kg** (aktuell Gewicht 104 kg),
- Kindsbewegungen beide mind. 10 ×/d, CTG 2 × unauffällig,
- **Zervixinsuffizienz mit Restzervix 1,2 cm.**

Ernährungsberatung: erfolgt

Blutzucker (BZ): anamnestisch, da Aufzeichnung vergessen: NBZ-Werte einmal 6,2 mmol/l, sonst im Normbereich bis 5,3 mmol/l, 1 h nach der Mahlzeit im Zielbereich, bei Diätfehlern bis maximal 9 mmol/l

## Fetalsonographie

### Fet A: Junge

Lage: **BEL**, Fet schlechter zugänglich

Fruchtwasser: normal, Depot 5–6 cm

Plazentadicke und -lokalisation: 3,1 cm/HW

– Fetalentwicklung weitgehend proportional mit einem geschätzten Gewicht von ca. 2450 g und sonographisch einer 35 + 1 SSW entsprechend (rechnerisch 33 + 6 SSW),
– AU: 66. Perzentile.

Fetale und maternale Dopplersonographie: Normalbefund

### Fet B: Mädchen

Lage: SL

Fruchtwasser: normal, Depot 5–6 cm

Plazentadicke und -lokalisation: 3,3 cm/VW

– Fetalentwicklung proportional mit einem geschätzten Gewicht von ca. 2320 g und sonographisch einer 34 + 0 SSW entsprechend,
– AU: 54. Perzentile.

Fetale Dopplersonographie: Normalbefund

**Beurteilung:** Zervixinsuffizienz, späte Diagnostik des GDM bei familiärer Diabetesbelastung, exzessive maternale Gewichtszunahme, Blutzuckerführung nicht sicher beurteilbar, körperliche Belastung eingeschränkt.

Stationäre Aufnahme und fetale Lungenreifeinduktion mit Betametason, vaginale Abstrichkontrolle, Verlaufsbeobachtung.

### 3.4.3 Befunde der folgenden Konsultation

**35 + 4 SSW: bei Sodbrennen nächtliches Kakaotrinken und resultierend erhöhter NBZ 5,6 –6,1 mmol/l,** postprandial BZ 7,1–**10,6 mmol/l.** Zervixbefund ohne Blutung stabil. Körperliche Schonung indiziert, Primäre Sectio für 37 + 6 SSW geplant. Gewicht + **35 kg** (107 kg).

– **Fet A: BEL,** schlechte Sicht, eutroph, ca. 2640 g, AU 49. Perzentile. FW normal, Depot 4 cm
– **Fet B: SL,** eutroph, ca. 2650 g, AU 63. Perzentile, FW normal, Depot 3 cm

**Beurteilung:** suboptimale Stoffwechselführung anhand des BZ, des maternalen Gewichts und Einschränkung der Bewegung. Sonographie mit schlechten Schallbedingungen.

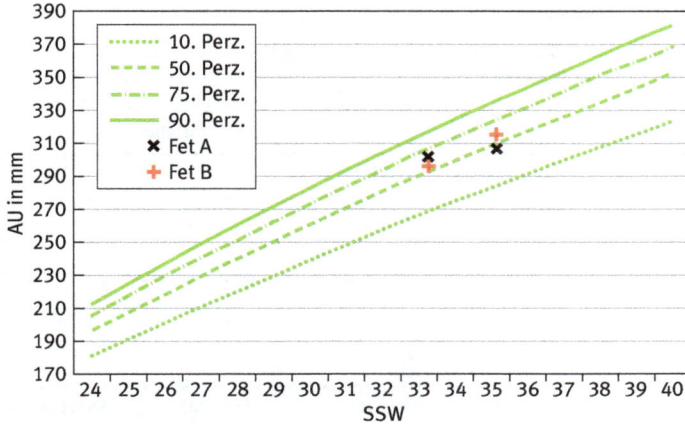

**Abb. 3.4.1:** Verlauf des fetalen Abdomenumfangs (AU) bei Fet A (×) und Fet B (+) in Abhängigkeit vom Gestationsalter in SSW (Perzentilwerte wie bei Einlingen).

Empfehlung: Einstellung auf Protaphane 4/–/–/6 IE bei weiter hyperglykämischen Werten auch steigern. Patientin lehnt die Insulingaben ab.

### 3.4.4 Partus

#### Geburt

– Gewicht: + **40 kg,** aktuell 112 kg,
– Primäre Sectio (Relaparotomie) bei BEL Fet A und SL Fet B in 37 + 6 SSW.

#### Wochenbett

– unauffällig, Wöchnerin vollstillend,
– Tages-Nacht-Profil (TNP) bei diätetisch geführtem GDM nicht erfolgt,
– Empfehlung: Fortführung der Ernährungs- und Bewegungsempfehlungen und in 6–8 Wochen Kontrolle des 75 g-oGTT ambulant, bei unauffälligem Befund alle 1–2 Jahre.

#### Kinder

– APGAR 9/9/10, NapH 7,31,
– BZ postnatal: **initial 2,3 mmol/l,** Maltosegabe, in Kontrollen über 24 h normo-glykämisch (2,6–3,2 mmol/l).

**Tab. 3.4.1:** Angaben zum Kind A (männlich).

| Gewicht | Länge | Kopfumfang | längen-bezogenes Gewicht | längenbezogenes Gewicht nach Korrektur mit den mütterlichen Maßen |
|---|---|---|---|---|
| 3250 g hypertroph: 90.–95. Perz. | 46 cm eutroph: 10.–90. Perz. | 34 cm eutroph: 10.–90. Perz. | 70,65 g/cm sehr stark hypertroph: > $x_q$ + 2s. Perz. | k. A. |

**Tab. 3.4.2:** Angaben zum Kind B (weiblich).

| Gewicht | Länge | Kopfumfang | längen-bezogenes Gewicht | längenbezogenes Gewicht nach Korrektur mit den mütterlichen Maßen |
|---|---|---|---|---|
| 2920 g eutroph: 10.–90. Perz. | 49 cm eutroph: 10.–90. Perz. | 33 cm eutroph: 10.–90. Perz. | 59,59 g/cm eutroph: 0.–90. Perz. | k. A. |

– APGAR 9/10/10, NapH 29,
– BZ postnatal: **initial 2,4 mmol/l**, Maltosegabe, in Kontrollen über 24 h normoglykämisch (2,8–2,9 mmol/l).

### 3.4.5 Besonderheiten dieses Falles

Geminischwangerschaften unterliegen häufig einer umfangreicheren Kontrolle durch den Frauenarzt als Einlingsschwangerschaften. Inwieweit die Schwangeren dies als Sorgfalt und nicht als Belastung erleben, ist neben den individuellen Bedürfnissen der Frauen auch ein Ergebnis gelungener Kommunikation zwischen Arzt und Patientin. Für eventuell auftretende Komplikationen wie Blutungen, Kontraktionsbereitschaft, Gewichtsentwicklung und Blutdruckverhalten werden die Patientinnen sensibilisiert. Diagnostische Maßnahmen und Ultraschallkontrollen werden oft eingefordert oder vermehrt indiziert, um frühzeitig therapeutisch Notwendiges einzuleiten.

Trotz positiver Familienanamnese erhielt die vorgestellte Patientin erst nach vollendeter 30. SSW eine Blutzuckertestung. Während des TNP in der 32. SSW war einmalig bereits ein erhöhter NBZ mit 6,1 mmol/l auffällig. Bei starker maternaler Gewichtszunahme und später Diagnostik sind in diesem Fall die kurzfristige Wiedervorstellung und Kontrolle der Werte indiziert.

Die Schwangere „vergaß" jedoch ihre BZ-Aufzeichnungen, auch die maternale Gewichtsentwicklung stagnierte nicht, der vorgeschlagenen Kostform stand die Patientin ablehnend gegenüber, der Ausgleich über körperliche Aktivität war nicht umsetzbar. Ein nächster, zeitnaher Kontrolltermin wurde auf die folgende Woche verschoben, die Möglichkeit der Therapie mit Insulin wurde nicht gewünscht. Bei geringer Ödemneigung stellt die resultierende maternale Gewichtszunahme von 40 kg auch insgesamt eine frustrierende Behandlungssituation dar.

Beide Kinder zeigten postnatal mit milden Hypoglykämien Zeichen eines Hyperinsulinismus als Folge der maternalen Glukosebelastung. Über 24 h waren beide Neugeborenen niedrig normoglykämisch, der Junge in den Geburtsmaßen auch makrosom.

**Tipp:** Geminischwangere mit zusätzlichen Risikofaktoren (übermäßige Gewichtszunahme, eingeschränkte Mobilität bei Zervixinsuffizienz) können frühzeitig über die Therapiemöglichkeit mit Insulin informiert werden.

## 3.5 Trichorial-triamniale Drillingsgravidität mit GDM

### 3.5.1 Anamnese

– 38 Jahre, 1. Gravida/0. Para, **trichorial-triamniale Drillingsschwangerschaft nach Sterilitätstherapie,**
– Ausgangs-BMI: **30,5 kg/m²** (Körpergröße 1,65 m; Gewicht 83 kg),
– kein Hypertonus, kein Nikotin,
– Hypothyreose substituiert.

Familienanamnese: **Vater Diabetes mellitus**

Schwangerschaften und Geburten bisher: keine

**Blutzuckerkontrollen vor der Schwangerschaft**

keine

**Blutzuckerkontrollen vor 24. SSW**

Gelegenheitsglukose/Nüchternblutzucker (NBZ): nein

50 g-oGTT: nein

75 g-oGTT: nein

**Blutzuckerkontrollen nach 24. SSW**

Nüchternblutzucker (NBZ): 27. SSW **5,7 mmol/l**

50 g-oGTT: nein

75 g-oGTT: nein

**Feten**

Sonographische Fehlbildungsdiagnostik: 22. SSW – unauffällig mit geschätzten Kindsgewichten 355 und 370 g, keine Fruchtwasservermehrung

Gestationsaltersentsprechendes Wachstum: ja

### 3.5.2 Befunde bei Erstvorstellung in der Intensivschwangerenbetreuung 23 + 2 SSW

– Maternales Wohlbefinden, bisher plus 6 kg (aktuell Gewicht 89 kg),
– Kindsbewegungen zaghaft,
– keine Zervixinsuffizienz, Zervixlänge 4 cm.

Ernährungsberatung: nicht erfolgt

Blutzucker (BZ): keine Werte bisher in der gesamten Schwangerschaft

## Fetalsonographie

(eingeschränkte Sicht durch Zugangshindernisse)

### Fet A: Mädchen

Lage: **QuL**

Fruchtwasser: normal Depot 6 cm

Plazentadicke und -lokalisation: 2,0 cm/VW

- Fetalentwicklung proportional mit einem geschätzten Gewicht von ca. 550 g (35. Gewichtsperzentile)und sonographisch einer 22 + 6 SSW entsprechend,
- AU: 35. Perzentile.

Umbilikale und maternale Dopplersonographie: Normalbefund

### Fet B: Mädchen

Lage: **SL/QuL**

Fruchtwasser: **obere Norm, Depot 7 cm**

Plazentadicke und -lokalisation: 2,4 cm/HW

- Fetalentwicklung proportional mit einem geschätzten Gewicht von ca. 560 g (38. Gewichtsperzentile)und sonographisch einer 23 + 0 SSW entsprechend,
- AU: 38. Perzentile.

Umbilikale Dopplersonographie: Normalbefund

### Fet C: Junge

Lage: **QL**

Fruchtwasser: normal

Plazentadicke und -lokalisation: 3,3 cm/VW

- Fetalentwicklung proportional mit einem geschätzten Gewicht von ca. 510 g (28. Gewichtsperzentile)und sonographisch einer 22 + 6 SSW entsprechend,
- AU: 30. Perzentile.

**Beurteilung:** positive Familienanamnese, maternale Adipositas und Fruchtwasservermehrung bei Fet B. Stationäre Aufnahme, fetale Lungenreifeinduktion ab 24 + 0 SSW, nachfolgend BZ-Diagnostik und Überwachung angeboten.

Patientin bleibt ab 24 + 0 SSW 2 d stationär, weitere Diagnostik ambulant gewünscht.

### 3.5.3 Befunde der folgenden Konsultationen

**25. SSW: bisher kein oGTT, wäre aber vorgesehen.** Gewicht + 10 kg (93 kg).

- **Fet A:** QuL, eutroph, ca. 640 g (25. Gewichtsperzentile), AU 10. Perzentile. Fruchtwasser normal, Depot 5 cm
- **Fet B:** BEL, eutroph, ca. 720 g (25–50. Gewichtsperzentile), AU 13. Perzentile, FW normal, Depot 5 cm
- **Fet C:** QuL, eutroph, ca. 710 g (25.–50. Gewichtsperzentile), AU 40. Perzentile, FW normal, Depot 6 cm

Zervixlänge 4 cm. Patientin möchte weiter ambulant verbleiben, oGTT geplant.

**27. SSW: bisher weiterhin kein oGTT.** Gewicht + 10 kg (93 kg).

- **Fet A:** QuL, eutroph, ca. 880 g (25.–50. Gewichtsperzentile), AU 13. Perzentile. FW normal, Depot 4 cm
- **Fet B:** BEL, eutroph, ca. 1020 g (50.–75. Gewichtsperzentile), AU 16. Perzentile, FW normal, Depot 5–6 cm
- **Fet C:** QuL, eutroph, ca. 940 g (25.–50. Gewichtsperzentile), AU 16. Perzentile, FW obere Norm, Depot 7 cm

Patientin wird stationär aufgenommen. **NBZ 5,7 mmol/l – damit Diagnose GDM.** TNP, Ernährungsberatung, Überwachung bis 28. SSW stationär. Postprandiale BZ 5,7–9,0 mmol/l.

**29. SSW:** BZ-Aufzeichnungen vergessen, seien nüchtern 5,4 mmol/l, nach dem Essen bis 7,1 mmol/l. Gewicht + 10 kg (93 kg).

- **Fet A:** BEL, eutroph, ca. 1200 g (14. Gewichtsperzentile), AU 20. Perzentile. FW normal, Depot 5–6 cm
- **Fet B:** SL, eutroph, ca. 1230 g (17. Gewichtsperzentile), AU 11. Perzentile, FW normal, Depot 5–6 cm
- **Fet C:** SL, eutroph, ca. 1250 g (21. Gewichtsperzentile), AU 27. Perzentile, **Polyhydramnion, Depot 8,5 cm**

Patientin wird erneut stationär aufgenommen. Bei erhöhtem **NBZ mehrfach > 5,8 mmol/l** wird auf Protaphane 6 IE z. N. eingestellt.

**30. SSW:** unter Protaphane 6 IE auch im NBZ normoglykämisch. Gewicht konstant + 10 kg (93 kg).

- **Fet A:** QuL, grenzwertig eutroph, ca. 1230 g (25.–50. Gewichtsperzentile), **AU 5. Perzentile.** FW normal, Depot 5 cm
- **Fet B:** BEL, eutroph, ca. 1410 g (50.–75. Gewichtsperzentile), AU 16. Perzentile, FW normal, Depot 5 cm
- **Fet C:** QuL /SL, eutroph, ca. 1440 g (25.–50. Gewichtsperzentile), AU 16. Perzentile, FW normal, Depot 6–7 cm

Patientin möchte wieder ambulant verbleiben.

**31. SSW:** BZ-Werte alle im Normbereich. Patientin ohne Kontraktionen, Zervix 2,5 cm, Gewicht **unverändert** + 10 kg (93 kg).

- **Fet A:** QuL, grenzwertig eutroph, ca. 1380 g (21. Gewichtsperzentile), **AU 3. Perzentile.** FW normal, Depot 4 cm
- **Fet B:** BEL, grenzwertig eutroph, ca. 1460 g (27. Gewichtsperzentile), **AU 4. Perzentile,** FW normal, Depot 5 cm
- **Fet C:** QuL/SL, eutroph, ca. 1630 g (40. Gewichtsperzentile), AU 54. Perzentile, FW normal, Depot 4 cm

Alles so belassen. Stationäre Aufnahme erneut.

**32. SSW:** Normoglykämie. Gewicht **unverändert** + 10 kg (93 kg). Sicht deutlich eingeschränkt.

- **Fet A:** QuL, grenzwertig eutroph, ca. 1540 g (19. Gewichtsperzentile), **AU 4. Perzentile.** FW normal, Depot 4 cm
- **Fet B:** BEL/QuL, grenzwertig eutroph, ca. 1660 g (25. Gewichtsperzentile), **AU 3. Perzentile**, FW normal, Depot 5 cm
- **Fet C:** QuL/SL, eutroph, ca. 1760 g (32. Gewichtsperzentile), AU 54. Perzentile, FW normal, Depot 5 cm

**33. SSW:** BZ-Werte alle im Normbereich. Gewicht **unverändert** + 10 kg (93 kg). Sicht schlecht

- **Fet A:** QuL, grenzwertig eutroph, ca. 1720 g (16. Gewichtsperzentile), **AU < 2. Perzentile.** FW normal, Depot 3 cm
- **Fet B:** SL, grenzwertig eutroph, ca. 1870 g (24. Gewichtsperzentile), **AU 4. Perzentile**, FW normal, Depot 4 cm
- **Fet C:** QuL/SL, eutroph, ca. 2060 g (38. Gewichtsperzentile), AU 38. Perzentile, FW normal, Depot 4 cm

**34. SSW:** Normoglykämie, maternal psychisch belastet. Gewicht **vermindert** + 8 kg (91 kg).

- **Fet A:** QuL, eutroph, ca. 2030 g (20. Gewichtsperzentile), AU 12. Perzentile. FW normal, Depot 4 cm
- **Fet B:** SL, eutroph, ca. 2140 g (27. Gewichtsperzentile), **AU 4. Perzentile**, FW normal, Depot 5 cm
- **Fet C:** QuL/SL, eutroph, ca. 2400 g (46. Gewichtsperzentile), AU 69. Perzentile, FW normal, Depot 4 cm

Bei zunehmender maternaler Dekompensation Primäre Sectio caesarea in 35 + 0 SSW geplant.

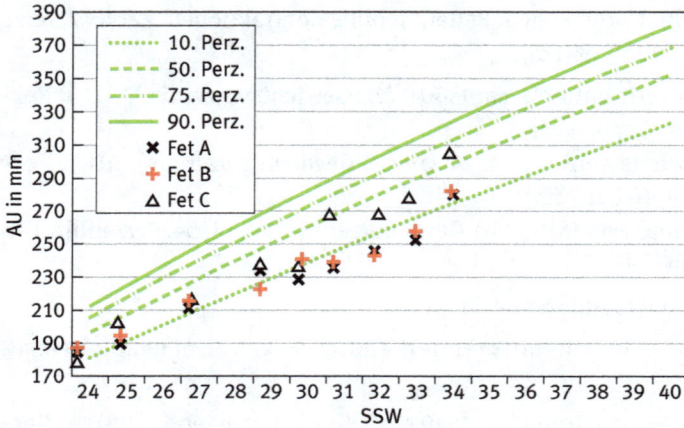

**Abb. 3.5.1:** Verlauf des fetalen Abdomenumfangs (AU) bei Fet A (×), Fet B (+) und Fet C (△) in Abhängigkeit vom Gestationsalter in SSW (Perzentilwerte wie bei Einlingen).

### 3.5.4 Partus

#### Geburt

– Gewicht: **+ 8 kg,** aktuell 91 kg,
– Primäre Sectio in 35 + 0 SSW, Insulin beendet.

#### Wochenbett

– unauffällig, Wöchnerin teilstillend,
– Tages-Nacht-Profil (TNP) 2. Tag pp unauffällig (07:00 h 5,6 mmol/l, 09:00 h 8,4 mmol/l, 13:00 h 7,2 mmol/l, 19:00 h 8,1 mmol/l und 03:00 h 4,7 mmol/l),
– Empfehlung: Fortführung der Ernährungs- und Bewegungsempfehlungen und in 6–8 Wochen Kontrolle des 75 g-oGTT ambulant, bei unauffälligem Befund alle 1–2 Jahre.

#### Kinder

**Tab. 3.5.1:** Angaben zum Kind A (weiblich).

| Gewicht | Länge | Kopfumfang | längen-bezogenes Gewicht | längenbezogenes Gewicht nach Korrektur mit den mütterlichen Maßen |
|---|---|---|---|---|
| **1830 g** **hypotroph:** **5.–10. Perz.** | 44 cm eutroph: 10.–90. Perz. | 31 cm eutroph: 10.–90. Perz. | **41,59 g/cm** **hypotroph:** **5.–10. Perz.** | k. A. |

- APGAR 6/7/7, NapH 7,34,
- BZ postnatal: initial 3,3 mmol/l, unter neonatologischer Intensivtherapie stabil normoglykämisch, Entlassung am 17. Lebenstag nach Hause.

**Tab. 3.5.2:** Angaben zum Kind B (weiblich).

| Gewicht | Länge | Kopfumfang | längen-bezogenes Gewicht | längenbezogenes Gewicht nach Korrektur mit den mütterlichen Maßen |
|---|---|---|---|---|
| 1970 g eutroph: 10.–90. Perz. | 45 cm eutroph: 10.–90. Perz. | 31 cm eutroph: 10.–90. Perz. | 43,78 g/cm eutroph: 10.–90. Perz. | k. A. |

- APGAR 8/8/10, NapH 7,30,
- BZ postnatal: initial 3,3 mmol/l, unter neonatologischer Intensivtherapie stabil normoglykämisch, Entlassung am 17. Lebenstag nach Hause.

**Tab. 3.5.3:** Angaben zum Kind C (männlich).

| Gewicht | Länge | Kopfumfang | längen-bezogenes Gewicht | längenbezogenes Gewicht nach Korrektur mit den mütterlichen Maßen |
|---|---|---|---|---|
| 2100 g eutroph: 10.–90. Perz. | 44 cm eutroph: 10.–90. Perz. | 32 cm eutroph: 10.–90. Perz. | 47,73 g/cm eutroph: 10.–90. Perz. | k. A. |

- APGAR 7/8/10, NapH 7,35,
- BZ postnatal: initial 2,7 mmol/l, unter neonatologischer Intensivtherapie stabil normoglykämisch, Entlassung am 17. Lebenstag nach Hause.

### 3.5.5 Besonderheiten dieses Falles

Höhergradige Mehrlingsschwangerschaften sind besonders häufig von Frühgeburtsbestrebungen betroffen und eher ein Ergebnis reproduktionsmedizinischer Maßnahmen. Die betreffenden Schwangeren sind durchschnittlich älter, das Risiko für einen Gestationsdiabetes steigt.

Bei hinweisenden Risikofaktoren wie der positiven Familienanamnese und Adipositas I° wären Blutzuckerkontrollen vor dem Übergang zum III. Trimenon indiziert gewesen.

Ein Problem der sonographischen Kontrolle stellt der oft eingeschränkte Zugangsweg zu den Feten dar, Messfehler resultieren. Darüber hinaus ist in den meisten Ultraschallgeräten maximal die Perzentileinordnung für Zwillinge, jedoch nicht für Drillinge hinterlegt. Grenzmaße für die Abdomenumfänge sind damit unklar.

Die Wirkung der antiinsulinären plazentaren Hormone kann stärker ausfallen, höhere Grenzwerte in der GDM-Diagnose wären möglich.

Unter der Vorstellung einer „Leistungsgrenze" des Uterus bei höhergradigen Mehrlingen und der eher zu erwartenden Hypotrophie der Kinder könnten auch höhere Blutzuckerzielwerte toleriert werden.

Dagegen stünde die Beobachtung, dass die zu rasche und deutliche Größenzunahme des Uterus und hohe Fruchtwassermengen die Gefahr einer frühen Frühgeburt erhöhen und ein zu vermeidender Hyperinsulinismus der Feten mit einer Zunahme der Unreife zu vermehrten postnatalen Komplikationen führt.

Bisher stellen Therapieüberlegungen dazu immer Einzelfallentscheidungen dar.

Bei wiederholt hohen Nüchternblutzuckern wurde die Patientin auf 6 IE Protaphane z. N. eingestellt. Die Abdomenumfänge der Feten stellen die Referenzwerte von Einlingen dar, die Gewichtsschätzungen jedoch die Normwerte für Gemini.

Überlegenswert wäre (allerdings bei zunehmend schlechten Schallbedingungen) mit dem Abfall des AU (Einlingsnormwert!) eine Beendigung der Insulintherapie ab der 32. SSW gewesen.

Auch die fehlende maternale Gewichtszunahme, zuletzt sogar Abnahme des Körpergewichts, hätten dazu Anlass gegeben. Postnatal waren alle Kinder erfreulich stabil euglykämisch, nur ein Mädchen grenzwertig hypotroph (Normwert Zwilling!) und zwei Kinder eutroph. Insgesamt ein zufriedenstellendes Ergebnis mit einigen ausstehenden, grundsätzlichen Fragestellungen zur Therapieführung.

**Tipp:** Therapierichtlinien zum GDM bei höhergradigen Mehrlingsschwangerschaften existieren aktuell nicht. Die Behandlung kann sich am Wachstum der Feten (Problem der Normmaße) und den Blutzuckerwerten (höhere Grenzwerte tolerabel?) orientieren.

# 4 Fallbeschreibungen zu Grenzfällen fetaler Makrosomie

## 4.1 Fetale Makrosomie mit unauffälligem 50 g-oGTT – postnatale Hyperbilirubinämie

### 4.1.1 Anamnese

- 26 Jahre, 2. Gravida/I. Para,
- Ausgangs-BMI: 27,1 kg/m² (Körpergröße 1,75 m; Gewicht 83 kg),
- kein Hypertonus, keine chronischen Erkrankungen, kein Nikotin.

Familienanamnese: Diabetes mellitus bei Großvater

Schwangerschaften und Geburten bisher:
- 2005 Spontanpartus 38. SSW, Kind 3710 g.

**Blutzuckerkontrollen vor 24. SSW**

nein

**Blutzuckerkontrollen nach 24. SSW**

50 g-oGTT: 26. SSW unauffällig (4,59 mmol/l)

75 g-oGTT: nein

**Fet**

Sonographische Fehlbildungsdiagnostik: unauffällig

Gestationsaltersentsprechendes Wachstum: bisher ja

### 4.1.2 Befunde bei Erstvorstellung in der Intensivschwangerenbetreuung 39. SSW

- Patientin wird vorstellig wegen **starker Symphysenbeschwerden** seit drei Wochen, Gehen fast nicht mehr möglich, Patientin liegt vorwiegend, bisher + **19 kg (aktuell Gewicht 102 kg),**
- Kindsbewegungen mind. 10 ×/d, CTG unauffällig,
- keine Zervixinsuffizienz.

Ernährungsberatung: keine

Blutzucker (BZ): keine Kontrollen

### Fetalsonographie

Lage: SL

Fruchtwasser: normal, Depot 5 cm

Plazentadicke und -lokalisation: **5,3 cm**/rechts parietal

- Fetalentwicklung weitgehend proportional mit einem geschätzten Gewicht von **ca. 4095 g** und sonographisch einer > 40. SSW entsprechend,
- AU: **97.** Perzentile (37 cm), subcutaner Fettsaum 7 mm, KU 87. Perzentile (36 cm), Femur < 50. Perzentile.

Fetale und maternale Dopplersonographie: Normalbefund

**Beurteilung: Fetale Makrosomie/LGA-Fet**, CTG unauffällig

- Patientin wird hinsichtlich einer gesunden Ernährung beraten. Stationäre Aufnahme zur Schmerztherapie angeboten. Patientin will ambulant Geburtsbeginn abwarten.

### 4.1.3 Keine weiteren Konsultationen

### 4.1.4 Partus

### Geburt

- Gewicht: **+ 20 kg**, aktuell 103 kg,
- Spontangeburt aus SL in 40 + 1 SSW.

### Wochenbett

- unauffällig, Wöchnerin voll stillend, Empfehlung: Stillzeit sechs Monate,
- Tages-Nacht-Profil (TNP) nicht indiziert, in einer Folgeschwangerschaft BZ-kontrollen bereits im 1. Trimenon.

### Kind

Tab. 4.1.1: Angaben zum Kind (männlich).

| Gewicht | Länge | Kopfumfang | längen-bezogenes Gewicht | längenbezogenes Gewicht nach Korrektur mit den mütterlichen Maßen |
|---|---|---|---|---|
| **4510 g** sehr stark hypertroph: > $x_q$ + 2s. Perz. | 53 cm eutroph: 10.–90. Perz. | 37 cm eutroph: 10.–90. Perz. | **85,09 g/cm** sehr stark hypertroph: > $x_q$ + 2s. Perz. | hypertroph: 90.–95. Perz. |

**Neugeborenenklassifikation nach M. Voigt, C. Fusch, N. Rochow, D. Olbertz und K.T.M. Schneider**

Geburtsgewicht: 4510 g, Geburtslänge: 53 cm, Kopfumfang: 37 cm, längenbez. Geburtsgewicht: 85,09 g/cm (2014)

| | | |
|---|---|---|
| xq+2s | 25. Perz. | + Kind |
| 95. Perz. | 10. Perz. | ✕ Kind nach Korr. |
| 90. Perz. | 5. Perz. | (Gew. u. Länge |
| 75. Perz. | xq–2s | Mutter) |
| 50. Perz. | | |

**Mutter** Körpergewicht zu Beginn der Schwangerschaft: 83 kg, Körperlänge: 175 cm, Schwangerschaftsdauer: 40 Wochen

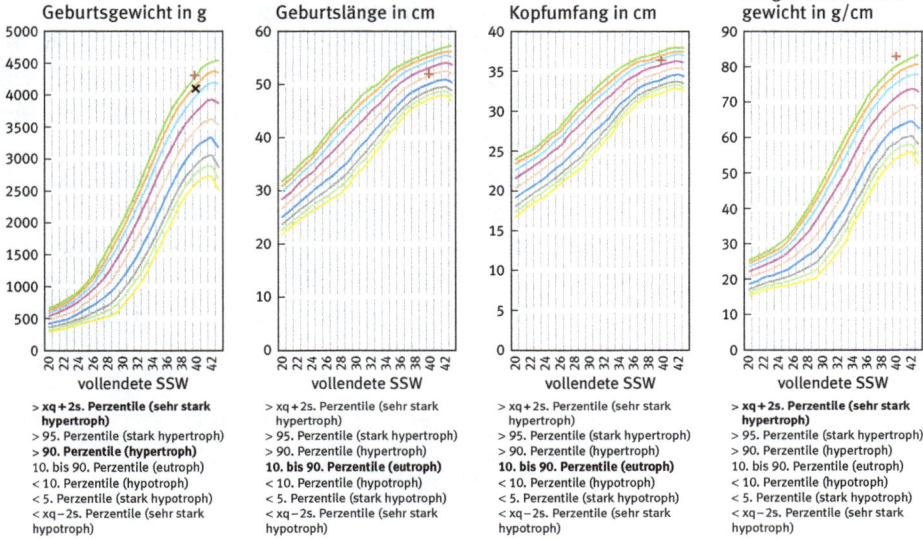

Geburtsgewicht in g — vollendete SSW
> xq+2s. Perzentile (sehr stark hypertroph)
> 95. Perzentile (stark hypertroph)
> **90. Perzentile (hypertroph)**
10. bis 90. Perzentile (eutroph)
< 10. Perzentile (hypotroph)
< 5. Perzentile (stark hypotroph)
< xq–2s. Perzentile (sehr stark hypotroph)

Geburtslänge in cm — vollendete SSW
> xq+2s. Perzentile (sehr stark hypertroph)
> 95. Perzentile (stark hypertroph)
> 90. Perzentile (hypertroph)
**10. bis 90. Perzentile (eutroph)**
< 10. Perzentile (hypotroph)
< 5. Perzentile (stark hypotroph)
< xq–2s. Perzentile (sehr stark hypotroph)

Kopfumfang in cm — vollendete SSW
> xq+2s. Perzentile (sehr stark hypertroph)
> 95. Perzentile (stark hypertroph)
> 90. Perzentile (hypertroph)
**10. bis 90. Perzentile (eutroph)**
< 10. Perzentile (hypotroph)
< 5. Perzentile (stark hypotroph)
< xq–2s. Perzentile (sehr stark hypotroph)

Längenbez. Geburtsgewicht in g/cm — vollendete SSW
> **xq+2s. Perzentile (sehr stark hypertroph)**
> 95. Perzentile (stark hypertroph)
> 90. Perzentile (hypertroph)
10. bis 90. Perzentile (eutroph)
< 10. Perzentile (hypotroph)
< 5. Perzentile (stark hypotroph)
< xq–2s. Perzentile (sehr stark hypotroph)

**Abb. 4.1.1:** Neugeborenenklassifikation bei makrosomem Kind.

- Postnatale Anpassung: unauffällig (APGAR 7/9/10, NapH 7,20),
- BZ postnatal: 4,6 mmol/l (1–3 h)/4,1 mmol/l (6 h)/3,7 mmol/l (12 h), im weiteren Verlauf unauffällig,
- **Hyperbilirubinämie** mit maximal 248 μmol/l am 3. Lebenstag.

### 4.1.5 Besonderheiten dieses Falles

Am Ende einer anamnestisch unauffälligen Schwangerschaft kann in der präpartalen Ultraschalluntersuchung ein hohes fetales Gewicht auffallen.

Im vorliegenden Fall hatte die junge Patientin ohne Risikofaktoren einen korrekt durchgeführten 50 g-oGTT im empfohlenen Untersuchungsintervall erhalten. Der BZ lag mit 4,59 mmol/l im niedrignormalen Bereich.

Risikofaktoren für die Geburt eines schweren Kindes lagen im leicht erhöhten Ausgangs-BMI von 27,1 kg/m² vor der Schwangerschaft und in der hohen Gewichtszunahme von insgesamt 20 kg bis zur Geburt.

Der präpartale Ultraschall ergab nicht nur einen Schätzgewicht > 4000 g in der 39. SSW, sondern auch einen AU > 97. Perzentile mit 37 cm, bei einem gleichzeitig großen Kopfumfang von 36 cm. Ein typisch dysproportioniertes fetales Wachstum lag damit auch bei kleinem Femur nicht vor. Die Plazentadicke von > 5 cm gehört zu den Diagnosekriterien einer Glukosestoffwechselstörung der Schwangeren.

In der kritischen Betrachtung der erhobenen Befunde findet sich eine Grenzsituation in der Entscheidung zur möglicherweise indizierten Geburtseinleitung. Nach ausführlichem Gespräch, unauffälligem CTG und bei guten Kindsbewegungen favorisierte die Schwangere ein abwartendes Vorgehen.

Nach Spontanpartus mit guter unmittelbarer Anpassung des Kindes fiel neben dem makrosomen Gewicht des Jungen eine neonatale Hyperbilirubinämie auf.

Zusammenfassend bot die Patientin in einzelnen Diagnosekriterien Hinweise auf einen unerkannt vorliegenden GDM. Für den geburtshilflich Tätigen mag die Diagnostik leitlinienentsprechend akzeptabel gewesen sein, im Hinblick auf die Makrosomie jedoch unbefriedigend.

**Tipp:** Ein unauffälliger 50 g-oGTT zwischen der 24.–28. SSW schließt die Geburt eines makrosomen Kindes nicht aus.

## 4.2 Eutrophes Neugeborenes bei hohem elterlichen Geburtsgewicht, kein GDM

### 4.2.1 Anamnese

- 25 Jahre, 2. Gravida/0. Para,
- Ausgangs-BMI: 23,8 kg/m² (Körpergröße 1,68 m; Gewicht 67 kg),
- kein Hypertonus, keine chronischen Erkrankungen, Nikotin negativ.

Familienanamnese: Diabetes mellitus Typ II bei Großmutter

Schwangerschaften und Geburten bisher:
- 2013 – Abruptio gravidarum

#### Blutzuckerkontrollen vor 24. SSW

Gelegenheitsglukose/Nüchternblutzucker (NBZ): nein

50 g-oGTT: nein

75 g-oGTT: nein

#### Blutzuckerkontrollen nach 24. SSW

50 g-oGTT: 26. SSW (5,23 mmol/l)

75 g-oGTT: 30. SSW (3,72–4,66–5,35 mmol/l)- indiziert bei großem Fetus

#### Fet

Sonographische Fehlbildungsdiagnostik: unauffällig

Gestationsaltersentsprechendes Wachstum: ja

### 4.2.2 Befunde bei Erstvorstellung in der Intensivschwangerenbetreuung 35. SSW

- Patientin beschwerdefrei, bisher plus 16 kg (aktuell Gewicht 83 kg),
- Kindsbewegungen mind. 10 ×/d, CTG unauffällig,
- keine Zervixinsuffizienz.

Ernährungsberatung: keine

Blutzucker (BZ):keine

#### Fetalsonographie

Lage: SL

Fruchtwasser: normal, Depot 4–5 cm

Plazentadicke und -lokalisation: 3,4 cm/HW

- Fetalentwicklung proportional mit einem geschätzten Gewicht von ca. 2950 g und sonographisch einer 37 + 3 SSW entsprechend,
- AU: 70. Perzentile, KU 87. Perzentile.

Fetale und maternale Dopplersonographie: Normalbefund

**Beurteilung:** symmetrisch gewachsener Fet an der oberen Normkurve ohne Hinweis auf GDM. Die Patientin und der prospektive Kindsvater wogen bei der Geburt beide > 4000 g. Verlaufskontrolle vorgeschlagen, keine weiteren besonderen Festlegungen.

### 4.2.3 Befunde der folgenden Konsultationen

**38. SSW:** Gewicht **+ 19 kg (86 kg).** Fet in SL, eutroph, ca. 3590 g, AU 75. Perzentile (35 cm), subcutaner Fettsaum 7,4 mm. KU 80. Perzentile (36 cm), Plazenta HW 4,3 cm, Fruchtwasser normal, Depot 5 cm.

Empfehlung: Bei übermäßiger Gewichtszunahme Ernährungsberatung mit Verzicht von Säften, Einschränkung des Verzehrs von Weizenmehlprodukten und Süßigkeiten (Zucker), eher Vollkornprodukte, zwei Portionen Obst, drei Portionen Gemüse pro Tag, ballaststoffreiche Kost.

**Procedere:** abwarten, weiter auf Kindsbewegungen achten und CTG-Kontrollen einmal/Woche. Bei 40. SSW erneute Kontrolle geplant.

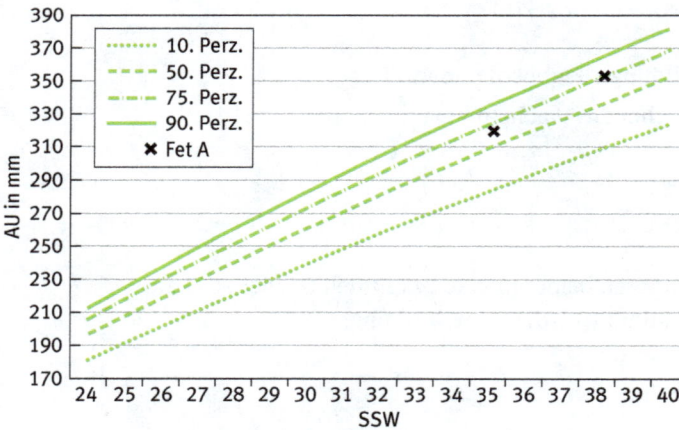

**Abb. 4.2.1:** Verlauf des fetalen Abdomenumfangs (AU) in Abhängigkeit vom Gestationsalter in SSW.

## 4.2.4 Partus

### Geburt

- Gewicht: **21 kg, aktuell 88 kg,**
- nach spontanem Wehenbeginn und vollständiger Muttermunderöffnung bei hohem Geradstand Sekundäre Sectio caesarea in 39 + 6 SSW, keine Komplikationen.

### Wochenbett

- unauffällig, Wöchnerin voll stillend,
- kein Tages-Nacht-Profil (TNP) indiziert.

### Kind

Tab. 4.2.1: Angaben zum Kind (männlich).

| Gewicht | Länge | Kopfumfang | längen-bezogenes Gewicht | längenbezogenes Gewicht nach Korrektur mit den mütterlichen Maßen |
|---|---|---|---|---|
| 3820 g eutroph: 10.–90. Perz. | 50 cm eutroph: 10.–90. Perz. | 37 cm eutroph: 10.–90. Perz. | **76,40 g/cm hypertroph: 90–95. Perz.** | eutroph: 10.–90. Perz. |

- Postnatale Anpassung: unauffällig (APGAR 9/9/10, NapH 7,18),
- kein BZ postnatal.

## 4.2.5 Besonderheiten dieses Falles

Die Schwangere wurde mit dem Verdacht auf fetale Makrosomie bei unauffälligem 50 g- und 75 g-oGTT vorgestellt. Da sich die fetalen Maße an der oberen Normgrenze, aber nicht darüber befanden, sowie Plazenta und Fruchtwasser Normalbefunde aufwiesen, bestand keine Indikation zur Wiederholung eines 75 g-oGTT. Der fetale Abdomenumfang lag in der Größe unter dem Kopfumfang, der abdominale Fettsaum des Fetus betrug 7,4 mm.

Allgemeingültige Normalbefunde für den fetalen Fettsaum am Abdomen existieren nicht aus großen Studien. In einer Untersuchung von Larciprete et al. 2003 wurden 218 Kinder stoffwechselgesunder Schwangerer untersucht, dabei betrug die Dicke des fetalen abdominalen Fetts in der 38–40. SSW 4,0 bis 9,1 mm (5.–95. Perzentile).

Ob die elterlichen Geburtsgewichte mit > 4000 g Ausdruck eines genetisch großen Wachstumspotentials sind oder bereits in diesen Schwangerschaften intrauterine

**Neugeborenenklassifikation nach M. Voigt, C. Fusch, N. Rochow, D. Olbertz und K.T.M. Schneider**

Geburtsgewicht: 3820 g, Geburtslänge: 50 cm, Kopfumfang: 37 cm, längenbez. Geburtsgewicht: 76,40 g/cm (2014)

**Mutter** Körpergewicht zu Beginn der Schwangerschaft: 67 kg, Körperlänge: 168 cm, Schwangerschaftsdauer: 39 Wochen

—— xq+2s
—— 95. Perz.
—— 90. Perz.
—— 75. Perz.
—— 50. Perz.
—— 25. Perz.
—— 10. Perz.
—— 5. Perz.
—— xq−2s
+ Kind
× Kind nach Korr. (Gew. u. Länge Mutter)

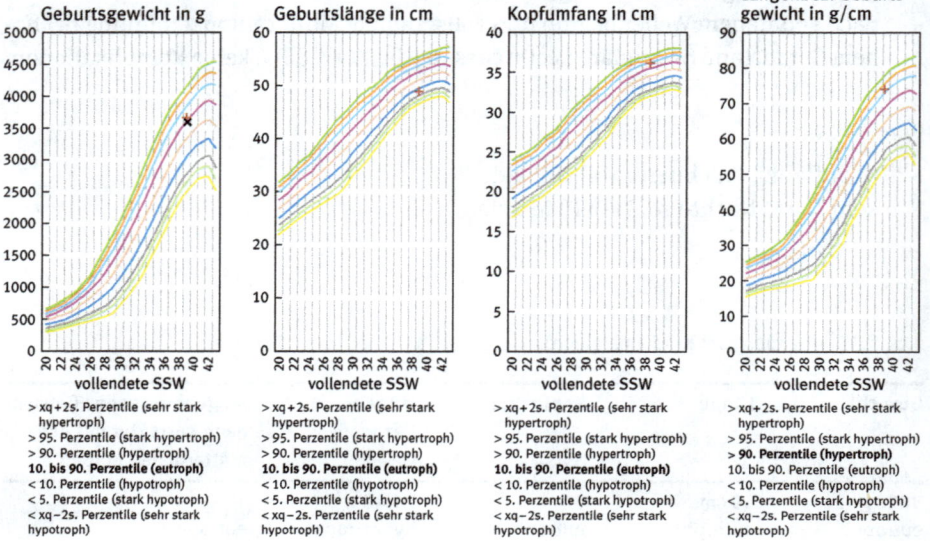

| > xq+2s. Perzentile (sehr stark hypertroph) | > xq+2s. Perzentile (sehr stark hypertroph) | > xq+2s. Perzentile (sehr stark hypertroph) | > xq+2s. Perzentile (sehr stark hypertroph) |
| > 95. Perzentile (stark hypertroph) | > 95. Perzentile (stark hypertroph) | > 95. Perzentile (stark hypertroph) | > 95. Perzentile (stark hypertroph) |
| > 90. Perzentile (hypertroph) | > 90. Perzentile (hypertroph) | > 90. Perzentile (hypertroph) | **> 90. Perzentile (hypertroph)** |
| **10. bis 90. Perzentile (eutroph)** | **10. bis 90. Perzentile (eutroph)** | **10. bis 90. Perzentile (eutroph)** | 10. bis 90. Perzentile (eutroph) |
| < 10. Perzentile (hypotroph) | < 10. Perzentile (hypotroph) | < 10. Perzentile (hypotroph) | < 10. Perzentile (hypotroph) |
| < 5. Perzentile (stark hypotroph) | < 5. Perzentile (stark hypotroph) | < 5. Perzentile (stark hypotroph) | < 5. Perzentile (stark hypotroph) |
| < xq−2s. Perzentile (sehr stark hypotroph) | < xq−2s. Perzentile (sehr stark hypotroph) | < xq−2s. Perzentile (sehr stark hypotroph) | < xq−2s. Perzentile (sehr stark hypotroph) |

**Abb. 4.2.2:** Neugeborenenklassifikation bei eutrophem Kind.

Milieuverschiebungen hinsichtlich eines GDM oder einer Imbalance zwischen Energieaufnahme und Energieverbrauch vorlagen, kann nicht mehr abschließend geklärt werden.

Das Neugeborene dieser Eltern hatte ein Geburtsgewicht an der 80. Perzentile, eine Geburtslänge auf der 25. Perzentile, einen Kopfumfang auf der 90. Perzentile und ein längenbezogenes Gewicht auf der 92. Perzentile. In diesem Fall ergaben die Länge des Kindes und der große Kopfumfang die Einordnung in ein hypertrophes längenbezogenes Geburtsgewicht. Eine Blutzuckertestung war nicht indiziert, die neonatale Anpassung verlief ungestört und besondere Empfehlungen für Folgeschwangerschaften ergaben sich nicht.

**Tipp:** Ein hohes Kindsgewicht kann auch aus einem großen fetalen Kopfumfang mitresultieren.

## 4.3 Fetale Makrosomie bei untergewichtiger Patientin

### 4.3.1 Anamnese

- 26 Jahre, 2. Gravida/0. Para,
- Ausgangs-BMI: **18,5 kg/m²** (Körpergröße 1,63 m; Gewicht 49 kg),
- kein Hypertonus, kein Nikotin.

Familienanamnese: kein Diabetes mellitus

Schwangerschaften und Geburten bisher:
- 2013 Frühabort.

#### Blutzuckerkontrollen vor 24. SSW

Gelegenheitsglukose/Nüchternblutzucker (NBZ): nein

50 g-oGTT: nein

75 g-oGTT: nein

#### Blutzuckerkontrollen nach 24. SSW

50 g-oGTT: 24. SSW (6,11 mmol/l)

75 g-oGTT: nein

#### Fet

Sonographische Fehlbildungsdiagnostik: unauffällig

Gestationsaltersentsprechendes Wachstum: ja

### 4.3.2 Befunde bei Erstvorstellung in der Intensivschwangerenbetreuung 35. SSW

- Patientin beschwerdefrei, bisher + 16 kg (aktuell Gewicht 65 kg),
- Kindsbewegungen mind. 10 ×/d, CTG unauffällig,
- keine Zervixinsuffizienz.

Ernährungsberatung: nein

#### Fetalsonographie

Lage: SL

Fruchtwasser: normal, größtes Depot 4 cm

Plazentadicke und -lokalisation: 4,7 cm/HW

– Fetalentwicklung proportional an der 90. Gewichtsperzentile für die rechnerisch 35 + 6 SSW mit einem geschätzten Gewicht von ca. 3250 g und sonographisch einer 38 + 1 SSW entsprechend,
– AU: 89. Perzentile, KU 83. Perzentile, Femur 67. Perzentile.

Fetale und maternale Dopplersonographie: Normalbefund

**Beurteilung:** grenzwertig eutropher normal proportionierter Fet bei graziler Patientin. Der mitanwesende **prospektive Kindsvater wog bei der eigenen Geburt am Termin 5700 g**, aktuell gab der Mann eine Körpergröße von 1,90 m und ein Gewicht von 125 kg an. Damit betrug der BMI 34,7 kg/m² (atlethischer Konstitutionstyp mit stammbetonter Adipositas).

Die Patientin erhielt eine Ernährungs- und Bewegungsberatung sowie einen Wiedervorstellungstermin in 14 Tagen.

### 4.3.3 Befunde der folgenden Konsultationen

**37. SSW:** Gewicht + 18 kg (67 kg). Fet in SL, ca. 3680 g, proportioniertes fetales Wachstum, AU 80. Perzentile. FW normal, Depot 4 cm.

Empfehlung: keine Akzeleration des fetalen Wachstums, abwarten bis zum errechneten Entbindungstermin.

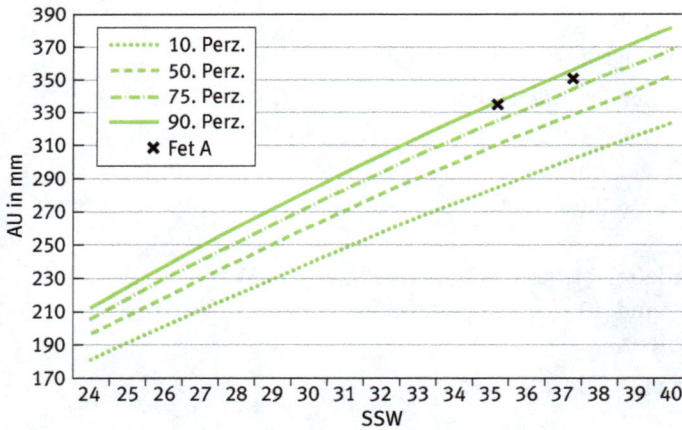

**Abb. 4.3.1:** Verlauf des fetalen Abdomenumfangs (AU) in Abhängigkeit vom Gestationsalter in SSW.

### 4.3.4 Partus

#### Geburt

– Gewicht: + 19 kg, aktuell 68 kg,
– nach Einleitung mit Prostaglandinen Spontangeburt aus Schädellage 40 + 3 SSW, Dammriss 2°.

#### Wochenbett

– unauffällig, Wöchnerin voll stillend,
– Empfehlung: in einer Folgeschwangerschaft 75 g-oGTT bereits im ersten Trimenon, bei unauffälligem Befund Kontrolle 24–28. SSW und 32. SSW.

#### Kind

Tab. 4.3.1: Angaben zum Kind (männlich).

| Gewicht | Länge | Kopfumfang | längen-bezogenes Gewicht | längenbezogenes Gewicht nach Korrektur mit den mütterlichen Maßen |
|---|---|---|---|---|
| 4760 g sehr stark hypertroph: > $x_q$ + 2s. Perz. | 54 cm eutroph: 10.–90. Perz. | 38 cm sehr hypertroph: > 95. Perz. | 88,15 g/cm sehr stark hypertroph: > $x_q$ + 2s. Perz. | sehr stark hypertroph: > $x_q$ + 2s. Perz. |

– Postnatale Anpassung: unauffällig (APGAR 9/10/10, NapH 7,27),
– BZ postnatal: 4,9 mmol/l (1 h), auch im weiteren Verlauf normoglykämisch.

### 4.3.5 Besonderheiten dieses Falles

Die Schwangere wurde mit dem Verdacht auf fetale Makrosomie zur Geburtsplanung vorstellig. Bei grenzwertigem Untergewicht nach WHO-Klassifikation wird eine Gewichtszunahme in der Schwangerschaft bis 18 kg empfohlen, das schöpfte die Patientin aus.

Unter sonographisch guten Sichtverhältnissen wurden bis zur 38. SSW Fetalmaße an der oberen Normgrenze gemessen.

Anamnestisch auffällig war lediglich das schwere Geburtsgewicht des Kindsvaters. Aus Literaturangaben ist bekannt, dass die paternalen Gene nur selten (ca. zu 2 %) ursächlich für eine fetale/neonatale Makrosomie verantwortlich sind, evolutionsbiologisch war es für den Fetus „erfolgreicher", intrauterin nach dem Konstitutionstypus der Mutter zu wachsen.

**Neugeborenenklassifikation nach M. Voigt, C. Fusch, N. Rochow, D. Olbertz und K.T.M. Schneider**

Geburtsgewicht: 4760 g, Geburtslänge: 54 cm, Kopfumfang: 38 cm,
längenbez. Geburtsgewicht: 88,15 g/cm (2014)

**Mutter**  Körpergewicht zu Beginn der Schwangerschaft: 49 kg,
Körperlänge: 163 cm, Schwangerschaftsdauer: 40 Wochen

| | | |
|---|---|---|
| —— xq+2s | —— 25. Perz. | + Kind |
| —— 95. Perz. | —— 10. Perz. | × Kind nach Korr. |
| —— 90. Perz. | —— 5. Perz. | (Gew. u. Länge |
| —— 75. Perz. | —— xq−2s | Mutter) |
| —— 50. Perz. | | |

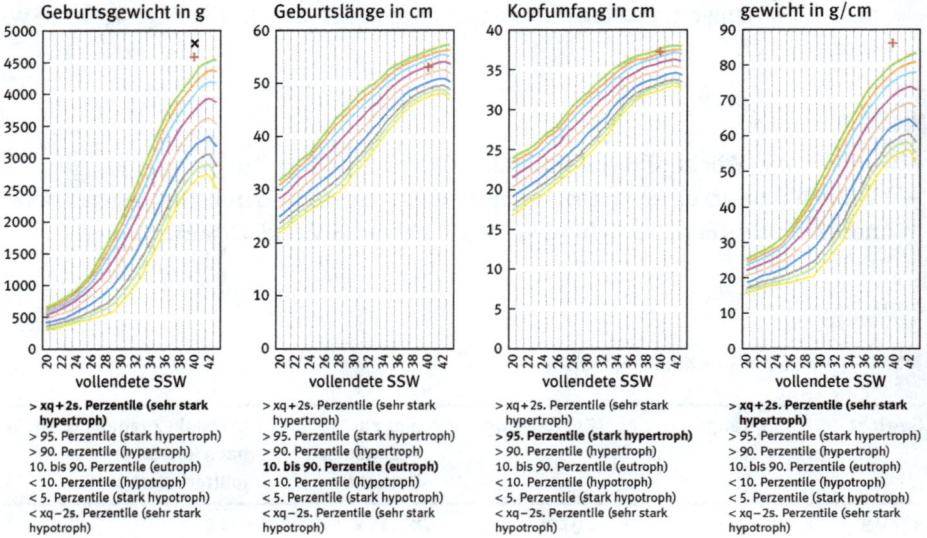

| Geburtsgewicht in g | Geburtslänge in cm | Kopfumfang in cm | Längenbez. Geburtsgewicht in g/cm |
|---|---|---|---|
| vollendete SSW | vollendete SSW | vollendete SSW | vollendete SSW |

**Geburtsgewicht:**
> xq+2s. Perzentile (sehr stark hypertroph)
> 95. Perzentile (stark hypertroph)
> 90. Perzentile (hypertroph)
10. bis 90. Perzentile (eutroph)
< 10. Perzentile (hypotroph)
< 5. Perzentile (stark hypotroph)
< xq−2s. Perzentile (sehr stark hypotroph)

**Geburtslänge:**
> xq+2s. Perzentile (sehr stark hypertroph)
> 95. Perzentile (stark hypertroph)
> 90. Perzentile (hypertroph)
10. bis 90. Perzentile (eutroph)
< 10. Perzentile (hypotroph)
< 5. Perzentile (stark hypotroph)
< xq−2s. Perzentile (sehr stark hypotroph)

**Kopfumfang:**
> xq+2s. Perzentile (sehr stark hypertroph)
> **95. Perzentile (stark hypertroph)**
> 90. Perzentile (hypertroph)
10. bis 90. Perzentile (eutroph)
< 10. Perzentile (hypotroph)
< 5. Perzentile (stark hypotroph)
< xq−2s. Perzentile (sehr stark hypotroph)

**Längenbez. Geburtsgewicht:**
> xq+2s. Perzentile (sehr stark hypertroph)
> 95. Perzentile (stark hypertroph)
> 90. Perzentile (hypertroph)
10. bis 90. Perzentile (eutroph)
< 10. Perzentile (hypotroph)
< 5. Perzentile (stark hypotroph)
< xq−2s. Perzentile (sehr stark hypotroph)

**Abb. 4.3.2:** Neugeborenenklassifikation eines makrosomen Kindes mit untergewichtiger Mutter und adipösem Vater.

Erfreulicherweise gelang die Geburt spontan ohne Schulterdystokie oder Armplexusverletzungen des Kindes, Geburtsverletzungen traten außer dem Dammriss 2° nicht auf. Maternale Kontinenzprobleme wurden im Wochenbett nicht berichtet.

Im vorliegenden Fallbeispiel zeigte der neugeborene Junge weder Anpassungsstörungen noch eine postnatale Hypoglykämie und gehört damit zu der kleinen Gruppe Neugeborener, deren pränatales Wachstum nach dem väterlichen Genmuster erfolgte. Differentialdiagnostisch bleibt es jedoch eine Makrosomie bei normaler Geburtslänge, mäßig großem Kopfumfang und deutlich zu schwerem Geburtsgewicht. Die weitere Entwicklung des Gewichtes im Kindesalter muss beachtet werden, Stillen über sechs Monate wird empfohlen.

**Tipp:** Der genetisch bedingte Konstitutionstyp des Kindsvaters kann unabhängig vom GDM zu einer schweren Makrosomie des Neugeborenen führen.

# 4.4 Fetale Makrosomie bei Anämie und reifer Plazenta

### 4.4.1 Anamnese

- 28 Jahre, 2. Gravida/I. Para,
- Ausgangs-BMI: **18,6 kg/m²** (Körpergröße 1,64 m; Gewicht 50 kg),
- kein Hypertonus, kein Nikotin.

Familienanamnese: **Schwester mit Diabetes mellitus Typ I**

Schwangerschaften und Geburten bisher:
- 2008 Spontanpartus 40. SSW, Kind 4040 g.

#### Blutzuckerkontrollen vor 24. SSW

Gelegenheitsglukose/Nüchternblutzucker (NBZ): nein

50 g-oGTT: nein

75 g-oGTT: nein

#### Blutzuckerkontrollen nach 24. SSW

50 g-oGTT: 25. SSW (6,39 mmol/l)

75 g-oGTT: nein

#### Fet

Sonographische Fehlbildungsdiagnostik: unauffällig

Gestationsaltersentsprechendes Wachstum: ja

### 4.4.2 Befunde bei Erstvorstellung in der Intensivschwangerenbetreuung 37. SSW

- Patientin beschwerdefrei, bisher + 14 kg (aktuell Gewicht 64 kg),
- Kindsbewegungen mind. 10 ×/d, CTG unauffällig,
- **Hb 6,2 mmol/l** (V. a. Eisenmangelanämie).

Ernährungsberatung: nein

#### Fetalsonographie

Lage: SL

Fruchtwasser: obere Norm, größtes Depot 7 cm

Plazentadicke und -lokalisation: 4,2 cm/HW, **Reifegrad II–III**

- Fetalentwicklung weitgehend proportional oberhalb der 90. Gewichtsperzentile für die rechnerisch 37 + 4 SSW mit einem geschätzten Gewicht von ca. 3790 g und

sonographisch einer > 40. SSW entsprechend, fetaler subcutaner Fettsaum abdominal 6–7 mm.
– AU: 97. Perzentile (35,7 cm), KU 91. Perzentile (34,9 cm), Femur 50. Perzentile (7,3 cm).

Fetale und maternale Dopplersonographie: Normalbefund, keine Flussbeschleunigung in der Arteria cerebri media

**Beurteilung:** LGA-Fet und fetale Makrosomie bei graziler Patientin mit moderater Anämie. Keine fetale Anämie bei fehlender Flussbeschleunigung der Arteria cerebri media. Etwas vorgereifte Plazenta ohne Plazentainsuffizienz.

Die Patientin erhielt eine Ernährungs- und Bewegungsberatung. Eine vorgeschlagene Eisensubstitution intravenös lehnte sie ab, Optimierung der oralen Eisengabe in Bezug auf den Einnahmemodus. Kindsbewegungen sollen beachtet werden, 2×/Woche CTG-Kontrollen und ein Überschreiten des Entbindungstermins vermeiden, am errechneten Geburtstermin Kontrolle der Fetometrie.

### 4.4.3 Keine weiteren Konsultationen

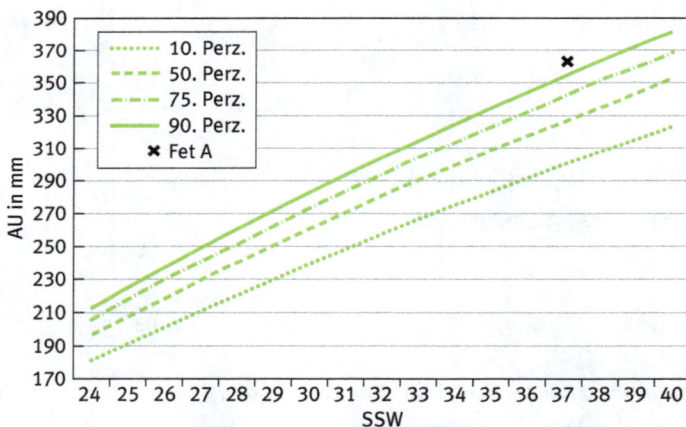

**Abb. 4.4.1:** Verlauf des fetalen Abdomenumfangs (AU) in Abhängigkeit vom Gestationsalter in SSW.

### 4.4.4 Partus

#### Geburt

– Gewicht: + 17 kg, aktuell 67 kg,
– spontaner Wehenbeginn in 40 + 0 SSW und Spontangeburt aus Schädellage 40 + 1 SSW.

## Wochenbett

– unauffällig, Wöchnerin voll stillend, am 2. postpartalen Tag Hb 7,0 mmol/l,
– Empfehlung: in einer Folgeschwangerschaft 75 g-oGTT bereits im ersten Trimenon, bei unauffälligem Befund Kontrolle 24–28. SSW und 32. SSW.

## Kind

Tab. 4.4.1: Angaben zum Kind (männlich).

| Gewicht | Länge | Kopfumfang | längen-bezogenes Gewicht | längenbezogenes Gewicht nach Korrektur mit den mütterlichen Maßen |
|---|---|---|---|---|
| 4070 g | 53 cm | 37 cm | 76,79 g/cm | |
| eutroph: | eutroph: | eutroph: | eutroph: | **hypertroph:** |
| 10.–90. Perz. | 10.–90. Perz. | 10.–90. Perz. | 10.–90. Perz. | **90.–95. Perz.** |

– Postnatale Anpassung: unauffällig (APGAR 9/10/10, NapH 7,26),
– BZ postnatal: 2,5 mmol/l (1 h), 3,4 mmol/l (3 h), auch im weiteren Verlauf normoglykämisch.

### 4.4.5 Besonderheiten dieses Falles

Die Patientin wurde mit moderater maternaler Anämie und reifer Plazenta am Ende der Schwangerschaft in die Sprechstunde überwiesen.

Eine mütterliche Anämie kann einen ungünstigen Einfluss auf die fetale Gewichtsentwicklung bewirken. Bei nichtschwangeren Frauen liegt der Hämoglobinwert normal zwischen 7,9 und 9,5 mmol/l. In der Schwangerschaft findet eine Hämodilution statt, die einen Hb-Abfall bis auf 6,8 mmol/l bewirken kann und physiologisch imponiert. Aktuelle Daten wurden in letzter Zeit nicht publiziert, systematische Analysen für den Schwangerschaftsverlauf sind trotz regelhafter Bestimmung des Hb nach Mutterschaftsrichtlinien in Deutschland nicht bekannt.

Grob eingeteilt liegt bei einem Hb < 6,8 mmol/l eine leichte, bei einem Hb < 6,2 mmol/l eine moderate und bei Hb-Werten < 5,0 mmol/l eine schwere Schwangerschaftsanämie vor. Die häufigste Ursache eines Hb-Abfalls unter 6,8 mmol/l in der Schwangerschaft dürfte ein maternaler Eisenmangel sein, da der Mehrbedarf für Plazenta und Fet insgesamt ca. 700–1400 mg Eisen beträgt. Der tägliche Eisenbedarf Gravider wird nach Empfehlung der Deutschen Gesellschaft für Ernährung mit 30 mg/d angegeben.

**Neugeborenenklassifikation nach M. Voigt, C. Fusch, N. Rochow, D. Olbertz und K.T.M. Schneider**

Geburtsgewicht: 4070 g, Geburtslänge: 53 cm, Kopfumfang: 37 cm, längenbez. Geburtsgewicht: 76,79 g/cm (2.12.2014)

**Mutter** Körpergewicht zu Beginn der Schwangerschaft: 50 kg, Körperlänge: 164 cm, Schwangerschaftsdauer: 40 Wochen

xq+2s | 25. Perz. | + Kind
95. Perz. | 10. Perz. | × Kind nach Korr.
90. Perz. | 5. Perz. | (Gew. u. Länge Mutter)
75. Perz. | xq−2s
50. Perz.

Geburtsgewicht in g | Geburtslänge in cm | Kopfumfang in cm | Längenbez. Geburtsgewicht in g/cm

vollendete SSW | vollendete SSW | vollendete SSW | vollendete SSW

> xq+2s. Perzentile (sehr stark hypertroph)
> 95. Perzentile (stark hypertroph)
> 90. Perzentile (hypertroph) nach Korr.
10. bis 90. Perzentile (eutroph)
< 10. Perzentile (hypotroph)
< 5. Perzentile (stark hypotroph)
< xq−2s. Perzentile (sehr stark hypotroph)

> xq+2s. Perzentile (sehr stark hypertroph)
> 95. Perzentile (stark hypertroph)
> 90. Perzentile (hypertroph)
10. bis 90. Perzentile (eutroph)
< 10. Perzentile (hypotroph)
< 5. Perzentile (stark hypotroph)
< xq−2s. Perzentile (sehr stark hypotroph)

> xq+2s. Perzentile (sehr stark hypertroph)
> 95. Perzentile (stark hypertroph)
> 90. Perzentile (hypertroph)
10. bis 90. Perzentile (eutroph)
< 10. Perzentile (hypotroph)
< 5. Perzentile (stark hypotroph)
< xq−2s. Perzentile (sehr stark hypotroph)

> xq+2s. Perzentile (sehr stark hypertroph)
> 95. Perzentile (stark hypertroph)
> 90. Perzentile (hypertroph)
10. bis 90. Perzentile (eutroph)
< 10. Perzentile (hypotroph)
< 5. Perzentile (stark hypotroph)
< xq−2s. Perzentile (sehr stark hypotroph)

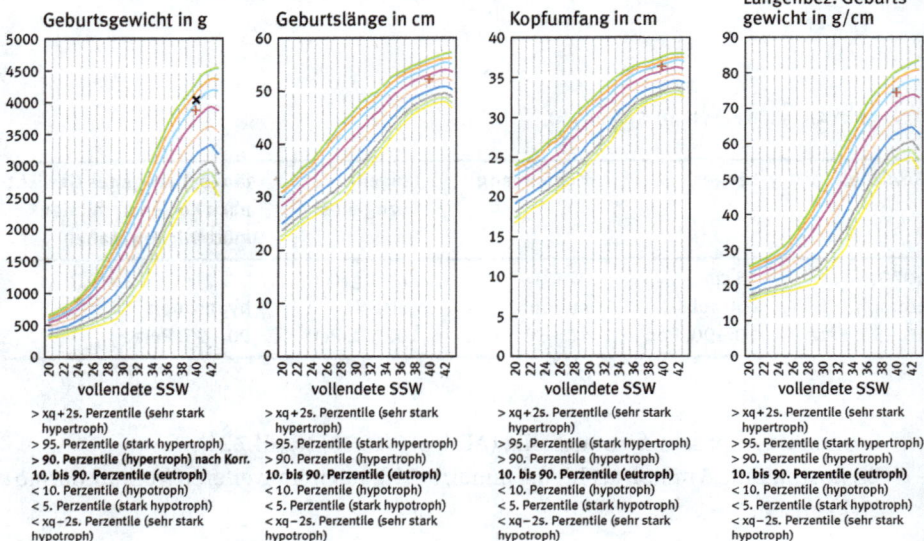

**Abb. 4.4.2:** Neugeborenenklassifikation eines makrosomen Kindes bei maternaler Anämie im 3. Trimenon.

Grundsätzlich müssen Anämien nach den zugrundeliegenden Ursachen abgeklärt werden.

Neben einer erhöhten Rate an Frühgeburtlichkeit wird der maternale Eisenmangel mit einem niedrigen Geburtsgewicht des Kindes assoziiert. Eine fetale Anämie wird selten bei leichten und moderaten Anämien der Mutter gesehen, der Ausschluss erfolgt wie im besprochenen Fall präpartal nichtinvasiv über die Messung der Flussgeschwindigkeit der fetalen Arteria cerebri media.

Neben der maternalen Anämie wies die Patientin eine sonomorphologisch sichtbare Plazentareife II–III° auf, allerdings keine funktionellen Zeichen einer Plazentainsuffizienz, sondern eher einen großen Fet mit reichlich Fruchtwasser und unauffälligen Durchblutungsverhältnissen.

Trotz anamnestischer Risikofaktoren (z. B. Schwester mit Diabetes mellitus Typ I) war kein 75 g-oGTT in dieser Schwangerschaft durchgeführt worden. Sonographisch wurden Hinweiszeichen für das Vorliegen einer Glukosestoffwechselstörung gefunden (AU).

Die Neugeborenenklassifikation ergab nach Korrektur mit den maternalen Maßen einen leicht hypertrophen Knaben, ein neonatales Blutzuckerprofil schloss sich an. Nach dem grenzwertig niedrigen ersten BZ mit 2,5 mmol/l wurden nur normoglykämische Werte erhoben.

**Tipp:** Eine fetale Makrosomie kann sich auch bei maternaler moderater Anämie im 3. Trimenon entwickeln.

## 4.5 Neonatale Makrosomie bei schlanken, großen Eltern

### 4.5.1 Anamnese

– 24 Jahre, 1. Gravida/0. Para,
– Ausgangs-BMI: 21,2 kg/m² (Körpergröße 1,79 m; Gewicht 68 kg),
– kein Hypertonus, kein Nikotin.

Familienanamnese: kein Diabetes mellitus

Schwangerschaften und Geburten bisher: keine

**Blutzuckerkontrollen vor 24. SSW**

Gelegenheitsglukose/Nüchternblutzucker (NBZ): nein

50 g-oGTT: nein

75 g-oGTT: nein

**Blutzuckerkontrollen nach 24. SSW**

50 g-oGTT: 24. SSW (5,3 mmol/l)

75 g-oGTT: nein

**Fet**

Sonographische Fehlbildungsdiagnostik: unauffällig

Gestationsaltersentsprechendes Wachstum: bisher ja

### 4.5.2 Befunde bei Erstvorstellung in der Intensivschwangerenbetreuung 35. SSW

– Patientin beschwerdefrei, bisher **+ 20 kg** (aktuell Gewicht 88 kg),
– Kindsbewegungen mind. 10 ×/d, **CTG am Vortag suspekt mit FHF 110 SpM.**

Ernährungsberatung und BZ-Kontrollen: nein

**Fetalsonographie**

Lage: SL

Fruchtwasser: normal, Depot 5 cm

Plazentadicke und -lokalisation: 2,9 cm/HW

– Fetalentwicklung weitgehend proportional in der **93. Gewichtsperzentile** für die rechnerisch 35 + 1 SSW mit einem geschätzten **Gewicht von ca. 3150 g** und sonographisch einer **37 + 4 SSW** entsprechend,
– **AU: 92. Perzentile, KU 95. Perzentile**, Femur 70. Perzentile.

Fetale und maternale Dopplersonographie: Normalbefund

**Beurteilung: LGA-Fet.** CTG-Kontrolle unauffällig.

– **Geburtsmaße der Patientin: 4800 g, 56 cm nach 40 SSW,**
– **Geburtsmaße des prospektiven Kindsvaters: 4920 g, 55 cm nach 40 SSW,** aktuell 1,96 m, schlank (leptosom),
– Die Patientin erhielt eine Ernährungs- und Bewegungsberatung, 2×/Woche CTG-Kontrollen und eine Fetometriekontrolle werden geplant.

### 4.5.3 Befunde der folgenden Konsultationen

**35 + 6 SSW: erneut ambulant suspektes CTG** (nach Fischer sieben Punkte – nicht bei uns vorliegend), CTG-Kontrolle in Sprechstunde: unauffällig (nach Fischer acht Punkte). Gewicht **+ 21 kg** (89 kg). Fet in SL, **LGA, ca. 3280 g,** proportioniertes fetales Wachstum, AU 89. Perzentile. FW normal, Depot 5 cm.

Empfehlung: stationäre CTG-Kontrollen.

**37 + 5 SSW:** zur Fetometrieverlaufskontrolle, Gewicht **+ 21 kg** (89 kg). Fet in SL, **LGA, ca. 3690 g,** proportioniertes fetales Wachstum, **AU 91. Perzentile.** FW normal.

Empfehlung: Verlaufskontrolle

**39 + 6 SSW:** zur Fetometrieverlaufskontrolle, Gewicht weiter stabil **+ 21 kg** (89 kg). Fet in SL, **LGA, ca. 4350 g,** proportioniertes fetales Wachstum, **AU 96. Perzentile.** FW normal.

**Procedere:** Spontangeburt angestrebt. In 40 + 0 SSW Vorstellung im Kreißsaal zur Geburtseinleitung.

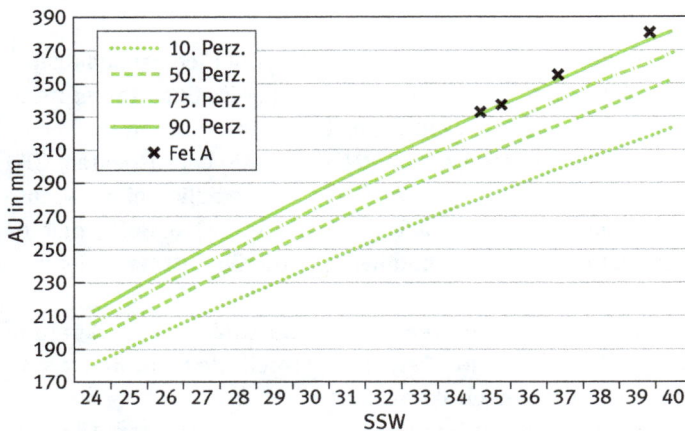

**Abb. 4.5.1:** Verlauf des fetalen Abdomenumfangs (AU) in Abhängigkeit vom Gestationsalter in SSW.

## 4.5.4 Partus

### Geburt

- Gewicht: **+ 21 kg,** aktuell 89 kg,
- **Sekundäre Sectio bei Einstellungsanomalie** nach 3 × Priming in 40 + 4 SSW.

### Wochenbett

- unauffällig, Wöchnerin voll stillend, kein TNP,
- keine besonderen Empfehlungen.

### Kind

Tab. 4.5.1: Angaben zum Kind (männlich).

| Gewicht | Länge | Kopfumfang | längen-bezogenes Gewicht | längenbezogenes Gewicht nach Korrektur mit den mütterlichen Maßen |
|---|---|---|---|---|
| 4310 g | 54 cm | 36 cm | 79,81 g/cm | |
| hypertroph: | eutroph: | eutroph: | hypertroph: | eutroph: |
| 90.–95. Perz. | 10.–90. Perz. | 10.–90. Perz. | 90.–95. Perz. | 10.–90. Perz. |

- Postnatale Anpassung: unauffällig (APGAR 9/10/10, NapH 7,30),
- BZ postnatal: nicht erhoben, da nach maternalen Maßen Fet eutroph.

## 4.5.5 Besonderheiten dieses Falles

Ein maternal (oder elterlich) hohes eigenes Geburtsgewicht zählt nicht zu den Risikofaktoren für einen GDM. Aus Populationsstudien ist jedoch der Einfluss des mütterlichen Geburtsgewichtes auf das Geburtsgewicht des eigenen Kindes bekannt.

Die Patientin ohne Anamnesefaktoren für einen GDM wurde bei suspektem CTG (FHF knapp 110 SpM) zugewiesen. Zu diesem Zeitpunkt war lediglich eine erhöhte Gewichtszunahme von 20 kg im Schwangerschaftsverlauf nachweisbar. Bei symmetrischem LGA-Wachstum des Fetus wurde die Anamnese um die Geburtsmaße der prospektiven Eltern erweitert.

Die CTG-Kontrollen blieben in unserer Sprechstunde unauffällig. Eine Beratung über gesunde Ernährung und ausreichende Bewegung erhielt die Schwangere und konnte im Verlauf das eigene Gewicht auch stabilisieren.

Erneute leichte CTG-Pathologien ambulant führten zur stationären Überwachung, jeweils mit unauffälligen fetalen Herztonableitungen. Eine BZ-Kontrolle wäre

## Neugeborenenklassifikation nach M. Voigt, C. Fusch, N. Rochow, D. Olbertz und K.T.M. Schneider

Geburtsgewicht: 4310 g, Geburtslänge: 54 cm, Kopfumfang: 36 cm,
längenbez. Geburtsgewicht: 79,81 g/cm (2014)

**Mutter** Körpergewicht zu Beginn der Schwangerschaft: 68 kg,
Körperlänge: 179 cm, Schwangerschaftsdauer: 40 Wochen

| | |
|---|---|
| — xq + 2s | — 25. Perz. + Kind |
| — 95. Perz. | — 10. Perz. × Kind nach Korr. |
| — 90. Perz. | — 5. Perz. (Gew. u. Länge Mutter) |
| — 75. Perz. | — xq − 2s |
| — 50. Perz. | |

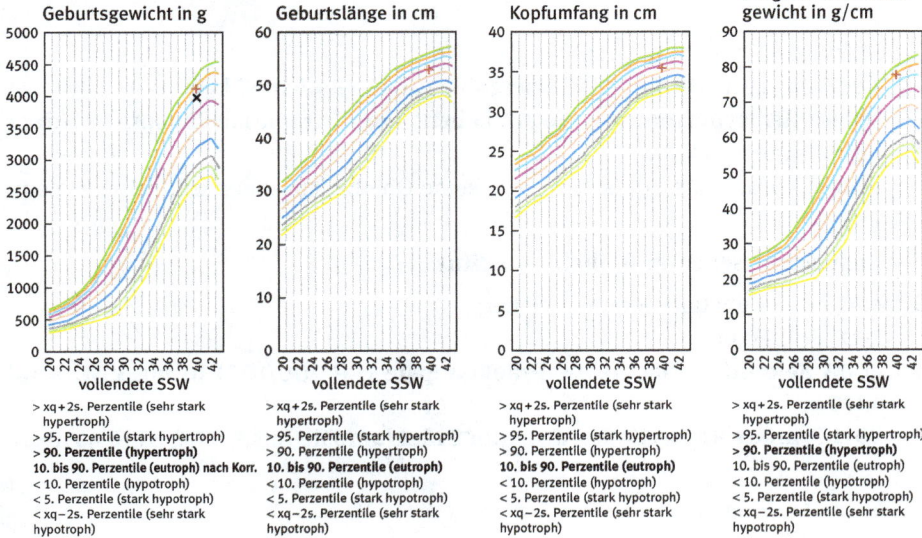

**Geburtsgewicht in g** · **Geburtslänge in cm** · **Kopfumfang in cm** · **Längenbez. Geburtsgewicht in g/cm**

vollendete SSW

> xq + 2s. Perzentile (sehr stark hypertroph)
> 95. Perzentile (stark hypertroph)
> **90. Perzentile (hypertroph)**
10. bis 90. Perzentile (eutroph) nach Korr.
< 10. Perzentile (hypotroph)
< 5. Perzentile (stark hypotroph)
< xq − 2s. Perzentile (sehr stark hypotroph)

> xq + 2s. Perzentile (sehr stark hypertroph)
> 95. Perzentile (stark hypertroph)
> 90. Perzentile (hypertroph)
**10. bis 90. Perzentile (eutroph)**
< 10. Perzentile (hypotroph)
< 5. Perzentile (stark hypotroph)
< xq − 2s. Perzentile (sehr stark hypotroph)

> xq + 2s. Perzentile (sehr stark hypertroph)
> 95. Perzentile (stark hypertroph)
> 90. Perzentile (hypertroph)
**10. bis 90. Perzentile (eutroph)**
< 10. Perzentile (hypotroph)
< 5. Perzentile (stark hypotroph)
< xq − 2s. Perzentile (sehr stark hypotroph)

> xq + 2s. Perzentile (sehr stark hypertroph)
> 95. Perzentile (stark hypertroph)
> **90. Perzentile (hypertroph)**
10. bis 90. Perzentile (eutroph)
< 10. Perzentile (hypotroph)
< 5. Perzentile (stark hypotroph)
< xq − 2s. Perzentile (sehr stark hypotroph)

**Abb. 4.5.2:** Neugeborenenklassifikation bei neonataler Makrosomie und großer, schlanker Mutter.

bei der Fetalentwicklung an der 90. Perzentile und übermäßiger maternaler Gewichtszunahme wünschenswert gewesen, unterblieb jedoch.

In zwei weiteren Fetometriekontrollen blieb das Wachstum des Kindes etwas oberhalb der 90. Perzentile und führte zur Einleitung der Geburt ab 40 + 0 SSW mit einer Entbindung per Sekundärer Sectio bei Einstellungsanomalie.

Das Neugeborene erlangte nicht die Geburtsmaße seiner Eltern. Hinsichtlich der Geburtslänge und des Kopfumfanges lagen zwar Messungen im eutrophen Bereich vor, das Geburtsgewicht entsprach auch längenbezogen jedoch einer 90.–95. Perzentile, analog zur BMI-Klassifikation wäre ein kindliches Übergewicht resultierend. Bei großer Mutter wurde der Knabe jedoch knapp in die Gruppe eutropher Kinder eingeordnet und damit wurden BZ-Kontrollen postnatal nicht erhoben.

Trotz hier vorliegender neonataler Makrosomie muss das Geburtsgewicht der Eltern Berücksichtigung in der Gesamteinschätzung der Säuglingsmaße finden.

**Tipp:** Eine neonatale Makrosomie kann auch genetisch bedingt sein.

## 4.6 Neonatale Makrosomie bei Adipositas und chronischem Hypertonus

### 4.6.1 Anamnese

– 31 Jahre, 4. Gravida/II. Para,
– Ausgangs-BMI: **33,6 kg/m²** (Körpergröße 1,70 m; Gewicht 97 kg),
– **Arterieller Hypertonus seit 16./17. Lebensjahr,** Therapie mit Ramipril 1 × 1/d vor der Schwangerschaft,
– kein Nikotin, keine Kopfschmerzen, keine Oberbauchschmerzen, keine Proteinurie.

Familienanamnese: **Vater Diabetes mellitus**

Schwangerschaften und Geburten bisher:
– 2007 Frühabort,
– **2008 Sekundäre Sectio bei Präeklampsie (RR 200/100) in 40. SSW, Kind 4320 g,**
– **2011 Primäre Re-Sectio bei erneuter Präeklampsie in 38. SSW, Kind 4330 g.**

#### Blutzuckerkontrollen vor 24. SSW

Gelegenheitsglukose/Nüchternblutzucker (NBZ): nein

50 g-oGTT: nein

75 g-oGTT: 17. SSW (3,6–6,3–5,8 mmol/l, HOMA-Index 1,1)

#### Blutzuckerkontrollen nach 24. SSW

50 g-oGTT: 25. SSW (5,48 mmol/l)

75 g-oGTT: nein

#### Fet

Sonographische Fehlbildungsdiagnostik: unauffällig

Gestationsaltersentsprechendes Wachstum: bis 30. SSW

### 4.6.2 Befunde bei Erstvorstellung in der Intensivschwangerenbetreuung 15. SSW

– Patientin beschwerdefrei, bisher + 3 kg (aktuell Gewicht 100 kg),
– Kindsbewegungen noch nicht verspürt,
– **RR 150/90** ohne Medikation.

Ernährungsberatung und BZ-Kontrollen: nein

### Fetalsonographie

Lage: SL

Fruchtwasser: normal

Plazentadicke und -lokalisation: 2,5 cm/HW

– Fetalentwicklung proportional mit einem geschätzten Gewicht von ca. 140 g und sonographisch einer 15 + 5 SSW entsprechend,
– AU 44. Perzentile.

**Beurteilung:** orientierende Sonoanatomie unauffällig. Dopplersonographie maternal bds. noch mit pathologischen Indices (RI und PI) und „notch"

**Procedere:** 24 h-RR organisieren, Beginn der Therapie mit Methyldopa 1/1/0 pro d. Kontrolle der Proteinurie im 24 h-Sammelurin, Kontrolle der Elektolyte, Nierenparameter, Schilddrüsenwerte, des Fettstoffwechsels, Blutbildes und Durchführung des 75 g-oGTT.

### 4.6.3 Befunde der folgenden Konsultationen

**18. SSW:** RR-Selbstmessungen unter Medikation im Normbereich. Unauffällige Laborparameter und oGTT-Werte Gewicht + 3 kg (100 kg). Fet in BEL, eutroph, ca. 250 g, proportioniertes fetales Wachstum, AU 47. Perzentile. FW normal. Dopplersonographie maternal nur noch rechts pathologisch (einseitig nicht relevant)

Empfehlung: Kontrolle des oGTT 24.–28. SSW

**25. SSW:** 50 g-oGTT unauffällig. RR unter Methyldopa 1/1/- pro d normoton. Gewicht + 5 kg (102 kg). Fet in SL, eutroph, ca. 880 g, proportioniertes fetales Wachstum, AU 61. Perzentile. FW normal, Depot 6 cm

Empfehlung: Verlaufskontrolle

**29. SSW:** aktuell 3 × 1 Methyldopa/d, darunter normoton, diskrete Unterschenkelödeme, Wohlbefinden. Gewicht + 10 kg (107 kg). Fet in SL, eutroph, ca. 1590 g, proportioniertes fetales Wachstum, **AU 70. Perzentile. FW vermehrt, Depot 7 cm.** Doppler maternal und fetal unauffällig.

Empfehlung: Verlaufskontrolle, Patientin wünscht im Verlauf Entbindung per Primärer Re-Re-Sectio caesarea

**34. SSW:** weiter 3 × 1 Methyldopa pro d, darunter normoton, maternal Wohlbefinden. KiBe und CTG gut, Gewicht **+ 17 kg (114 kg).** Fet in SL, **makrosom, ca. 3050 g, dysproportioniertes fetales Wachstum einer 37 + 1 SSW entspechend,** AU ≫ 98. Perzentile, KU 50. Perzentile, Femur 80. Perzentile. Polyhydramnion, Depot 8 cm. Doppler maternal und fetal unauffällig.

**Procedere:** bei anamnestischen Risiken und übermäßiger Gewichtszunahme der Schwangeren sowie GDM-typischen sonographischen Merkmalen fetal dringender

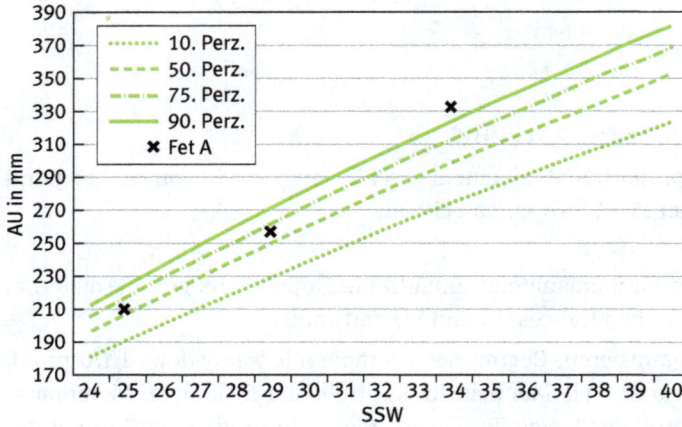

**Abb. 4.6.1:** Verlauf des fetalen Abdomenumfangs (AU) in Abhängigkeit vom Gestationsalter in SSW.

Verdacht auf GDM. 75 g-oGTT-Kontrolle oder BZ-Selbstmessungen und Ernährungsberatung empfohlen.

**Patientin lehnt weitere Kontrollen und BZ-Diagnostik ab.**

### 4.6.4 Partus

#### Geburt

- Gewicht: **+ 17 kg,** aktuell 114 kg,
- **Primäre Re-Re-Sectio bei fetaler Makrosomie** in 38 + 3 SSW, RR unter Medikation stabil

#### Wochenbett

- unauffällig, Wöchnerin voll stillend, kein TNP,
- weitere RR-Kontrollen.

#### Kind

- Postnatale Anpassung: **verzögert (APGAR 3/6/9, NapH 7,11),** ab der 2. Lebensstunde unauffällig,
- BZ postnatal: 2,7 mmol/l (1 h), 3,3 mmol/l (3 h), auch im weiteren Verlauf normoglykämisch.

**Tab. 4.6.1:** Angaben zum Kind (weiblich).

| Gewicht | Länge | Kopfumfang | längen-bezogenes Gewicht | längenbezogenes Gewicht nach Korrektur mit den mütterlichen Maßen |
|---|---|---|---|---|
| 4240 g sehr stark hypertroph: > $x_q$ – 2s. Perz. | 51 cm eutroph: 10.–90. Perz. | 37 cm sehr stark hypertroph: > $x_q$ – 2s. Perz. | 83,14 g/cm sehr stark hypertroph: > $x_q$ – 2s. Perz. | sehr stark hypertroph: > $x_q$ – 2s. Perz. |

### Neugeborenenklassifikation nach M. Voigt, C. Fusch, N. Rochow, D. Olbertz und K.T.M. Schneider

Geburtsgewicht: 4240 g, Geburtslänge: 51 cm, Kopfumfang: 37 cm, längenbez. Geburtsgewicht: 83,14 g/cm (2014)

**Mutter** Körpergewicht zu Beginn der Schwangerschaft: 97 kg, Körperlänge: 170 cm, Schwangerschaftsdauer: 38 Wochen

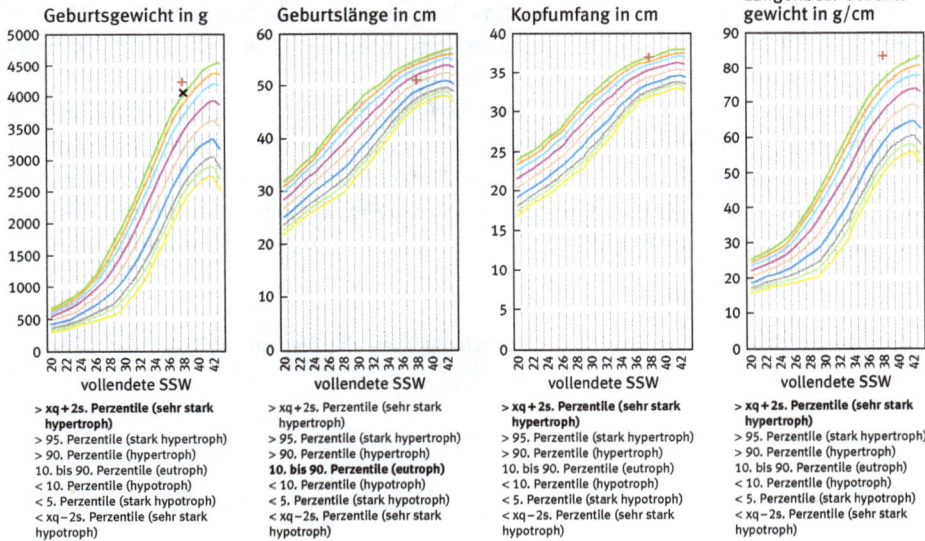

**Abb. 4.6.2:** Neugeborenenklassifikation bei neonataler Makrosomie mit Adipositas und chronischem Hypertonus.

## 4.6.5 Besonderheiten dieses Falles

Während der Erstkonsultation in der 15. SSW wurden die anamestisch möglicherweise vorliegenden Zusammenhänge zwischen maternaler Adipositas (bereits vor erster Schwangerschaft bekannt), arteriellem Hypertonus, Präeklampsie und neonataler Makrosomie mit der Patientin erörtert. Neben der positiven Familienanamnese trug auch die übermäßige Gewichtszunahme während der beiden vorherigen Schwangerschaften zur Verdachtsdiagnose eines GDM bei – im Nachhinein jedoch natürlich nicht mehr zu diagnostizieren.

Neben der ausführlichen Laboranalytik erhielt die Patientin bereits Hinweise auf einen gesunden Lebensstil und die empfohlenen Intervalluntersuchungen.

Alle erhobenen Laborparameter einschließlich des 75 g-oGTT wiesen in der ersten Hälfte der Schwangerschaft normale Befunde auf. Nach einem Intervall ohne Antihypertensiva wurde die Patientin ab dem 2. Trimenon auf eine geringe Dosis Methyldopa eingestellt. Die bis zur 20. SSW erwartungsgemäß pathologischen Dopplerindices der Arteriae uterinae besserten sich spontan, somit war von einer regulären utero-plazentaren Vaskularisation im weiteren Verlauf der Schwangerschaft auszugehen.

Gelang es der Schwangeren etwa bis zur 25. SSW gut, das eigene Körpergewicht zu kontrollieren, veränderte sich danach das Essverhalten deutlich, maternal und fetal wurde eine übermäßige Gewichtszunahme konstatiert. Die in der 34. SSW erhobenen Parameter führten zwar nicht zur gewünschten erneuten BZ-Diagnostik, das Körpergewicht blieb jedoch stabil ohne Ödemneigung.

Ohne die Diagnose eines GDM wurde die fetale Makrosomie ambulant außerhalb unserer Sprechstunde weiter beobachtet und mündete in der vorzeitigen geplanten Entbindung. Postpartal bestätigte sich der Verdacht auf Makrosomie beim Neugeborenen, die unmittelbare neonatale Anpassung verzögerte sich zunächst, stabilisierte sich jedoch ohne Hypoglykämien im Verlauf. Mehrmonatiges Stillen wurde empfohlen.

**Tipp:** Jegliche Diagnostik in der Schwangerschaft unterliegt der Zustimmung durch die Patientin.

# Stichwortverzeichnis

www.ingramcontent.com/pod-product-compliance
Lightning Source LLC
Chambersburg PA
CBHW081513190326
41458CB00015B/5357